バイオメカニクス

工学博士 林 紘三郎 著

コロナ社

は　し　が　き

　バイオメカニクス (biomechanics) は，生体の"はたらき"や"しくみ"（機能）と"かたち"（形態・構造）を力学的に解析したり，またその結果を医学・生物学や工学などの種々の問題の解決や，新しい手法・技術の開発等に応用する，比較的新しい学問，研究分野である．

　生体はからだ全体であれ，構成する要素であれ，内的にも，外的にも力学的負荷にさらされており，その機能はつねに力学的法則の支配を受けている．多くの器官の働きは力学的バランスのもとに発揮され，維持されており，その崩壊によって病気などの問題が生ずる．また，ほとんどすべての生体組織・器官は，力学的環境が変化して作用する負荷が変わると，これに反応して巧みに大きさや形，性質を変えて，機能的に適応する．したがって，力学的立場から生体を研究するバイオメカニクスは非常に重要である．

　著者がこの分野の研究を始めた約30年前には，わが国ではバイオメカニクスはまったく耳新しい言葉であり，その内容はほとんど知られていなかった．しかしながら，これがきわめて重要で興味の引く分野であり，また将来発展の可能性が高いことが認識されるにつれて，研究者，特に若い世代の研究者が急速に増えてきた．そして現在では，多くの大学の理工学系や医学系の学部や大学院で，バイオメカニクスあるいはこれに関連する講義が行われるようになってきている．しかしながら，この分野が比較的新しく，なお成熟の過程にあることもあって，講義に使える適当な教科書がほとんど見当たらないのが実情である．

　約10年前に，北海道大学の大学院で「バイオメカニクス」の講義を担当することになったときにも，この問題に遭遇した．そこで，それまでに著してきた学術雑誌などの総説や解説をもとにして，加筆したり，修正したりして講義

用のプリントを作成した。ところが，この分野の進展が非常に速く，毎年のように新しい知識が増えることもあって，これまでにこのプリントを何度も改訂してきた。その最新版を大幅に書き改めてできたのが本書である。

緒言でも述べるように，バイオメカニクスの領域は非常に広く，大きく分けてつぎの三つの異なる立場から研究されている。

 1）生体を構成する素材，組織，器官などの構造と機能を対象とする立場
 2）構造体としての生体各部，あるいはからだ全体の力学的仕組みを対象とする立場
 3）体育やスポーツの観点からヒトの運動，移動などを対象とする立場

別の見方からすると，1）は生体の内部，3）はからだ全体のバイオメカニクスで，2）は両者の中間といえる。わが国では2）の領域はバイオメカニズム，3）の領域はスポーツバイオメカニクスと呼ばれることがある。

本書では，これらのうち1）の立場のバイオメカニクスを取り上げるので，上肢・下肢などのからだの部分やからだ全体のバイオメカニクスについてはふれていない。また，1）の領域に絞っているが，それでも浅学非才の著者一人ではこれをすべてカバーすることもできない。そのために本書は，著者自身がこれまでに行ってきた研究を中心に，主として著者のバックグラウンドである材料強度や固体力学を基盤に書かれている。したがって，たとえば，流体力学を基盤とするバイオメカニクスについては概要のみを説明しており，熱力学関連のバイオメカニクスはまったくふれていない。また，固体力学関連のバイオメカニクスのなかでも，これまでに非常に活発に研究されている骨格筋や心筋の力学，骨の応力・ひずみ解析などについては，ただ単に著者の研究対象ではなかったという理由で省いている。言うまでもなく，これらはいずれもバイオメカニクスにとってきわめて重要な領域である。

このように，本書で取り扱っている対象や問題は，上記1）に含まれるバイオメカニクス全般をカバーするものではないが，それらを代表的な例としてとらえ，これらにどのように対処し，解決するのかを知っていただければ幸いである。血管や骨であれ，金属，プラスチック，ゴムであれ，素材は大きく異な

るものの，問題解決に利用する力学は基本的には同じである．生体組織，特に軟らかい組織では，少々（ときにはかなり）非線形性や大変形などの特殊性を考えてやらなければいけないという程度の違いである．また，これらの特殊性を考慮すると，問題解決が難しくなるが，逆にその分，問題を解く興味が増える．

　本書ではまず，バイオメカニクスの意義と領域，発展の経緯を説明したのち，組織や細胞などの生体素材の力学試験の方法を解説し，代表的な素材の力学的性質を示す．ここで，生体の材料が金属やプラスチックなどとは異なる特徴的な性質をもつことが理解できる．次いで，このような材料を取り扱うための力学，特に有限変形理論について概説する．その後は，血管にかかわる力学的な問題の例をかなり詳しく説明しているが，これは上に述べたように，著者がこれまでに興味を持って研究してきたからである．血流にかかわる部分では，流体力学の基礎について概説したのち，血液流れに関する代表的な問題と研究を簡単に紹介している．次いで，骨格系構造の代表として関節と脊柱を取り上げている．骨格系のバイオメカニクス研究は非常に多いが，これら二つは特に生体特有の構造と機能をもっており，しかも力学研究者の興味の対象になると考えたからである．最後に，まさに生体特有の現象といえる機能的適応と再構築の問題を取り上げている．この方面の研究は，バイオメカニクスの中でも今後最も重要な領域の一つになるといわれている．

　本書が，バイオメカニクスの理解と発展にいささかなりとも役に立てば誠に幸いである．

　　2000年1月1日

　　　　　　　　　　　　　　　　　　　　　　　　　林　紘三郎

目　次

1. 緒　言

1.1　バイオメカニクスとは ……………………………………………… 1
1.2　バイオメカニクスの意義 ……………………………………………… 3
1.3　バイオメカニクスの領域 ……………………………………………… 5
1.4　現代バイオメカニクスの発展の経緯 ………………………………… 7
1.5　科学の歴史におけるバイオメカニクス ……………………………… 10
参　考　文　献 …………………………………………………………… 13

2. 生体組織の力学的性質

2.1　は　じ　め　に ……………………………………………………… 15
2.2　骨の力学的性質 ……………………………………………………… 16
　　2.2.1　骨　の　構　造 ……………………………………………… 16
　　2.2.2　骨の応力-ひずみ関係 ………………………………………… 19
　　2.2.3　骨の弾性定数 ………………………………………………… 20
　　2.2.4　骨　の　強　度 ……………………………………………… 22
2.3　生体軟組織の力学的性質 …………………………………………… 25
　　2.3.1　生体軟組織の力学的特徴 …………………………………… 25
　　2.3.2　試　験　方　法 ……………………………………………… 29
　　2.3.3　各種生体軟組織の力学的性質 ……………………………… 33
2.4　細胞や線維の力学的性質 …………………………………………… 40
　　2.4.1　細胞の力学 …………………………………………………… 41
　　2.4.2　コラーゲン線維の引張試験 ………………………………… 45
参　考　文　献 …………………………………………………………… 46

3. 生体軟組織の構成法則

3.1 はじめに ……………………………………………………… *50*
3.2 連続体力学の基礎 ……………………………………………… *51*
   3.2.1 応　　力 ……………………………………………… *51*
   3.2.2 力の平衡方程式 ……………………………………… *53*
   3.2.3 ひずみ ………………………………………………… *54*
   3.2.4 一軸の応力-ひずみ関係 ……………………………… *56*
   3.2.5 ひずみエネルギー密度関数を利用した解析 ………… *57*
   3.2.6 粘 弾 性 ……………………………………………… *58*
   3.2.7 構成法則の例 ………………………………………… *61*
参 考 文 献 ……………………………………………………… *68*

4. 動脈の弾性と血管病変

4.1 はじめに ……………………………………………………… *71*
4.2 動脈壁の組成と構造 …………………………………………… *71*
4.3 動脈の軸方向係留 ……………………………………………… *74*
4.4 動脈壁のスティフネスと弾性 ………………………………… *75*
   4.4.1 動脈のスティフネス ………………………………… *75*
   4.4.2 増分弾性係数 ………………………………………… *78*
4.5 動的力学特性 …………………………………………………… *79*
4.6 活性化した動脈の力学的特性 ………………………………… *82*
4.7 動脈弾性の加齢による変化 …………………………………… *86*
4.8 脳動脈のメカニクス …………………………………………… *87*
   4.8.1 頭蓋内動脈と頭蓋外動脈の変形特性の比較 ………… *88*
   4.8.2 頭蓋内動脈の力学特性に及ぼすクモ膜下出血の影響 … *92*
   4.8.3 実験的クモ膜下出血における動脈壁の力学特性 …… *93*
4.9 冠動脈のバイオメカニクス …………………………………… *96*
4.10 動脈硬化と血管弾性 …………………………………………… *98*
   4.10.1 動脈硬化血管の弾性に関する従来の研究 …………… *100*

4.10.2　動脈硬化家兎の血管弾性の研究 ············· *103*
　　4.10.3　動脈硬化斑の力学的性質 ················· *106*
　　4.10.4　動脈硬化血管壁の応力解析 ················ *108*
参　考　文　献 ································ *112*

5.　血　液　の　流　れ

5.1　は　じ　め　に ···························· *118*
5.2　血液流れの特徴 ···························· *118*
5.3　血液の成分と特性 ··························· *120*
5.4　心臓（左心室）内の血液の流れ ···················· *122*
5.5　動脈内の血液流れ ··························· *126*
5.6　細い血管内の流れ ··························· *129*
5.7　静脈内の流れ ····························· *131*
5.8　コラプシブルチューブ ························· *131*
参　考　文　献 ································ *134*

6.　血液流れの解析と動脈硬化

6.1　は　じ　め　に ···························· *137*
6.2　血液流れの力学 ···························· *137*
　　6.2.1　ポアズイユの法則 ····················· *137*
　　6.2.2　連続の式と運動方程式 ··················· *139*
　　6.2.3　ナヴィア・ストークースの方程式 ·············· *141*
6.3　血液流れの解析 ···························· *143*
　　6.3.1　は　じ　め　に ······················ *143*
　　6.3.2　剛体管モデルによる拍動流解析 ··············· *144*
　　6.3.3　弾性管内拍動流 ······················ *149*
6.4　血管病変と血流－特に動脈硬化と流体力学的因子－ ········· *157*
参　考　文　献 ································ *164*

7. 骨格系のバイオメカニクス

- 7.1 はじめに ……………………………………………………… **168**
- 7.2 関節の摩擦と潤滑 ……………………………………………… **168**
  - 7.2.1 関節の材料と構造 ………………………………… **169**
  - 7.2.2 関節の運動と負荷 ………………………………… **172**
  - 7.2.3 関節の摩擦係数 …………………………………… **174**
  - 7.2.4 潤滑の機構 ………………………………………… **176**
- 7.3 脊椎のメカニクス ……………………………………………… **180**
  - 7.3.1 脊柱の構造と材料 ………………………………… **181**
  - 7.3.2 脊椎の力学的特性 ………………………………… **183**
  - 7.3.3 有限要素法による力学解析 ……………………… **184**
- 参考文献 ………………………………………………………………… **190**

8. 機能的適応と再構築

- 8.1 はじめに ……………………………………………………… **194**
- 8.2 生体組織の最適設計 …………………………………………… **195**
  - 8.2.1 最適設計されている骨 …………………………… **195**
  - 8.2.2 残留応力 …………………………………………… **195**
  - 8.2.3 運動時のエネルギー ……………………………… **197**
  - 8.2.4 生体組織の安全係数 ……………………………… **198**
- 8.3 生体組織の機能的適応と再構築 ……………………………… **198**
  - 8.3.1 負荷の変化に対する膝蓋腱の反応 ……………… **199**
  - 8.3.2 切断組織の治癒に及ぼす負荷の効果 …………… **202**
  - 8.3.3 運動負荷停止に伴う骨の応答 …………………… **204**
  - 8.3.4 血圧変化に対する動脈壁の適応 ………………… **205**
  - 8.3.5 血流変化に対する血管の適応 …………………… **207**
  - 8.3.6 心室壁の力学的反応 ……………………………… **208**
- 8.4 細胞やコラーゲン線維の負荷に対する反応 ………………… **209**
  - 8.4.1 細胞の形態や機能に及ぼす負荷の影響 ………… **209**
  - 8.4.2 コラーゲン線維の負荷に対する反応 …………… **209**

参　考　文　献 …………………………………………… ***211***
あとがき ………………………………………………… ***214***
索　　引 ………………………………………………… ***218***

1 緒　　　言

1.1　バイオメカニクスとは

　生体の構造（かたち）と機能（はたらき）を力学的に解析したり，その結果を応用する分野をバイオメカニクス（biomechanics）と呼んでいる[1)-4)]。バイオメカニクスに対応する日本語訳は「生体力学[1)]」であるが，原名のまま使われることが多い。バイオメカニクスの英語名は，生命，生物の意の連結形である「bio-」を，力学一般を表す「mechanics」につけたものである。力学としては広く動力学（dynamics），静力学（statics），運動学（kinematics）が含まれる。

　生体はからだ全体であれ，それを構成する要素であれ，内的にも，外的にもなんらかの力学的環境下にあり，その機能の多くは力学的法則の支配を受けている。すなわち，からだ全体やさまざまな器官，組織，細胞の機能は力学的バランスのもとで発揮・維持されており，またその崩壊によって各種疾患や故障が生ずることが多い。さらに，それらの治療や回復にも力学的配慮が不可欠である。生体には，力学的環境に敏感に反応し，形態や性質を変化させる能力が備わっているが，その現象の把握とメカニズムの解明は，生命体の本質に迫る重要な課題の一つである。

　後に述べるように，バイオメカニクスの領域はきわめて広く，そのためにバイオメカニクスはいろいろなとらえ方で定義されている。本書では，バイオメカニクスを「生命組織体全般の構造と機能を力学的観点からとらえて，

生体の分子，細胞，組織，器官，あるいはからだ全体のはたらきと生体総合性を解明するとともに，得られた知見を医学における診断，治療，予防はもとより，産業上や社会的な諸問題の解決などに応用することを目指す学問・研究領域[5],[6]」と定義しておく。

なお，バイオメカニクスがバイオニクス (bionics) と混同して理解されたり，使用される場合がよくあるが，バイオニクスはサイバネティクス (cybernetics) に対応して，生物が有する優れた機能を理解し，これを工学的に応用することを目的としており，生体系の情報機能に関する意味合いが強い[7]-[9]。したがってバイオメカニクスとバイオニクスは一部で重複することもあるが，その基盤となる学理からして異なる分野として取り扱うべきであろう。

またバイオレオロジー (biorheology) は，生体内にみられるレオロジー的現象や，生体を構成する物質のレオロジー的性質を問題にする領域である。ギリシャ語の「流れる」という語に由来して名付けられたレオロジー (rheology) は，物質の変形と流動の科学を意味しており，特に物質方程式に重点を置いている[10]。このような定義からすると，バイオメカニクスとバイオレオロジーは重複する部分が非常に多いことが推察される。しかしながら，骨や筋肉などのように，大きな変形や流れを生じない一見したところ硬い組織は，バイオレオロジーの分野では取り上げられないようである。バイオメカニクスが主として応用力学に関係することが多い点で工学的意味合いが強く，したがってより定量的であるのに対して，バイオレオロジーは物質の構造を重視する物性論的性格が強く，より定性的である点で差異がある。

さらに，上の定義からも推察されるように，バイオメカニクスで取り扱われている研究の一部は，生理学 (physiology) とも重複する。しかしながら，生理学では特性の抽出や現象の把握に重点が置かれることもあって，おのずから定性的意味合いが強くなり，バイオメカニクスにおける普遍的，定量的なデータを重視する立場とはかなり違う。解析や応用のためには定量性が不可欠であって，この点でバイオメカニクスと生理学は本質的に大きく異なる[11],[12]。

従来の医学・生物学では，生体を臓器・器官別に，しかも細胞や器官など階

層別に研究する，いわば縦割のとらえ方が一般的であったが，バイオメカニクスにおいては，背景となる力学系学理を基盤にして生体を解析するのであるから，個々の器官などにとらわれず，生体全般に共通する真実に対して，柔軟性のある横割のアプローチができるという特徴を併せもっている。

力学系学理に基づく生体の構造と機能の正しい理解は，生命体をより深く理解するための大きな助けになるとともに，ただちに医学診断と治療，健康の維持，体力強化に役立つ．すなわち，バイオメカニクスは基礎医学や生物学のみならず，臨床医学やリハビリテーションなどの医療の現場にとっても非常に重要である．

一方見方を変えると，生体はきわめて長い歴史を経て淘汰され，作り上げられてきた一つの完成された機械ということができる．このように理想的といえるほどに巧妙に設計されている生体の構造と機能の解析と正しい理解は，後に述べるように，新しい工学・工業技術の開発に大きく貢献するものと期待されている．

1.2 バイオメカニクスの意義

自然の現象を力学的に取り扱う分野はメカニカルサイエンス (mechanical science) と呼ばれるが，そのスペクトルは，基礎分野のいわゆる力学 (mechanics) から応用力学 (applied mechanics) あるいは工業力学 (engineering mechanics) を経て，実用分野の機械工学 (mechanical engineering) にわたるまできわめて広いものである[5]．

これらの中で例えば機械工学は，一般の工学，工業分野の中で重要な位置を占め，技術的所産の多くを生み出してきており，力と運動あるいはエネルギーに関係するあらゆる局面でわれわれの生活に深く浸透し，貢献している．ところが，力学は本来非生命体を対象としており，生命体とこれに関連するシステムを正面から取り扱うのは容易でなかったようである．その理由としては

(1) 構造，構成，力学特性など基本的な事項に未知の部分が多い

(2) 生命体についてあるがままの試験ができない
(3) 能動性が存在する点で人工システムとまったく異なり，それらの本質的説明がなされていない

などがあげられる[5),6)]。

バイオメカニクスがきわめて重要な研究，学問領域とされる理由として，つぎのような点があげられる[6),13),14)]。

(1) 力学的世界観は，直接関連する学術分野には広く行きわたっているといえるが，間接的にしか関連しないと考えられてきた医学や生物学の分野では，必ずしも正しくは理解されていない。そのためにしばしば誤った解釈が行われ，このためにこの分野の発展が妨げられているとする指摘もある。正しい理解と深い洞察が数々の発展を導いてきたこれまでの学術，研究の歴史と同様に，生体分子，細胞レベルからからだ全体にいたる生体の構造と機能に対する高度な力学的考察が，生命体をより深く理解するための大きな助けになり，医学，生物学の飛躍的発展に貢献するものと期待される。

(2) 生命体の正しい理解は，ただちに医学的診断・治療や保健の面に反映され，われわれの健康の維持，体力強化に役立つ。この意味では，バイオメカニクスは医用工学や生体工学，人工臓器工学などはもとより，臨床医学，基礎医学にとっても非常に重要な基礎的領域である。また，バイオメカニクスの研究推進は，それがわれわれの最も関心の深いからだが対象であるだけに，社会に及ぼす影響はきわめて大きい。

(3) 生体はきわめて長い歴史を経て淘汰され，作り上げられてきた一つの完成された機械である。このように，理想的といえるほどに巧妙に設計されている生体の構造と機能の正確な解析と理解は，新しい工学・工業技術の開発に大きく貢献するものと期待されている。

(4) わが国におけるいわゆる医用生体工学は，国際的にも高く評価される水準に達している。そのなかには優れたバイオメカニクス研究もしだいに増えているが，それらの多くは旧来の分野の中に埋もれており，個別の領域として体系的，効率的に研究されてきたとはいえない。現在は，医用工学，生体工学の

中のみでなく，一つの重要な個別領域としてバイオメカニクスを取り上げるときにきており，関連する研究者，特に力学研究者の参加を促すとともに，医学，生物学研究者を含めてたがいに一致協力して研究を進めることが肝要で，これにより研究の飛躍的な発展が期待される。

1.3 バイオメカニクスの領域

バイオメカニクスの領域では，骨格の応力解析やからだの運動解析をはじめ，心臓の拍動性機能，骨や皮膚など生体組織の力学的性質，心臓・血管系や呼吸系器官内の血液や空気の流れ，血管内皮細胞のせん断応力に対する応答など，マクロからミクロにいたる非常に幅の広い研究が行われている。これらの成果は，生理学や病理学などの基礎医学はもとより，内科，外科における診断と治療，リハビリテーション医学，健康福祉科学，スポーツ科学などに大きな貢献を果たしつつある。また一方では，生体から得られた新しい知識をもとにした知的設計手法の提案など，工学分野への応用も現れ始めており，新しい技術の開発に手掛りを与えたり，新たな興味ある研究対象を提供するものと期待されている。

バイオメカニクスの分野は広いが，対象，あるいはとらえ方や立場によって，大きくは

(1) 生体を構成する素材，組織，器官などの構造と機能を対象とする立場
(2) 生体組織などにはあまり深くは立ち入らないで，構造体としての生体各部，あるいはからだ全体の力学的仕組みを対象とする立場
(3) 体育やスポーツの観点からヒトの運動，動作などを対象とする立場

に分けることができる[4),13)-15)]。別の見方からすると，(1)は生体の内部の，(3)はからだ全体のバイオメカニクスで，(2)は両者の間ということもできる。本書では，紙数の制限のために，(1)の立場のバイオメカニクスを取り上げる。

このような立場のバイオメカニクスの領域に入る研究の例としては，つぎの

ようなものがあげられる[13)-15)]。

(1) 基礎バイオメカニクス

a) 生体構成物質・構成体の構造，形態，力学的性質：生体分子，細胞，組織，器官などの構造，形態，物性，変形，強度など

b) 生体内・外の流れ：血液，呼吸気，胃腸内物質，尿，関節液などの生体内流れや，魚類の遊泳，鳥類や昆虫の飛行など

c) 生体における熱，酸素，物質などの交換，代謝：生体組織・細胞の熱物性と熱影響，生体内や皮膚における熱の移動，末梢部位における酸素や物質の交換など

d) 臓器・器官，からだ全体の力学的解析：関節のダイナミクス，脊椎機構や姿勢，歩行の解析，衝撃に対する脳やからだの応答，心臓や眼球の応力解析，肺機能のシステム解析，聴覚器官の機能解析，発声の機構など

e) 機能的適応制御と組織の再構築：応力や負荷に対する生体分子，細胞，組織，器官の反応と適応，生体組織・器官の再構築など

(2) 医学的応用

a) 診断，計測機器の開発：血圧・血流測定装置，動脈硬化や心機能の診断機器，関節機能試験装置などの開発

b) 治療法の開発：創傷の治療法，補助循環法，人工呼吸法，リハビリテーション技術など

c) バイオマテリアル，人工臓器の設計と開発：人工皮膚，人工心臓，人工弁，人工血管，人工肺，人工骨，人工腱(けん)・靭(じん)帯，人工関節などの開発と評価

d) 補装具，福祉機器，リハビリテーション機器の設計と製作：義肢・義足，介助ロボット，車いす，患者ベッド，歩行訓練装置などの開発と設計

e) 健康機器の設計，運動機能の増進：スポーツ器具・用具の設計と製作や，最適運動法や強化トレーニング法の開発など

(3) 工学的応用

a) 最適設計法の創出：機能的適応設計法，形状創成法，成長変形法などの工学設計法の開発と利用
b) バイオミメティクス（生体模倣，biomimetics）：柔軟で多機能な工業用ロボット，機能性材料や知的構造の設計など
c) システム解析：大規模複雑システムの解析法，モデリングとシミュレーションの方法の開発など

1.4 現代バイオメカニクスの発展の経緯

これまで述べてきたような意味でのバイオメカニクスという用語が，いつごろから公式の場で使われ始めたのかについては明らかでない。最近の調査によると，オーストリアのBenedikt[16]が，1887年にドイツのWiesbadenで開催された自然科学者学会における講演で，Biomechanikの用語を使ったのが最初ではないかとされている。

後に述べるように，バイオメカニクスは米国において1970年前後から急速な進展を見せるが，欧州ではこれよりかなり前から地道な研究が続けられていた。しかしながら，歴史的経過からと推察されるが，そのころの欧州におけるバイオメカニクスは主として人間を含む生体の運動（movement）に関する研究が中心であったようである。

例えばContiniら[17],[18]は，バイオメカニクスを「運動（movement）あるいは静止（rest）している人間および動物に及ぼす内力（internal force）あるいは外力（external force）の影響を研究する科学」と定義している。1973年に設立された国際バイオメカニクス学会（International Society of Biomechanics, ISB）は，その活動を特に人間の運動に関する研究推進に限定することを取り決めたが，当時すでにバイオメカニクスに対して上述のような広義な概念を与えつつあった米国を中心として，同学会の取決めには異論が多かったようである。

この学会は現在でもなお，この方針から抜けきれず，本書で述べるような領

域の研究者の参加は非常に少ない。Hatze [9] は同学会の決定に反対して，バイオメカニクスをより広い領域と考え「力学的方法による生物システムの構造と機能の研究」と定義することを提案している。

　本書で述べるような領域を中心として，バイオメカニクスが大きく発展し始めたのは 1970 年代の米国においてである。高速自動車道が全米にわたって整備されるにつれて，衝突の問題，特に衝撃の人体に及ぼす影響が大きな問題となってきたことが一つの理由である。また，機械文明の発展により，機械と人間のかかわり合いが深刻な問題になり始め，人間-機械系の因子を調べる必要が出てきたこともある。さらに，航空・宇宙産業が低迷し，これにかかわってきた機械・航空関係の研究者，技術者が，予算に恵まれた課題と新しい職を求めて，医療に密接に関係するバイオメカニクスの分野に流れ込んできたことも影響している。

　このような因子が引き金になったにしても，その後多くの研究者，技術者は，バイオメカニクスを将来的にきわめて重要で有望な領域であると考え，またこれに大きな魅力を感じた。そして米国機械学会（ASME）は，1973 年にアトランタで第 1 回バイオメカニクスシンポジウム（Biomechanics Symposium）を開催した。この会議はそれ以来 2 年ごとに開催され，現在の夏期生体工学会議（Summer Bioengineering Conference）に発展している。また，1975 年にはバイオメカニクスを中心領域とするバイオエンジニアリング部門（Division of Bioengineering）を発足させ，さらに 1977 年には生体機械工学論文集（Trans. ASME, J. Biomechanical Engineering）を発刊している。その後の発展は目ざましく，現在では，欧米各国の一流大学の機械工学科や整形外科の多くに，バイオメカニクスの研究室が設置されている。

　これらの米国における活動は，この分野の世界的リーダーである Fung [19]（University of California, San Diego）によるところがきわめて大きく，彼の指導によってこの領域が今日のように大きく発展したといっても過言ではない（図 **1.1**）。つぎに述べるわが国のバイオメカニクスの進展にも，彼が大きな貢献を果たしたことは衆目の一致するところである。なお，彼はバイオメカニクス

1.4 現代バイオメカニクスの発展の経緯

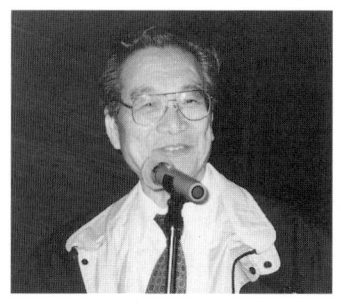

図 1.1　Y.C. Fung 教授（1998 年撮影，78 歳）

を「Biomechanics is mechanics applied to biology」と定義している[20]。

わが国の応用力学や機械工学の世界で，この領域が取り上げられ始めたのは，米国にほとんど遅れることもない 1970 年代の初期である[7],[8]。この分野の発展に啓蒙的な役割を果たした土屋喜一（早稲田大学），梅谷陽二（当時東京工業大学），棚沢一郎（当時東京大学）の功績はきわめて大きい。

彼らは，1970 年から 2 年間，バイオメカニクスの研究動向と将来見通しを調査する目的で，日本機械学会に「生物機械工学研究会」を設置した[21]。当時この分野の研究者はきわめて少数であったが，貴重な調査と報告が行われ，これが核となって，現在わが国におけるバイオメカニクス研究活動の中心的役割を担っている同学会のバイオエンジニアリング部門へとつながったのである。

長い間の啓蒙と胎動の時期を経て，バイオメカニクスの領域が 1991 年度から 1995 年度までの 5 年間（準備と取りまとめの 2 年間を含む），文部省科学研究費補助金の重点領域研究に採択され[6],[13]-[15]，飛躍的な進展を見せた。その成果もあって研究の水準が大きく向上し，1998 年にはこの分野最大の国際会議であるバイオメカニクス世界会議の第 3 回会議が日本で開催された[22]-[25]。

わが国においても現在では，全国の多くの大学の機械工学科や整形外科などでバイオメカニクスの研究が行われるようになってきており，国際的に高く評価される研究成果もあげられている。

1.5 科学の歴史におけるバイオメカニクス

　科学は人間の興味と社会の要請とからなされるものであるから，それが結果的に学問体系を形成することもあれば，そうでない場合もある．バイオメカニクスの場合も，1970年以来，一つの学問，研究としての体系作りが進められてきたが，振り返ってみると，実際にはずっと古い時代からこの方面の問題に関心が持たれていたのである[26]．

　科学者は最も身近にある人間，あるいはこれを含む生物一般に強い関心を抱いてきたし，また人間は古くから実生活のうえでしばしば，無意識であったにせよ，物体の力学的現象に対面し，これを利用してきたのである．したがって生物を力学との関係で考えること，すなわち今日のバイオメカニクスに属する問題を取り扱うことは，科学者にとって自然な態度であったといえる．

　例えば Aristotles (384-322 BC) は，「Parts of Animals, Movements of Animals, and Progression of Animals」のなかで，生体の運動の記述を試みている[18]．彼は解剖学と発生学にも関心を持ち，心臓が生体の熱源，感情，思考の中心ととらえるとともに，大動脈を今日われわれが使っている Aorta と命名した[27]．

　時代はずっと下がるが，da Vinci (1452-1519) は，「Notes on the Human Body」において，ヒトの運動を初めて系統的に観察した結果を述べている．彼は，科学者であるとともに画家としての才能にも恵まれたために，10人以上の解剖に立ち会って，心臓，血管，筋肉，骨などの詳細な解剖図を描くとともに，血液の逆流に伴って心臓弁が閉鎖することや，動脈壁内に石灰（動脈硬化）が存在することを指摘している．また，鳥やこうもりの飛行を観察し，飛行機械の設計図を示している[28],[29]．

　ルネッサンスの時代に，Galilei (1564-1642) と Newton (1642-1727) は運動解析のための実験的ならびに理論的基礎を築いている．Galilei[30] は，振子の周期の等時性を発見し，これを使ってヒトの脈拍数を正確に測定した．また，驚くことに彼は，物体の強度設計の説明に骨を例に用いている（図 **1.2**）．

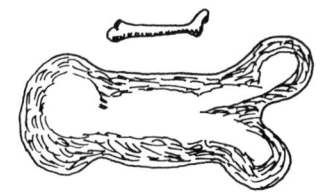

図 **1.2** Galileiが強度設計の説明に用いた骨と拡大モデルの図[30]

Fung[31]は，われわれが今日理解するところのバイオメカニクスは，Galileiとつぎに述べるHarveyにまでさかのぼることができるとしている。

Galileiが教鞭をとっていたイタリアのPaduaに学んだHarvey（1578-1658）は，後にGalileiの測定原理を応用して血液量と速度を推定し，血液が静脈の路を通って心臓に戻る以外にはそれらの値は物理的にありえないことを知り，これより体内で血液が循環することを初めて明らかにした[32],[33]。Hippocrates以来の最も偉大な医師であり，実験生理学の創始者であるギリシャのGalen（131-201）は，血液は左心室から右心室へ，その間の壁にある眼に見えない小さな孔を通って移動すると主張した[27]が，この考えは，Harveyが血液循環を発見するまでの実に14世紀間もの長い間，信じられていたのである。

解析幾何学の創始者であるDescartes（1596-1650）は，Harveyの発見の力学的重要性を認識し，欧州で最初の生理学の教科書「Dehomine」を著すとともに，生体の反射運動に関する初めての実験について論文を書いている。彼らに続いて，やはりGalileiの学生の一人で，後に幾何学者であり天文学者になったBorelli（1608-1679）は，数学，物理学と解剖学の知識を背景に，運動，呼吸，消化などを力学過程としてとらえ，骨格筋の動きを解析する（図**1.3**）とともに，心臓の拍動が内的あるいは外的神経の作用によるとして，心拍動の神経由来論を提案した[34]。

材料力学の基本法則としてよく知られており，現在でも機械構造物の設計に頻繁に使われている，ばねの伸びと力が比例関係にあるとするフックの法則を発見したHooke（1635-1703）は，これが金属や木材などのみならず，毛髪や，骨，筋肉などの生体の材料に対してもあてはまると書いている[35]。また，各種物体の顕微鏡観察を行い，生命の基本単位として細胞（cell）という言葉と概

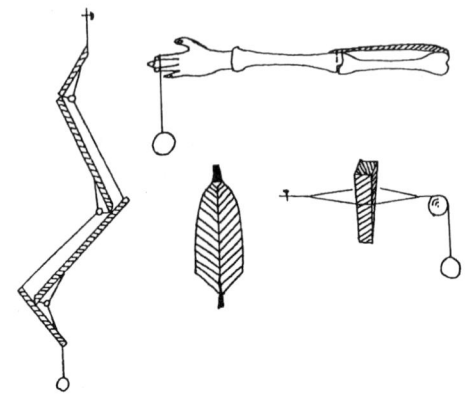

図 **1.3** Borelli が筋肉の力学解析に使った図 [34]

念を提案した。さらに、燃焼に関する実験と関連させて、動物の呼吸には空気中の硝成分（酸素）が不可欠であることを、動物および自分自身を使って実験的に示した[36]。

Hooke と同じように、光の性質と物質の弾性に強い関心を寄せた Young (1773-1829) は、ゲッチンゲンとケンブリッジで当時としては最高の教育を受けた医師であり、実際にロンドンで15年間にわたって医業についた。彼にとって物理学は趣味であったが、よく知られているように光の波動理論を確立し、また応力とひずみの比（ヤング率，Young's modulus）を材料定数として定義した。彼は、水晶体の曲率を変化させることによって、眼の焦点を調節することを初めて示し、また色の識別が網膜の構造によるとする Young-Helmholtz 理論を導くとともに、心臓と血管内の血流の支配則についても研究している。

同様に、理工学系の流体力学の教科書の初めに必ず出てくる、後に詳しく述べる円管内粘性流に関するポアズイユの法則は、当時医学生であった Poiseuille (1799-1869) が、イヌの動脈の血圧測定を基礎として、毛細管の中の流れを詳細に観察した結果導いたものである。粘度の単位として用いられてきたポアズ (Poise) は、彼の名前に由来する。

ここではごく一部しか述べなかったが、これらのほかにも非常に多くの著明な物理学者、化学者、数学者らが生体に関心を持ち、それから多くの貴重な発

見をしたり，重要な法則を導いている。物理学や応用力学において基本的で重要な多くの力学的法則が，生体との関係で発見されたり，導出されたという事実は，今日バイオメカニクスに関係するわれわれに大きな誇りを与える。これらの歴史的経過は Contini ら[18] や Fung[20],[31] の著述に詳しい。

参 考 文 献

1) 日本機械学会編："生体力学"，オーム社(1991)
2) 日本機械学会編："バイオメカニクス概説"，オーム社(1993)
3) Fung, Y.C.: "Biomechanics - Mechanical Properties of Living Tissues", 2nd Ed., Springer-Verlag(1993)
4) 日本機械学会編："生体機械工学"，日本機械学会(1997)
5) 林紘三郎，瀬口靖幸：バイオメカニクスとは，"バイオメカニクス概説"（日本機械学会編），1-8，オーム社(1993)
6) 林紘三郎：重点領域研究「生体機能と構造の維持・回復・強化のバイオメカニクス」発足にあたって，BME, **6**-10, 1-9 (1992)
7) 棚沢一郎：「生物力学」を中心とした生物工学の展望，機械の研究，**22**, 731-738 (1970)
8) 梅谷陽二：バイオメカニクス―生物と機械の境界領域―，日本機械学会誌，**73**, 1254-1263 (1970)
9) Hatze, H.: The meaning of the term "Biomechanics", J. Biomech., **7**, 189-190 (1974)
10) 岡小天："レオロジー―生物レオロジー"，裳華房(1974)
11) 林紘三郎：バイオメカニクス（1）概要とすう勢，医用電子と生体工学，**17**, 159-167 (1979)
12) 林紘三郎：生体軟組織の構成法則，医用電子と生体工学，**19**, 525-532 (1981)
13) 林紘三郎：生体組織・器官のバイオメカニクス―研究活動の現状―, Jap. J. Sports Sci., **12**-1, 25-31 (1993)
14) 林紘三郎：バイオメカニクス―現状と展望，BME, **9**-1, 17-23 (1995)
15) 林紘三郎：バイオメカニクスの現状と将来，日本機械学会論文集（A編），**61**, 1689-1694 (1995)
16) Benedikt, M.: Biomechanische Grundfragen, Arch. Entwicklungmechanik, **XXXI**, 164-177 (1911)
17) Contini, R. and Drillis, R.: Biomechanics, Appl. Mech. Rev., **7**, 49-52 (1954)
18) Contini R. and Drillis, R.: Biomechanics, "Applied Mechanics Surveys" (Ed. Abramson, H.N., Liebowitz, H., Crowley, J.M. and Juhasz, S.), 161-172, Sparton Books (1966)

19) Fung, Y.C.: Where are the sources of fresh water to irrigate our field? - Message from Prof. Y.C. Fung -, 日本機械学会誌, **98**, 885-887（1995）
20) Fung, Y.C.: Biomechanics - Its scope, history, and some problems of continuum mechanics in physiology, Appl. Mech. Rev., **21**, 1-20（1968）
21) 生物機械工学研究会：生物機械工学研究会報告, 日本機械学会誌, **76**, 983-984（1973）
22) 蔦紀夫：第三回世界バイオメカニクス会議（WCB'98）, バイオメカニズム学会誌, **22**-4, 178-179（1998）
23) 田中正夫：第3回バイオメカニクス世界会議（WCB'98）報告, BME, **13**-1, 51（1999）
24) Hayashi, K.: Conference report: The Third World Congress of Biomechanics, IFMBE News, No. 34, N3-N4（1999）
25) 林紘三郎：バイオメカニクス世界会議, 学術の動向, **4**-4, 88-90（1999）
26) 林紘三郎：バイオメカニクスの歴史, "バイオメカニクス概説"（日本機械学会編）, 9-21, オーム社（1993）
27) Garrison, F.H.: "An Introduction to the History of Medicine", 4th Ed., W.B. Saunders（1929）
28) レオナルド・ダ・ヴィンチ（杉浦明平訳）： "レオナルド・ダ・ヴィンチの手記 下"（岩波文庫）, 岩波書店（1958）
29) Carvill, J.（三浦修三訳）： "工学を創った天才たち", 工業調査会（1986）
30) ガリレオ・ガリレイ（今野武雄, 日田節次訳）： "新科学対話 上"（岩波文庫）, 岩波書店（1937）
31) Fung, Y.C.: Biomechanics - A survey of the blood flow problem -, "Advances in Applied Mechanics, Vol. 11"（Ed. Yih, C.S.）, 65-130, Academic Press（1971）
32) ウイリアム・ハーベイ（暉峻義等訳）： "動物の心臓ならびに血液の運動に関する解剖学的研究"（岩波文庫）, 岩波書店（1961）
33) 中村禎里： "血液循環の発見－ウイリアム・ハーヴィの生涯"（岩波新書）, 岩波書店（1977）
34) Hall, A.R.: "From Galileo to Newton", 175-215, Dover（1981）
35) S.P.チモシェンコ（川口昌宏訳）：ロバート・フック, "材料力学史", 16-19, 鹿島出版会（1974）
36) 中島秀人： "ロバート・フック", 朝倉書店（1997）

2 生体組織の力学的性質

2.1 はじめに

　生体組織は，大別して骨や歯などの硬組織（hard tissue）と，皮膚，筋，血管，肺などの軟組織（soft tissue）とに分けられ，両者は力学的性質をはじめとして種々の点で大きく異なる．力学的にみて最も重要な相違点は，軟組織は硬組織と比較して非常に大きく変形することである．そのために，金属などの工業材料に対して一般に適用されている微小変形理論で軟組織の性質を記述するのは難しく，これに代わって，ゴム弾性論の基礎である有限変形理論（大変形理論とも呼ばれる）を利用しなければならない．

　ごく最近まで，生体の機能や構造の解析，あるいはその応用を試みようとするときに遭遇した最も深刻な問題は，生体組織の構成法則（constitutive law），すなわち応力-ひずみ関係についての正確な知識がほとんどなかったことである．

　すでに述べたように，Hooke が 1678 年に出版した論文「ばねについて」の中で，ばねや金属と同様に毛髪や骨，筋肉でも，弾性復元力と変位とは比例することを指摘しており[1]，かなり古くから生体組織の力学的性質について興味が持たれていたのがわかる．従来は，主として生理学の分野で盛んに研究されてきたが，実験条件や解析方法に不十分な点があり，また正確さや定量性を欠いているために，得られた結果を実際に利用するには問題が多かった．正確な構成法則が確立されなければ，いかなる力学解析も不可能である[2]．

16　2. 生体組織の力学的性質

ここではまず，金属材料に比較的近い弾性をもつ骨の力学物性について述べる。次いで，主として血管壁を例にとって，生体軟組織の力学的性質が示す一般的な特徴と試験・評価法を述べたのち，種々の生体軟組織の力学的性質[3]を紹介する。最後に，最近研究が盛んになってきている細胞や線維の力学的性質について簡単に触れる。

なお，1.4節で述べた文部省重点領域研究の成果の一つとして，種々の生体組織や細胞の力学的性質を，図表にしてまとめたデータブック[4]が刊行されており，いろいろな解析に利用できる。

2.2　骨の力学的性質

成人の体内には約200本の骨が存在し，負荷を支持する機能を発揮するとともに，構造体としての骨組みの役割を担っている。フック（Hooke）の法則が適用できるなど，生体組織の中では取扱いが比較的容易であるので，応用力学や物理学の専門家による研究は多く，データの蓄積も比較的豊富である。

2.2.1　骨の構造

巨視的にみた場合，骨は表層にある皮質骨（cortical bone）あるいは緻密骨（compact bone）と呼ばれる密な骨と，内部にあって骨梁と呼ばれる短い小柱（trabecula）でできた海綿骨（cancellous bone）あるいは柱状骨（trabecular bone）と呼ばれるスポンジ状の骨の二つから構成されている（図2.1，図2.2）。長骨では，これらの図でもわかるように，骨幹部の内部には骨がほとんどなく，中空状になっている。小柱そのものの密度は皮質骨と同じで 1.85～2.00 g/cm^3 であり，また海綿骨の見掛けの密度は 0.15～1.00 g/cm^3 とされている。

成人の皮質骨は，微視的には図2.3に示すように，材料は同じであるが構造が異なる層状骨（laminar bone あるいは plexiform bone）とハヴァース骨（haversian bone）から構成され，いずれもコラーゲン線維とアパタイト結晶

2.2 骨の力学的性質

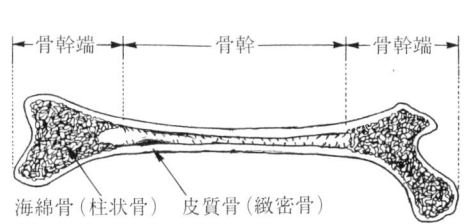

図 2.1 大腿骨の縦断面

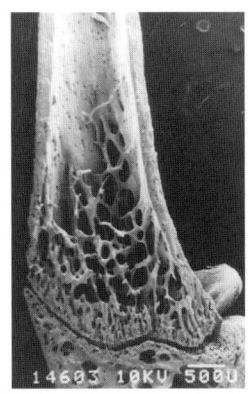

図 2.2 ラット大腿骨骨幹端の縦断面

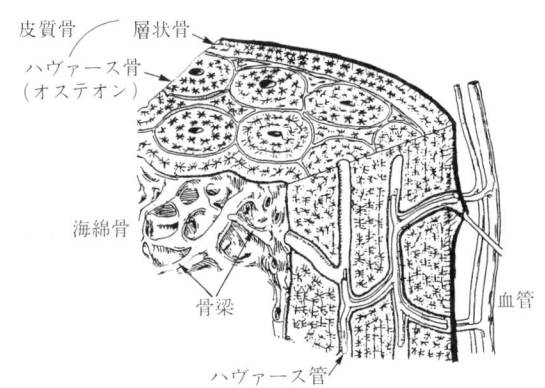

図 2.3 骨 の 構 造

（おもな成分はリン酸カルシウム）からなり，それらの間に骨細胞が存在する[5]。

層状骨では，10 から 20 mm の長さの比較的密な層と粗な層が，主として骨の外層や内層に円筒状に配列している（図 2.3）。ハヴァース骨は，コラーゲン線維とアパタイト結晶が巧みに配列したオステオン（osteon）と呼ばれる骨単位でできている（図 2.4）。大腿骨内のオステオンの直径はヒトで約 185μm，イヌで 148μm 程度であり，断面積に占める割合はそれぞれ 51.6%，29.0% 程度である[6]。いずれの骨組織も，100μm 以内に存在する血管によって養われてい

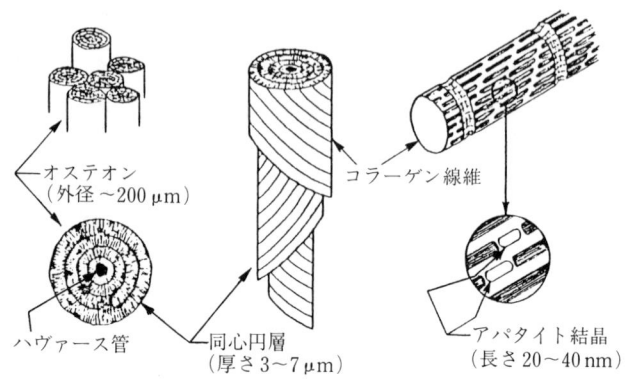

図 **2.4** 骨のミクロ構造 [5]

るが，層状骨に比べてハヴァース骨では，循環システムの効率が悪く，機械的強度も低いとされており，年齢とともにハヴァース骨の割合が増加する [5]。

骨組織はおおむね水分，アパタイト結晶の無機物（mineral），コラーゲンなどの有機物（organic）をそれぞれ 1/3 ずつ含む組成になっている（**表 2.1**）。このように想像以上に水分を多く含むので，骨の機械的性質を調べるときには，試

表 **2.1** 各種動物の脛骨および大腿骨の湿潤皮質骨の組成（体積％） [7]

種（試料数）	比　重	水　分	無機質灰分	有機物＋二酸化炭素
サカナ (2)	1.80	39.6	29.5	36.9
カメ (6)	1.81	37.0	29.2	40.1
カエル (4)	1.93	35.2	34.5	38.5
北極クマ (1)	1.92	33.0	36.2	40.1
ヒト (15)	1.94	15.5	39.9	41.8
ゾウ (1)	2.00	20.0	41.4	41.5
サル (3)	2.09	23.0	42.6	41.1
ネコ (1)	2.05	23.6	42.2	40.5
ウマ (3)	2.02	25.0	41.0	40.5
ニワトリ (4)	2.04	24.5	41.7	38.7
イヌ (10)	1.94	28.0	38.7	35.5
ガチョウ (2)	2.04	23.0	42.7	37.6
ウシ (5)	2.05	26.2	42.6	36.2
モルモット (2)	2.10	25.0	43.5	37.0
ウサギ (2)	2.12	24.5	45.0	37.2
ラット (12)	2.24	20.2	49.9	38.3

料が乾燥しないように注意しなければならない。表2.1をよくみると，水中で生活する動物の骨では，ほかと比べて水分が多く，逆に無機物が少ないようである。このような構造からわかるように，骨はきわめて不均質な材料であり，しかもその微細構造が方向性をもっているので，力学的性質は著しい異方性を示す。

2.2.2 骨の応力-ひずみ関係

図 **2.5** に，異なるひずみ速度で圧縮試験して得られた，ヒト大腿骨皮質骨の長軸方向の応力とひずみの関係を示す[8]。ひずみ速度が高くなるにつれて，弾性係数と強度がより高くなっており，いわゆるひずみ速度依存性が明確に現れている。骨は通常，ゆっくりした歩行のときには $0.001/s$ の，また激しい活動の場合には $0.01/s$ のひずみ速度で変形していることが知られているので，日常活動では，骨の弾性係数はせいぜい 15 ％ 程度の範囲でしか変化しないことになる[5]。

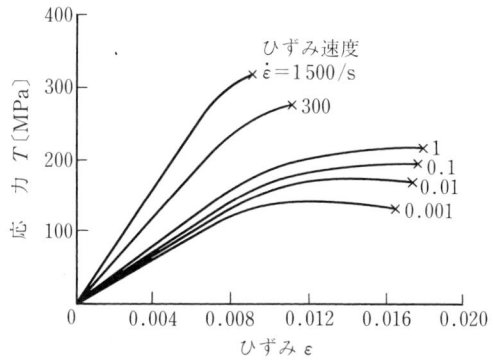

図 **2.5** ヒト大腿骨皮質骨の応力-ひずみ曲線[8]

Hight ら[9] は，このような骨の応力-ひずみ関係のひずみ速度依存性を記述するのに，Ramberg-Osgood の式が適当であるとして次式を提案している。

$$\varepsilon = \frac{\sigma}{c\dot{\varepsilon}^d} + a\sigma^n\dot{\varepsilon}^b \tag{2.1}$$

ここで，c, d, a, n, b は係数であって，上述のヒト大腿骨に関する圧縮試験結果[8] や Wood のヒト頭蓋骨に関する引張試験結果[10] にこの式を適用し，d の値と

してほぼ 0.06 (0.06 乗則) が得られている[9]。

係数 a の値はほかに比べて極端に小さい[9]ので,通常の生理的な状況では式 (2.1) の第2項は省略でき

$$\varepsilon = \frac{\sigma}{c\dot{\varepsilon}^d} \tag{2.2}$$

あるいは

$$E = \frac{\sigma}{\varepsilon} = c\dot{\varepsilon}^d \tag{2.3}$$

と表すことができる。

2.2.3 骨の弾性定数

骨の機械的性質を調べるには,市販されている普通の材料試験機を用いるが,弾性定数を求めるには,このほかに非破壊的測定ができる超音波法が利用されることも多い。この方法では,試験片の片面に取り付けたクリスタルから発信された超音波を,反対面に取り付けたクリスタルで受信し,この間の伝搬速度から弾性定数を求める。

骨は図 2.3 からも推察されるように,不均質な異方性非線形粘弾性材料であるが,線形弾性体として扱っても大きな間違いはなく,その応力-ひずみ関係は次式で記述できる。

$$\sigma_i = s_{ij}\varepsilon_j \tag{2.4}$$

ここで, σ_i と ε_j はそれぞれ次章で述べる Cauchy の応力とひずみであり, i と j は 1 から 6 までで通常の総和規約に従う。また s_{ij} はスティフネスマトリックス (stiffness matrix) で,直交異方性材料 (orthotropic material) ではつぎのように 9 個の独立成分からなる。

$$[s_{ij}] = \begin{bmatrix} s_{11} & s_{12} & s_{13} & 0 & 0 & 0 \\ s_{12} & s_{22} & s_{23} & 0 & 0 & 0 \\ s_{13} & s_{23} & s_{33} & 0 & 0 & 0 \\ 0 & 0 & 0 & s_{44} & 0 & 0 \\ 0 & 0 & 0 & 0 & s_{55} & 0 \\ 0 & 0 & 0 & 0 & 0 & s_{66} \end{bmatrix} \qquad (2.5)$$

骨の場合には，横断面等方性材料 (transversely isotropic material) と仮定されることも多く，そのときには第3軸すなわち骨の長軸が対照軸となって

$$s_{11} = s_{22}, \quad s_{13} = s_{23}, \quad s_{44} = s_{55}, \quad s_{66} = \frac{1}{2(s_{11}-s_{12})} \qquad (2.6)$$

の条件が付加され，独立成分は5個になる。

式 (2.4) の応力とひずみを入れ換えると

$$\varepsilon_i = c_{ij} \sigma_j \qquad (2.7)$$

となり，c_{ij} はコンプライアンスマトリックス (compliance matrix) と呼ばれている。これはさらに次式でわかるように，工業的に利用される縦弾性係数 E，せん断弾性係数 G，およびポアソン比 v で表現できる。直交異方性材料に対しては

$$[c_{ij}] = \begin{bmatrix} E_1^{-1} & -v_{21}E_2^{-1} & -v_{31}E_3^{-1} & 0 & 0 & 0 \\ -v_{12}E_1^{-1} & E_2^{-1} & -v_{32}E_3^{-1} & 0 & 0 & 0 \\ -v_{13}E_1^{-1} & -v_{23}E_2^{-1} & E_3^{-1} & 0 & 0 & 0 \\ 0 & 0 & 0 & G_{23}^{-1} & 0 & 0 \\ 0 & 0 & 0 & 0 & G_{31}^{-1} & 0 \\ 0 & 0 & 0 & 0 & 0 & G_{12}^{-1} \end{bmatrix} \qquad (2.8)$$

となるが，つぎの関係が適用されるので，9個の成分が独立となる。

$$\frac{v_{12}}{E_1} = \frac{v_{21}}{E_2}, \qquad \frac{v_{13}}{E_1} = \frac{v_{31}}{E_3}, \qquad \frac{v_{23}}{E_2} = \frac{v_{32}}{E_3} \qquad (2.9)$$

横断面等方性材料に対しては

$$E_1 = E_2, \; \nu_{12} = \nu_{21}, \; \nu_{31} = \nu_{32}, \; G_{23} = G_{31}, \; G_{12} = \frac{E_1}{2(1+\nu_{12})} \quad (2.10)$$

の関係がある。

機械的試験法，あるいは超音波法によるこれら弾性係数の計測値の例を**表2.2**に示す。ヒトとウシの骨はほぼ同じ結果を与えるとされている。また，両方法で得られた結果はほぼ一致するといわれている。

表2.2 ヒト皮質骨の弾性定数（EとGの単位はGPa）[5]

骨 測定方法	Reillyら[11] 大腿骨 機械	Yoonら[12] 大腿骨 超音波	Knetsら[13] 脛骨 機械	Ashmanら[14] 脛骨 超音波
E_1	11.5	18.8	6.91	12.0
E_2	11.5	18.8	8.51	13.4
E_3	17.0	27.4	18.4	20.0
G_{12}	3.6	7.17	2.41	4.53
G_{13}	3.3	8.71	3.56	5.61
G_{23}	3.3	8.71	4.91	6.23
ν_{12}	0.58	0.312	0.49	0.376
ν_{13}	0.31	0.193	0.12	0.222
ν_{23}	0.31	0.193	0.14	0.235
ν_{21}	0.58	0.312	0.62	0.422
ν_{31}	0.46	0.281	0.32	0.371
ν_{32}	0.46	0.281	0.31	0.350

注）方向1は半径方向，2は周方向，3は長軸方向

2.2.4 骨の強度

図2.5から得られる皮質骨の最大圧縮強度は，**図2.6**に示すようにひずみ速度のほぼ0.06乗に比例して変化する。この0.06乗則はすでに述べたとおりである。同様な関係は，弾性係数でも観察されている[15]。また Carter ら[16]は，皮質骨の引張強度のひずみ速度依存性も

$$T_B = 147 \dot{\varepsilon}^{0.055} \; [\text{MPa}] \quad (2.11)$$

で与えられるとしており，上述の0.06乗則にほぼ近い。

2.2 骨の力学的性質

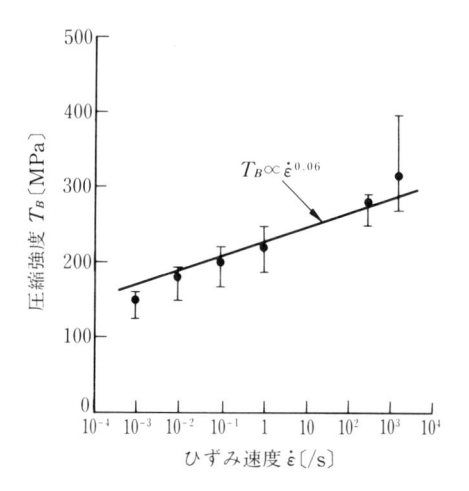

図 2.6 ヒト大腿骨皮質骨の圧縮強度の
ひずみ速度との関係（文献 8) より作成）

引張試験と圧縮試験を行って得たヒト皮質骨の強度と最大ひずみを，試験方向による相違と合わせて図 2.7 と図 2.8 に示す[5],[11]。全体的には，長軸方向の強度が最も高く，横方向になるにつれて減少しており，いずれの方向でも圧縮強度のほうが，引張強度に比べてはるかに大きい。これに比べて最大ひずみは，引張試験では長軸方向で大きく，圧縮試験では横方向で大きくなってい

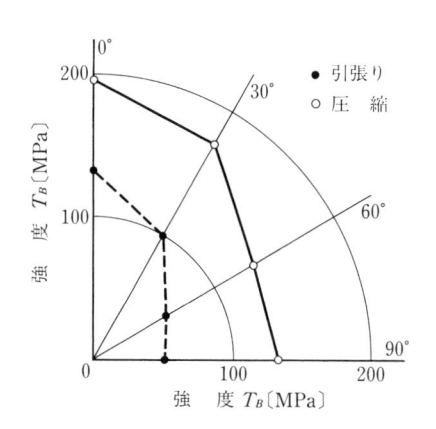

図 2.7 ヒト皮質骨の強度の異方性
（0°が長軸方向，文献 5)と11)より作成）

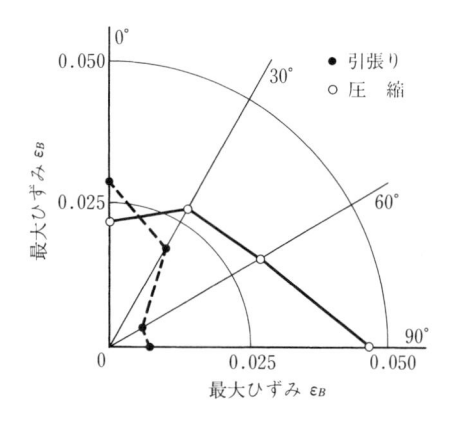

図 2.8 ヒト皮質骨の最大ひずみの異方性（0°が長軸方向，文献 5)と11)より作成）

る。また，長軸方向では引張りと圧縮で最大ひずみには大きな差はないが，横方向に向かうにつれて，圧縮試験の方が引張試験よりはるかに大きくなる。

海綿骨の機械的性質は，皮質骨と比較してそれほど詳しくは調べられていない。その構造からも推察されるように，海綿骨の機械的性質は密度あるいは空孔率に大きく依存する。Carterら[15]は，ひずみ速度 1.0/s で試験して求めたヒトの皮質骨の弾性係数が 22.1 GPa，密度が 1.8 g/mm^3 であることから，海綿骨の弾性係数は次式で与えられ，見掛けの密度（ρ）の3乗に比例するとしている。

$$E = 3\,790\,\dot{\varepsilon}^{0.06}\rho^3 \,[\text{GPa}] \tag{2.12}$$

一方 Bensusan ら[17]は，ウシの海綿骨の弾性係数は密度の2乗に比例して変わると報告している。

また Carter ら[15]は，ひずみ速度 1.0/s で測定したヒトの皮質骨の圧縮強度が 221 MPa，密度が 1.8 g/cm^3 であることから，海綿骨の圧縮強度は

$$T_B = 68\,\dot{\varepsilon}^{0.06}\rho^2 \,[\text{MPa}] \tag{2.13}$$

で表せるとしている。彼らはこの関係が海綿骨の引張強度に対しても適用できるとしている[16]。しかしながら，ある海綿骨では，強度は密度に対して線形関係で変化するという報告もある[18]。

ヒト大腿骨から採取した皮質骨について行った，両振りの引張圧縮疲労試験の結果を図 **2.9** に示す。金属材料では，負荷応力と破断繰返し数との間に，

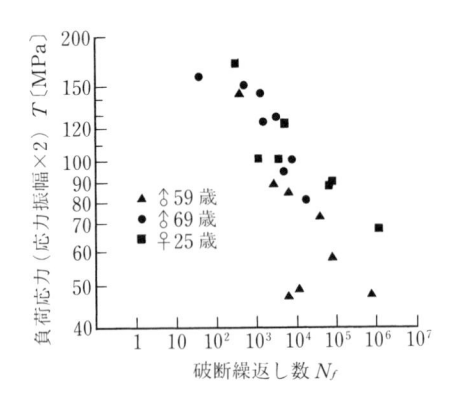

図 **2.9** ヒト大腿骨の皮質骨の両振り引張圧縮疲労試験結果（周波数＝2 Hz）[19]

片対数グラフで直線の関係（S-N曲線）が観察されるのに対して，骨の場合には両対数グラフでおおむね直線関係となっている．このような関係は，ウシの皮質骨や海綿骨でも観察されている[20],[21]．なお，骨の疲労寿命と弾性係数の間には強い相関性がある[5]．

ヒトの場合，皮質骨，海綿骨を問わず，強度は20歳代からかなり急速に低下するが，70歳を超えるとこの低下は一段と大きくなる[22],[23]．また，年齢とともに，骨の量や海綿骨の密度はしだいに減少し，特にこの現象は閉経後の女性に顕著に現れ，骨粗しょう症（osteoporosis）となって骨がもろくなる．

2.3 生体軟組織の力学的性質

2.3.1 生体軟組織の力学的特徴

多くの生体軟組織は，材料的にも形状的にも非線形で異方性を有し，しかも大変形を生じる非圧縮性の不均質材料であり，さらに粘弾性挙動を示すので，その取扱いは容易ではない．ここでは，力学的性質の点からこれらの特徴のいくつかについて概略を説明する．

（1）**不均質性**（inhomogeneity）　生体軟組織は，おもに細胞（cell）と細胞間物質（intercellular substance）からなり，後者はコラーゲン（collagen）やエラスチン（elastin）などの結合織（connective tissue）と，親水性ゲルである間質物質（ground substance）などから構成される．これら各要素はそれぞれ特有の物理的，化学的性質を有しており，各組織の機能に応じて組成や構築が違うので，必然的に力学的性質も大きく異なってくる．

動脈などの生体軟組織の力学的性質に直接的に関係するエラスチン，コラーゲンおよび平滑筋（smooth muscle）を，それぞれ多量に含有するイヌ項靱帯，足蹠腱および小腸縦走平滑筋の応力-ひずみ曲線（応力やひずみの記号は次章参照）を図 **2.10** に示す．エラスチンを豊富に含む項靱帯が，コラーゲンを代表する足蹠腱よりはるかに軟らかいことがよく表されている．平滑筋はさらに軟らかいうえに，大きく開いたヒステリシスループから，著しい粘弾性を有す

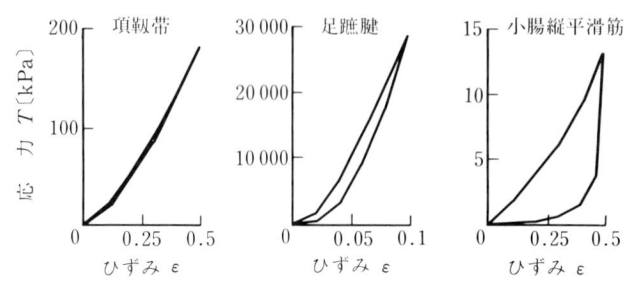

図 **2.10** イヌの 3 種類の組織の応力-ひずみ曲線 [24]

ることがうかがえる。これらの図から弾性係数を計算してみると，エラスチンを代表する項靱帯で約 0.4 MPa，コラーゲンを代表する足蹠腱で約 350 MPa，平滑筋で約 0.03 MPa であり，たがいにきわめて大きく異なる。

例えば，動脈壁は主としてこれら三つの要素からなり，心臓に近い部位ではエラスチンが比較的多いが，心臓から離れるにつれてコラーゲンが豊富になり，さらに末梢に進むと平滑筋が多くを占めるようになる。さらにこれらが微妙にからみあい，配向して，それぞれの部位に必要な機能を発揮するようになっている。一方，大きな荷重を支える必要のある腱や靱帯は，強度特性に優れるコラーゲンを主成分としている。

（**2**）　**異方性**（anisotropy）　　生体の組織，器官はその機能をうまく発揮できるように，それぞれの目的に応じて構成要素が特徴的に配向している。例えば動脈壁の場合は，後に述べるように内膜，中膜，外膜の 3 層構造（図 4.2 参照）をとり，コラーゲン，エラスチンおよび平滑筋はおおむね管円周方向に配向している。コラーゲンやエラスチンは生体高分子の線維であるので，それら自体でも強い異方性があるうえに，生体組織ではこれらの要素が配向しているために，全体としても力学的異方性が生じる。また腱や靱帯では，実質部のほとんどを占めるコラーゲンの線維は，おおむね長軸方向，すなわち負荷方向に配向しているので，後に述べるように長軸方向とこれに垂直の横方向では力学的性質は著しく異なる。

（**3**）　**非線形大変形**（nonlinear large deformation）　　生体組織は形状的に

も材料的も非線形である。図 2.10 からもわかるように，構成要素自体も非線形挙動を示すが，複合体構造になるとこの性質がなおいっそう顕著に現れる。

Roach ら[25]は，動脈壁の応力-ひずみ関係の非線形性（図 **2.11** の曲線 a）を説明するのに，ギ酸に浸漬してコラーゲンのみを選択的に除去した試料と，天然トリプシンで処理してエラスチンのみを取り除いた試料の張力-伸長比曲線（それぞれ b と c，伸長比は変形前の試料長さに対する変形後の長さの比）を求めた。

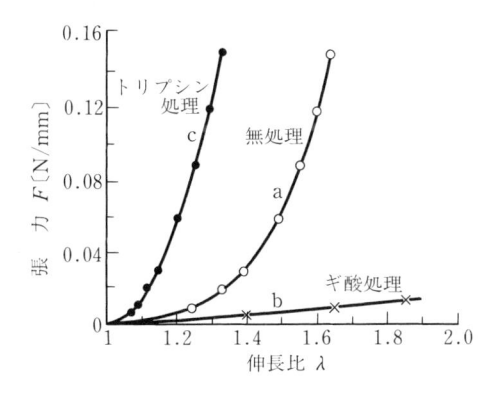

図 **2.11** 動脈およびこれを処理した組織の張力と伸長比の関係 [25]

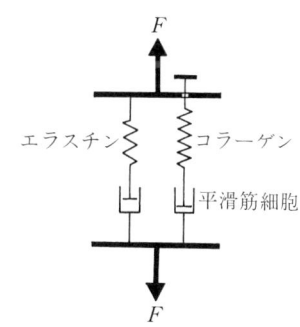

図 **2.12** 三つの要素からなる動脈壁の力学モデル [3]

三つの曲線の傾きの比較より，張力の低い領域の動脈壁の変形挙動はエラスチンに近く，一方張力の大きい領域ではコラーゲンにほぼ近いことを示し，動脈壁が有する非線形性は，図 **2.12** に示すような荷重分担領域の相違で説明できる[3]。また，図 2.10 や図 2.11 からも推察されるように，生体内で正常な弾性域内の負荷条件下であっても，これらの線維，組織には非常に大きな変形が生じている。

これらの例でもわかるように，生体軟組織は大きく変形し，しかもその応力-ひずみ曲線は非線形であるので，線形的に微小変形するフック弾性体として取り扱うことはできない。生体軟組織の構成法則を確立するためには，別の新たな理論を導入，利用する必要がある。

（4） 非圧縮性（incompressibility）　　生体軟組織の多くは 70% 以上もの

多量の水を含むので,変形しても体積が不変であり,いわゆる非圧縮性材料とみなされる。

Carewら[26]は,血管壁についてこれを確かめるために詳しい実験を行い,生体内の動脈が受ける70%の円周方向ひずみ,40%の軸方向ひずみの状況下でも,体積ひずみは0.06%と極端に小さく,また概算した体積弾性係数($K = 4.35 \times 10^5$ kPa)は,縦弾性係数($E = 392$ kPa)[27]より3オーダも高いことから非圧縮性を確認している。

また,Chuongら[28]は,家兎大動脈壁の半径方向圧縮試験を行い,10 kPaの圧縮応力当り,変形前の壁体積の0.5%から1.26%しか液が浸出しなかったことから,血管壁はごくわずかに圧縮性を示すにすぎないとしている。

非圧縮性の仮定が成り立つ場合には,直交する三つの垂直ひずみ成分の和は0(微小ひずみを仮定すると$\varepsilon_1 + \varepsilon_2 + \varepsilon_3 = 0$)であることから

$$\frac{(1-2\nu)\sigma_h}{E} = 0 \tag{2.14}$$

が成り立つ。ここで,σ_hは静水圧応力である。したがって,縦弾性係数Eが無限大になるか,ポアソン比νが0.5となる場合に非圧縮性の仮定が成立することになる。

また,K,E,νの間には

$$K = \frac{E}{3(1-2\nu)} \tag{2.15}$$

の関係があるので,先に示したKとEの値を使ってνの値を計算すると約0.5が得られる。

ところで,その後Thielkeら[29]は,ラットの内側側副靱帯の引張試験中,弾性変形範囲内の0.98,1.96,2.94,3.92 Nの負荷で,体積が変形前のそれぞれ92,85,82,80%に減少したと報告している。この体積変化は,上に述べた二つの実験結果に比べてはるかに大きい。また後に述べるように,多孔性構造をもつ軟骨では,変形に伴って生じる体積変化は非常に大きく,このような材料には非圧縮性の仮定はあてはまらない。

生体軟組織の非圧縮性についてはさらに検討を加える必要があるが[30],動

脈壁などに対するこれまでの解析では，この仮定はおおむね受け入られてきている。

（5） 粘弾性（viscoelasticity） 生体軟組織は一般に，応力-ひずみ関係がヒステリシス曲線を描いたり（図 2.10），クリープやリラクセーションの現象を生じる粘弾性体である。後に示すように生体軟組織の多くでは，力学的性質のひずみ速度に対する感受性がかなり小さいこともあって，部位や器官の種類によってはこのような粘弾性が生体内でほとんど意味をもたない場合もあるが，関節軟骨のように機能的にこれが重要な役割を果たすこともある。また，実験のために組織を生体から摘出するような場合には，除荷に伴ってリラクセーションが生じるので，生体内の状況に戻すため，この効果を取り除く目的で予調整（preconditioning）[31)]の操作を講じる必要がある。

2.3.2 試 験 方 法

生体軟組織の弾性，あるいは力学的性質を定量的に表す方法はおおよそつぎの三つに分けられる[32)]。

（1） 単軸引張試験
（2） 多軸試験によるパラメータ抽出
（3） 多軸試験による構成法則決定

これらはいずれも意義のある方法であるが，目的に応じて適宜使い分けなければならない。また，医学，生理学などの分野では，試験法や解析法などに関してしばしば誤解があるので，注意する必要がある。

（1） 単軸引張試験 薬剤の収縮効果などを観察するのによく使われている方法である。**図 2.13** に示すように，例えば短冊形に切り出した組織試験片の長手方向に荷重を加え，これを次第に増加させながら伸びを測定する方法（いわゆる引張試験），一定の荷重を加えた状態で生じる伸びの変化を測定する方法（クリープ試験），一定の伸びを加えた状態で荷重の変化を測定する方法（リラクセーション試験）が基本である。血管の場合には，図 2.13 に示すように，リング状やスパイラル状に切り出した試料を用いる場合もある。

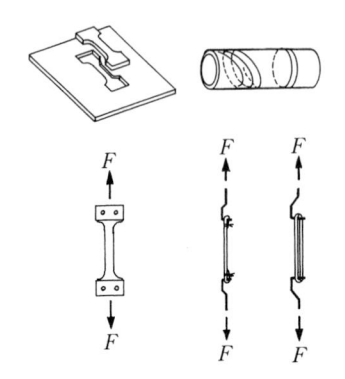

図 2.13 生体軟組織の引張試験の方法

引張試験によって求まる弾性係数（ヤング率）などのように，各試験法からそれぞれ特有の材料物性を示すパラメータが得られる．しかしながら注意しなければならないのは，荷重と伸びを，それぞれ例えば試験前の無負荷状態における試験片断面積と長さで除するなどの方法で正規化して，次章で述べるような応力やひずみに換算しておかなければ，他の試験片や異なる材料との定量的比較ができない．例えば，図 2.11 の縦軸は張力で表されており，これは試験片の大きさによって変わるので，この図に示した結果は a, b, c の間の比較には使えるものの，他の実験結果との比較には利用できない．

図 2.10 や図 2.11 は，このようにして切り出した試料を用いて行った単軸引張試験結果である．このような試験では，組織から短冊形などの試験片を切り出して使用するので，切出しの影響が入る．さらに，加える荷重や変形が，生理的条件の範囲に入っているかどうかの確認が必要であるが，しばしば生理的に意味のない実験条件が選択されている場合がある．

（**2**）**多軸試験によるパラメータ抽出**　材料の物性値そのものを決定するのではなく，生体内の形状のままで，しかも生体内とほぼ同じ条件の荷重，あるいは変位を与える試験から，有用なパラメータを求める方法である．生体内で直接力と変位を計測するのを理想とするが，種々の要因で精度に問題を生じたり，計測が難しい場合が多いので，しばしば切り出した試料を用いて体外で試験し，正確なデータが取られる．

例えば血管の場合には，摘出した試料に対して**図 2.14** のような装置[33]を

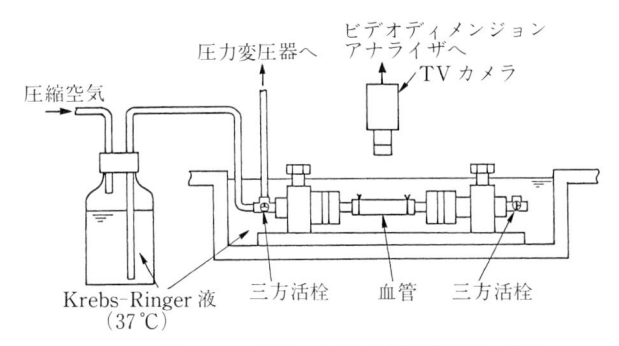

図2.14 血管の内圧-外径試験装置の例[33]

用い，管形状のままで生体内長さに保持した状態で生理的血圧程度の内圧を加え，生じる血管外径の変化を計測（このシステムではＴＶカメラによる撮像を画像解析して計測）して，内圧と外径変化の関係をパラメータ表示（第4章参照）する方法がよく使われる。また，臨床的には，血圧をカフ型の血圧計（第5章参照）で，血管外径を超音波診断装置で，いずれも非侵襲的に同様の計測を行うことも可能である。

弾性係数のように，材質そのものの物性値のみを表示するのではなく，これに血管形状（厚さと径）を含む見掛けの硬さを表す指標が得られ，しかも計測が簡単であるので，臨床的に有用である。第4章で詳しく述べるように，応力を計算するためには血管壁の厚さを測定する必要があるが，臨床的にこれを正確に求めるのは非常に難しいし，実際に血流などに影響を与えるのは，血管壁の材質そのものの性質だけでなく，壁の相対的厚さなどを含む総合的な硬さ，剛性であるので，内圧と外径の関係から簡単に求められるパラメータは臨床的には非常に役にたつ。

（3） 多軸試験による構成法則の決定 生体内の組織は，種々の方向に力が加わる多軸応力状態にあるので，材料の性質を正確に記述するためには，生体内の負荷条件を再現した多軸試験を行い，その結果を用いて一般法則である構成法則を決める必要がある。

生体軟組織は，すでに述べたように不均質，非線形，異方性弾性体であり，

しかも大変形するので，一般的にはかなり複雑な式となり，含まれるパラメータの物理的解釈が難しい場合も多い．しかしながら，構成法則を用いると，生体組織に生じる応力やひずみの分布を求めることが可能となるので，いろいろな問題の解析に利用できる．また逆にいえば，材料の構成法則が確定していないと，解析が不可能である場合も多い．

生体組織の構成法則を決定するためには，力と変形の関係，あるいは応力とひずみの関係を正確に求める必要がある．例えば血管壁の場合には，図 **2.15** に示すように，図 2.14 に示す装置に，管軸方向の荷重を計測する変換器（ロードセル）を付け加え，内圧，軸荷重，外径（または内径），軸方向変形を同時に計測する必要がある．この装置では，内圧あるいは外径を制御しながら，血管を収縮させたり弛緩させたりすることができるようになっている．

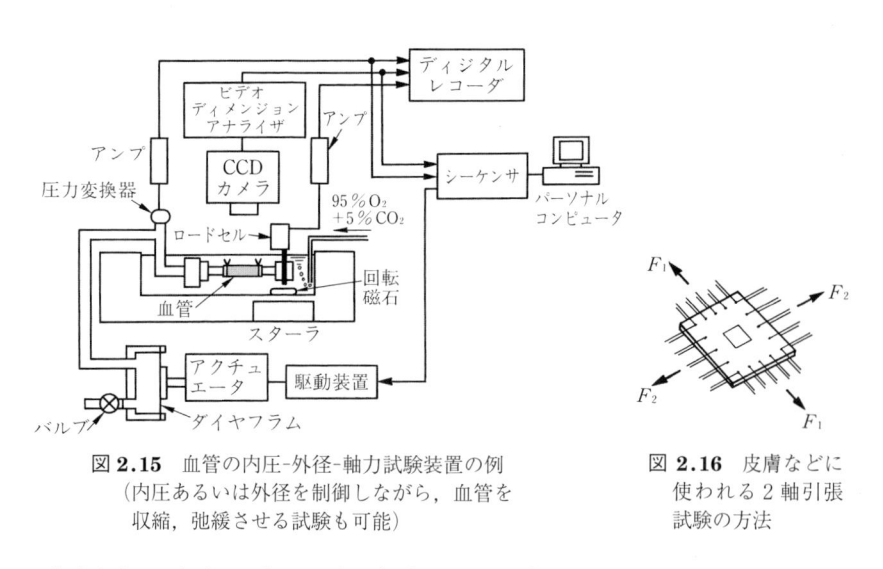

図 **2.15** 血管の内圧-外径-軸力試験装置の例
（内圧あるいは外径を制御しながら，血管を収縮，弛緩させる試験も可能）

図 **2.16** 皮膚などに使われる 2 軸引張試験の方法

皮膚など，平面問題として取り扱うことができる組織では，図 **2.16** に示すような試験が行われる[34]．面内 2 方向の荷重を計測するとともに，試料中央に描いた四角形をカメラで撮像して解析し，2 方向のひずみを求める．

2.3.3 各種生体軟組織の力学的性質

各種組織の力学的性質は，すでに述べたデータブック[4]にまとめられているので，ここではいくつかの代表例をあげるにとどめる。また，血管壁については，第4章で詳しく述べるので，ここでは取り上げない。

（1） 肺実質の引張特性　イヌから採取した肺実質 (lung parenchyma) の応力と伸長比の関係を図 **2.17** に示す。応力の低い範囲で非常に大きく変形し，応力の増加とともに曲線が急激に立ち上がる生体軟組織特有の挙動を示している。実際には負荷と除荷の両過程の間でヒステリシス曲線を描くが，この図には負荷過程のみの結果を示しており，ヒステリシスの面積の負荷曲線の下の全面積に対する割合を H として図中に記してある。負荷，除荷の1周期の時間 CT を 18 秒から 6 500 秒まで3オーダにわたって変化させても，引張特性にはほとんど相違が認められない。後に述べる関節軟骨のような特殊な場合を除いて，生体軟組織では一般に，力学的性質のひずみ速度に対する感受性は非常に小さい。

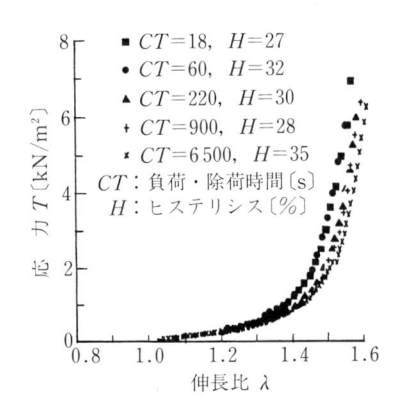

図 2.17 イヌの肺実質の引張特性に及ぼすひずみ速度の影響[35]

（2） 皮膚の変形　皮膚 (skin) は成人体重の 16 ％ を占め，その面積は 1.5 から 2.0 m² であり，厚さは部位によって 0.2 から 6.0 mm まで変わる。生体にあって皮膚はつねに張力が負荷された状態にあり，その大きさは 0 〜 20 N/m と見積られていて，切り出すと 5 〜 30 ％ 短縮する。

皮膚を詳細に観察すると，ほぼ全身にわたってランゲル線 (Langer line) と

呼ばれる割線が存在する。この方向に沿ってコラーゲンとエラスチンが配向しているので，この方向で張力が高く，しかも硬い。したがって図 **2.18** に示すように，皮膚は力学的性質に著しい異方性をもち[36]，ランゲル線の方向に負荷するとせん断ひずみが生じないことから，直交異方性（orthotropy）とみなせる。

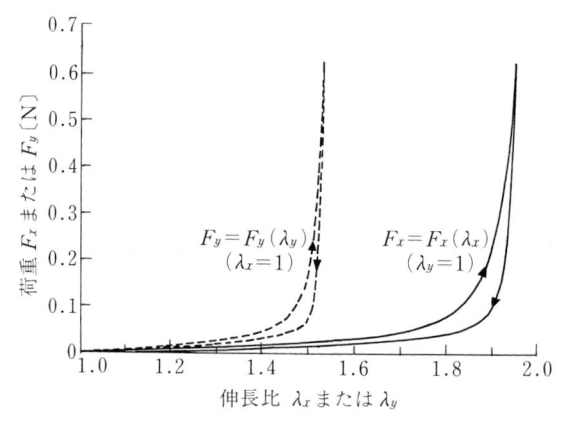

図 2.18 家兎腹部から摘出した皮膚の変形特性[36]

皮膚の応力-ひずみ曲線は，非常に低い負荷のもとで著しく大きな変形を生じるが，ある変形に達した後は，荷重をさらに増加させても，ほとんど変形が増加しない特性を示す。この傾向は，上に示したように肺実質や静脈でも観察されるが，皮膚において最も著しい。

 （**3**） **腱・靭帯の力学特性** 骨がただ単に積み重ねられているだけでは，骨格としての形をなさず，また運動などの機能を発揮することはできない。骨端に軟骨（cartilage）が備わり，腱（tendon）と靭帯（ligament）がそれぞれ骨と筋や骨と骨を連結するなどしてはじめて，支持・運動機能が発揮できる。

 腱は骨格筋と骨を，靭帯は骨と骨を連結する組織であって，力を伝達するので相当な強度をもつとともに，ある程度の変形能を有する。このような力学特性を生み出すために，ほとんどコラーゲンでできており，しかも線維は負荷方向（長軸方向）に配向している。

2.3 生体軟組織の力学的性質

一例として,膝蓋腱(patellar tendon)を取り上げる。図 **2.19** に示す膝関節断面の概略図からもわかるように,これは膝蓋骨(patella)と脛骨(tibia)を連結しているので,膝蓋靱帯(patellar ligament)と呼ばれることも多い。成熟家兎膝蓋腱を長軸方向,およびこれに垂直方向に引張って得た応力-ひずみ曲線を図 **2.20** に,また変形を一定の状態に保ったままで生じる応力の減少(リラクセーション)挙動を図 **2.21** に示す。この腱のコラーゲン線維は,無負荷時に波状のクリンプパターン(crimp pattern)を示すものの,全体的にはほぼ長軸方向に向いている(図 **2.22**)ので,異方性がきわめて顕著に現れている。

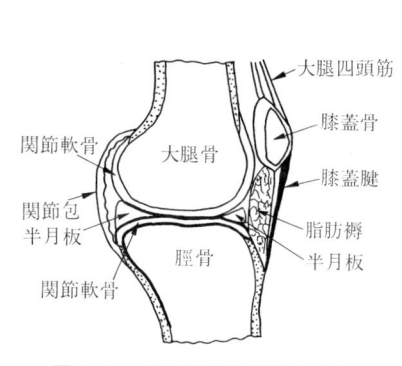

図 **2.19** 膝関節の断面構造(図の右側が前方)

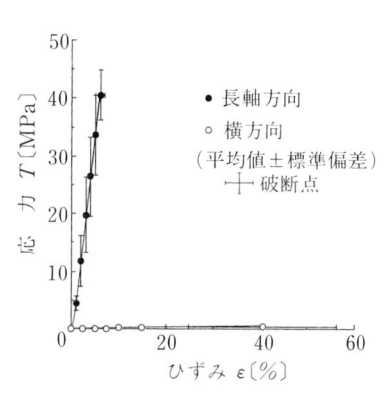

図 **2.20** 家兎膝蓋腱の長軸方向と横方向の引張特性

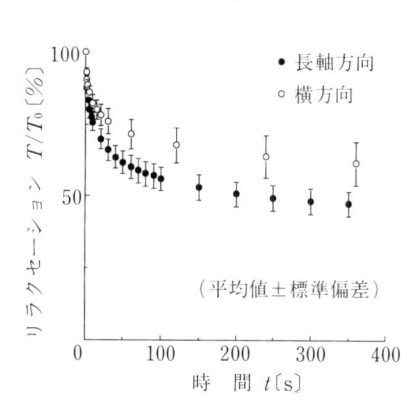

図 **2.21** 家兎膝蓋腱の長軸方向と横方向のリラクセーション特性

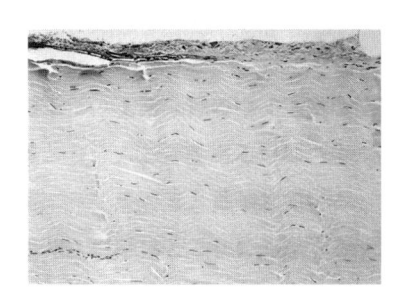

図 **2.22** 家兎膝蓋腱の縦断面組織

長軸方向の曲線を詳細にみると，低ひずみ領域でやや下に凸になっており，この領域は toe region と呼ばれている（図2.36も参照）。これは，クリンプパターンを示して波状になっていたコラーゲン線維（図2.22）が，負荷によって次第に負荷方向に直線状になっていくためと考えられている。この領域を超えると，応力-ひずみ関係はほぼ直線状になり，破断にいたる。

家兎膝蓋腱の破断時の最大荷重は700〜800Nで，通常の走行時にこの腱に作用する最大張力（80〜100N）の7から10倍になっている[37),38)]。工学設計でいえば，この腱の安全係数は約10ということになり，かなり冗長性のある設計となっているのがわかる。なお，この最大張力は体重の2〜2.5倍になっている。

（4）　関節軟骨の力学的特性　　関節において，図2.19に示すように骨端を覆って荷重の伝達と潤滑という二つの大きな機能を担っている関節軟骨（articular cartilage）は，80％近くの水分と約12％のコラーゲン，6％のプロテオグリカン（proteoglycan，ムコ多糖と蛋白の結合体）からなる複合体であって，荷重に応じてこれらが変形するとともに，関節液が軟骨間や軟骨内に入ったり出たりして潤滑機能を高めている（第7章参照）。

関節軟骨の表面に近い層ではコラーゲンが表面に平行に，しかも特定の方向に配列しているので，図2.23に示すように，スプリットラインに対する角度によって引張特性は異なり，異方性が強い[39)]。なおこの図の中に描かれている曲線とその式は，後に述べるように多くの生体軟組織の引張特性を記述する応力-ひずみ関係である。

上述のように，関節軟骨は水分の浸入，浸出が可能な微細構造をとっているので，図2.24に示すようにその体積は負荷応力によって変化する[39)]。したがって，すでに述べたようにこの組織を非圧縮性材料として取り扱うことはできない。

また図2.25に示すように，関節軟骨の応力-ひずみ関係はひずみ速度によって大きく変わる[40)]。特に低ひずみ領域（Ⅰ）ではたいていのコラーゲンはプロテオグリカンのゲル内にわん曲して埋め込まれており，これらのすきまに水

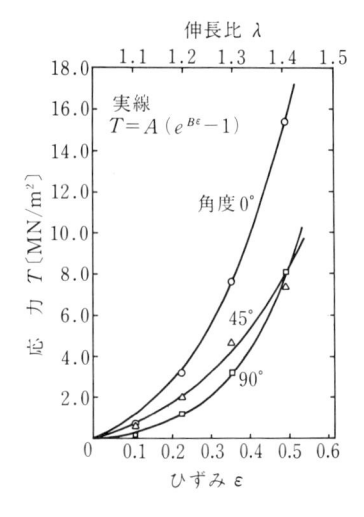

図 2.23 ウシ膝関節軟骨の応力-ひずみ特性に及ぼす引張方向の影響（図中の角度はスプリットラインと引張方向のなす角度）[39]

図 2.24 ウシ膝関節軟骨で観察される引張変形中の体積変化（$\lambda_1, \lambda_2, \lambda_3$ は直交する3方向の伸長比, v, V はそれぞれ変形前後の体積）[39]

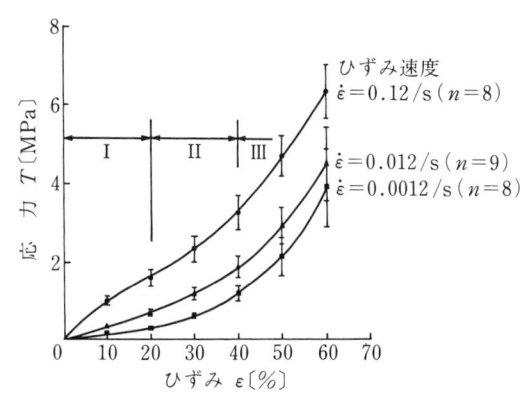

図 2.25 ウシ膝関節軟骨の応力-ひずみ特性に及ぼすひずみ速度の影響（n は試料数）[40]

分が多量に取り込まれているので，ひずみ速度が高い場合には水分移動による摩擦力が働いて応力値が高く出る．高いひずみの領域（Ⅲ）ではこのような水分の移動も少なくなり，すでに伸張したコラーゲンがおもに負荷を支えるよう

になるために，材料固有の挙動を示すようになり，ひずみ速度依存性が消失する（図で曲線の傾きが等しくなっている）ものと考えられている。このような結果から Mow らは，高ひずみ速度下の関節軟骨の力学的性質を記述するために，材料の粘弾性と間質液の流動を考慮した2相性の法則を提案している[40]。

（5） 筋の力学 生体には横紋筋（striated muscle）と平滑筋（smooth muscle）の2種類の筋肉があり，前者の例としては骨格筋や心筋，また後者の例としては血管平滑筋がある。これらのうち血管平滑筋の機能については第4章で述べる。

筋が有する最も重要な材料挙動は収縮（contraction）であり，必要に応じて弛緩状態（passive condition）から，いろいろな程度の活性化収縮状態（active condition）になる。生体から摘出した筋をある一定の長さに保持した状態で，通電などによって刺激を与えると張力が発生（等尺性収縮，isometric contraction）したり，またある一定の荷重を加えた状態で，刺激を与えると短縮（等張性収縮，isotonic contraction）したりする現象をまとめて収縮と呼んでいる。筋の等尺性収縮現象は，力を加えれば変形するという材料力学の法則に乗らないので，力学的取扱いは難しく，収縮状態の正確な力学解析はまだ十分には行われていない。

横紋筋の力学的挙動については非常に多くの研究が行われてきているが，ここでは心筋の一つである乳頭筋の弛緩状態における力学的特性と，骨格筋収縮に関する Hill の式，および筋収縮機構の概念を簡単に説明するにとどめる。

第5章で述べるように，心臓は収縮と拡張を繰り返しているが，その間のいわば受動的な現象を示す拡張期（弛緩状態）の心室，心筋の挙動については多くの研究がある。例えば図 **2.26** は，血液潅流下でイヌ心臓内の乳頭筋について直接測定した，拡張期における応力とひずみの関係である。他の軟組織と同様な引張特性を示し，非線形的に大変形を生じている。また，このような状態にある乳頭筋は，大きなクリープ現象を示すことも知られている[42]。

さて，長さ L_0 に保持した骨格筋に，最大張力 F_0 が発生するように刺激を与えた状態で，突然張力を F に減少させると筋は収縮を開始する。Hill[43] は，この

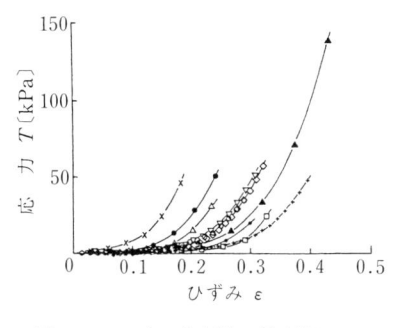

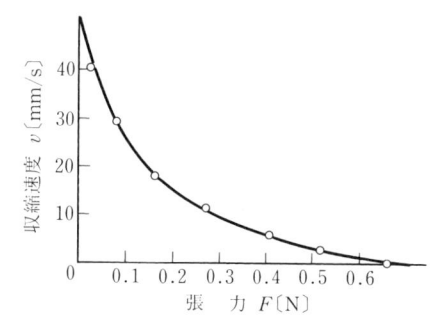

図 2.26 イヌ乳頭筋の拡張期の引張試験結果[41]

図 2.27 筋の張力と収縮速度の関係[43]

ときの収縮速度 v と張力 F の関係（**図 2.27**）から

$$(F+a)(v+b) = b(F_0+a) \tag{2.16}$$

あるいは

$$(F+a)v = b(F_0-F) \tag{2.17}$$

なる経験式を提案した。ここで a と b は係数である。式 (2.17) によれば，張力がゼロのとき $(F=0)$ に収縮速度は最大になることになり，これを裏付ける実験結果が数多く報告されている[44]。

種々の長さに保持した状態で，収縮によって発生する張力の保持長さに対する変化を**図 2.28** に示す。この図には弛緩した筋の引張変形挙動も併せて示しており，両者の相違がよくわかる。収縮によって発生する張力は，筋の長さが長くなるほど大きくなるが，ある長さで発生張力は最大となり，これより長くなると減少する。

図 2.29 の上の図も，収縮によって発生する張力は保持する筋の長さに大きく依存し，最大張力を生じる最適長さが存在することを示している[46]。下の図に示すように，筋の収縮はアクチンフィラメント（actin filament）とミオシンフィラメント（myosin filament）が相互に入り込んで，アクチンとミオシンの分子が架橋することによって生じる。したがって，両フィラメントが最適に入り込んだ状態（図では 2），すなわち最適長さのときに最大張力が発生する。

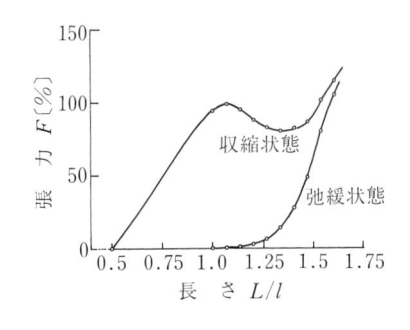

図 2.28 カエル縫工筋の張力に及ぼす長さの影響 [45]

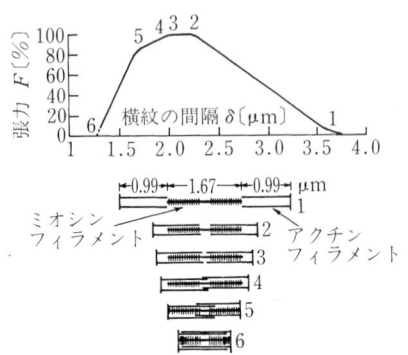

図 2.29 カエル半腱様筋の発生張力に及ぼす長さの影響と，各状態（番号で示す）におけるアクチンフィラメントとミオシンフィラメントの相互関係 [46]

2.4 細胞や線維の力学的性質

細胞工学や分子生物学，遺伝子工学などの発展に伴って，細胞や分子，遺伝子の知識が容易に得られるようになり，またこれらを取り扱う技術が身近になってきた。例えば，工学系でも細胞や組織の培養実験を行う研究室が急速に増えている。また，研究が進んでいろいろな現象がわかってくるにつれて，それらのメカニズムを知ろうとするのは，学問，研究としては自然な過程である。そのためには，関心がマクロからミクロに移ってくる。

工業材料で重要な問題である金属疲労を例にとってみると，かつては負荷応力と材料破断までの繰返し数との関係（いわゆる S-N 曲線）を求めるのにきわめて多くの研究者が力を注いでいた。しかしながら，四半世紀前ころから，走査形電子顕微鏡による破断面の表面観察，X線回折を利用した結晶オーダでの観察，透過電子顕微鏡による転位の研究，トンネル顕微鏡を利用した原子レベルの検討というように，関心がしだいにミクロへと移っている。

破壊力学の分野でも同様で，かつては破壊様式の分類と定式化，破壊クライテリアの確立といったマクロな取扱いが一般的であったのが，現在では分子動

力学を使った分子，原子レベルの計算に関心が移っている．

バイオメカニクスの分野でもこれらと同様な傾向がみられ，しだいに細胞や線維，さらには生体分子の領域に強い関心が寄せられるようになってきている．ここでは，細胞や線維の力学的性質について，それらの機能と合わせながら，二，三の例を簡単に説明する．

2.4.1 細胞の力学

細胞は，生物体の生物活動を営む最小の形態的，機能的単位であって[47]，多くは核とその周囲にある細胞体とが，細胞膜によって取り囲まれる構造をとっている．単離した無負荷状態の細胞の形態は，基本的には球状であるが，機能や環境条件によって大きく変わる．またその大きさも，ヒトでは直径5〜30μmであるが，さらに大きいものや小さいものもある．

核（nucleus）は，細胞の遺伝情報系と考えられており，DNA分子の保存と複製など生物にとって本質的な活動を制御している．細胞体には，細胞を構造体として維持するするための細胞骨格（cytoskeleton），各種物質の合成や代謝を行う小胞体（endoplasmic reticulum），エネルギー産生を行うミトコンドリア（mitochondria）などの細胞質が含まれ，細胞の内部は情報機器，化学プラント，機械装置などがぎっしりと詰まった大工場ともいえる．細胞膜は，リン脂質の親水基が外側となるように並んだ二重層に，タンパク質が島状に点在する構造をとっている．細胞表面から外側に，所々で糖タンパク質が顔を出しており，他の細胞や細胞外分子との相互作用などを行っている[48]．

部位に応じていろいろな細胞がある．例えば第5章で述べるように，血液中には，赤血球（red blood cell，あるいは erythrocyte），白血球（leukocyte），血小板（platelet）などが，血管壁には血管内皮細胞（vascular endothelial cell）や血管平滑筋細胞（vascular smooth muscle cell）がある．骨格筋や心筋には，収縮機能をもつ骨格筋細胞（skeletal muscle cell），心筋細胞（cardiac muscle cell）がある．また，腱・靭帯や皮膚などの結合織にはコラーゲンを合成する線維芽細胞（fibroblast）が，骨には骨を造る骨芽細胞（osteoblast）と骨を吸収する破

骨細胞（osteoclast）などがあり，それぞれの機能を発揮している．

細胞は直径が数μmから数十μmであるので，力学的性質を計測するのにいろいろな工夫が採用されている．これまでにつぎのような方法が報告されている[48]．

(1) 細胞膜を壊して細胞全体の流動特性を計測し，粘度を求める．
(2) 細胞内に入れた物質の分子の拡散やビーズの移動から細胞質の粘度を求める．
(3) 細胞を外からマイクロピペットで吸引し，吸引量から細胞膜や細胞質の粘弾性を求める．
(4) 細胞全体を平板で圧迫して膜の張力を求める．
(5) 細胞内に挿入した磁性粒子を移動させて膜の張力を求める．
(6) 細胞を含む液を，細胞より小さい径の孔を多数空けた膜を通して流し，細胞の変形能を求める．
(7) 原子間力顕微鏡（atomic force microscope）を用いて，微小圧子を細胞に押し込み，圧子の押込み力と押込み量から力学的特性を求める．
(8) 超小形試験装置を用いて引張試験を行う．

動脈の内面を覆っている1層の内皮細胞の血流による形態と物性の変化は，動脈硬化の発生に重要な役割を果たしていると考えられている．このためにSatoら[49]は，図2.30に示すように，単離した内皮細胞の一部を陰圧によってマイクロピペット内へ吸引する(3)の方法で実験を行い，圧力と吸引長さの間にほぼ直線関係が成り立つことを見いだした（図2.31）．この傾きは，内皮細胞皮質のスティフネスを表すパラメータとして利用できる．

そして，定常流を流した状態で培養した血管内皮細胞にこの方法を適用し，流れが細胞の力学的性質に及ぼす影響を調べた．その結果，細胞壁に負荷される流れせん断応力が高いほど，内皮細胞のスティフネスが増加することを見いだした（図2.31）．この結果から，実際の動脈で，高せん断応力領域にある血管内皮細胞は流れによってその骨格が発達するために，血液中の生体高分子の透過が抑制され，これに対して低せん断応力領域では低密度リポ蛋白などの物

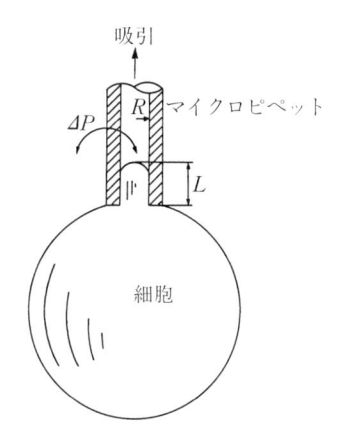

図 2.30 マイクロピペットを用いて細胞の力学的性質を調べる方法[49]

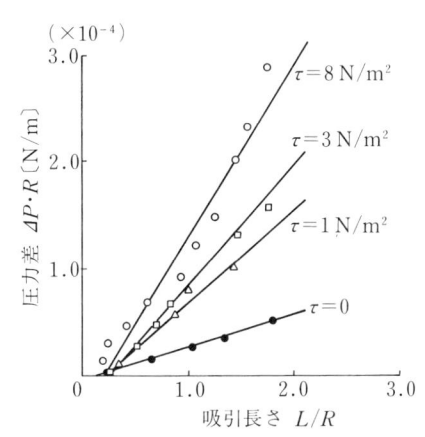

図 2.31 培養した血管内皮細胞の力学的特性に及ぼす流れせん断応力 (τ) の影響[50]

質の透過が容易となり，この領域で動脈硬化病変が発生しやすくなるのではないかと推察している（第6章参照）。

Miyazaki ら[51]は，摘出した家兎大動脈内膜上の内皮細胞をそのまま生かした状態で，(7)の方法を用いてその力学的特性を求めている。具体的には，3 mm × 5 mm の大きさの動脈試料を切り出し，生体内における軸方向と円周方向の長さに引張った状態で，生理的溶液に浸漬したまま，表面の内皮細胞に底面が1辺約 5 μm，高さ約 4 μm，先端角度約 65 度のピラミッド形の微小圧子を押込み，押込み荷重と押込み量の関係を求めた。

図 2.32 は，同じ大動脈で異なる細胞の，いずれも細胞のほぼ中央部の核の上方で測定した結果を示しており，かなりよく似た曲線が得られている。これに対して，図 2.33 は，同一の細胞内のいろいろな位置で測定した結果であり，位置によって曲線が大きく異なることがわかる。

彼らは，これらの図に示されている荷重 F と押込み量 δ の間には

$$F = a \left[\exp(b\delta) - 1 \right] \tag{2.18}$$

あるいは

44　2. 生体組織の力学的性質

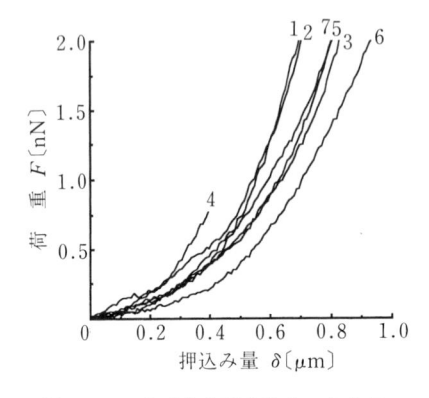

図 **2.32** 家兎大動脈内膜上の内皮細胞の力学特性（各細胞の核の上方で計測，数字は細胞の番号）[51]

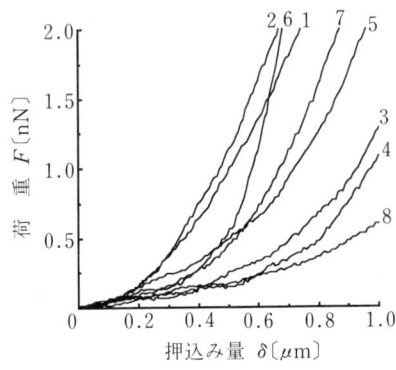

図 **2.33** 家兎大動脈内膜上の内皮細胞の力学特性（一つの細胞の異なる位置で測定，数字は位置の番号）[51]

$$\frac{dF}{d\delta} = bF + c \tag{2.19}$$

なる関係が成り立ључ，係数 a, b, c ($= ab$) は細胞の力学特性を表すパラメータとして利用できるとしている．この式は第3章で述べるように，多くの生体軟組織の一軸引張特性を表す式と類似である．

また Miyazaki ら[52] は，図 **2.34** に示す超小形の引張試験装置を設計し，マイクロマニピュレータ（micromanipulator）を用いて細胞操作し，顕微鏡下で直径約 20 μm の家兎膝蓋腱由来の線維芽細胞の引張試験に成功している（図 **2.35**）．

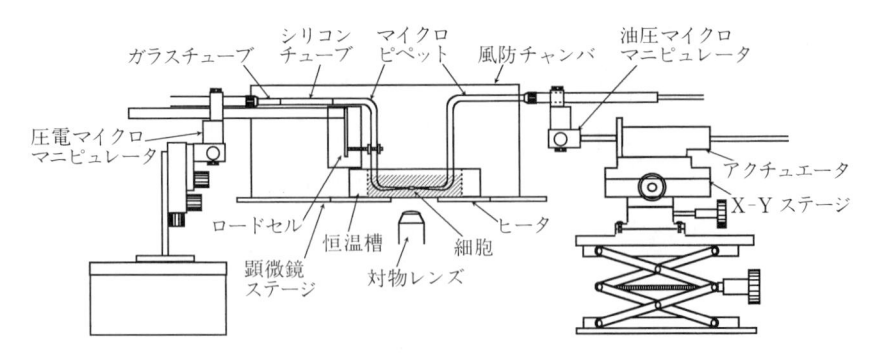

図 **2.34**　細胞用引張試験装置 [52]

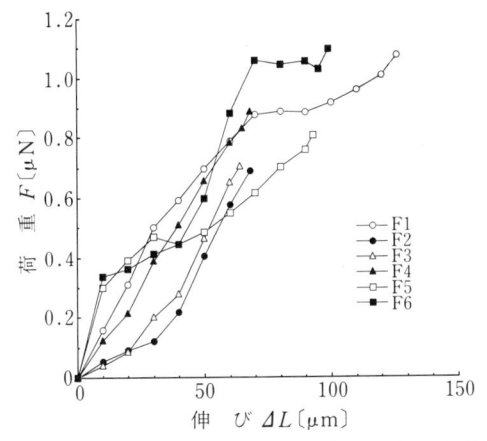

図 2.35　家兎膝蓋腱由来の 6 個の線維芽細胞の引張特性 [52]

2.4.2　コラーゲン線維の引張試験

腱や靱帯は，コラーゲンの階層構造をとっている[53]．コラーゲンの最小単位は，3 本のコラーゲン分子がらせん状に絡まったトロポコラーゲン (tropocollagen) であり，これが数個並列して直径数 nm のマイクロフィブリル (microfibril) を作り，さらにこれが合わさって順次直径数十 nm のサブフィブリル (subfibril)，100 nm 前後のフィブリル (fibril)，1 μm 程度の線維 (fiber)，約 100 μm の線維束 (fascicle) を形成し，最終的に腱や靱帯となる．

腱や靱帯の力学にかかわるいろいろなメカニズムを解析するためには，その下部構造の力学特性を知る必要が出てくる．直径 1 μm より小さいミクロ構造の力学的性質を実際に求めた研究はないが，コラーゲン線維束についてはかなり多くの報告がある．しかしこの場合でも，試料が小さいために試験方法に工夫が必要である．

例えば Yamamoto ら[54]は，小形の引張試験装置を用いて，家兎膝蓋腱から取り出した直径約 300 μm のコラーゲン線維束の引張応力-ひずみ関係を求めている（図 2.36）．腱そのものの応力-ひずみ関係と比べると，線維束の場合には応力がかなり小さく，ひずみが大きくなっている．

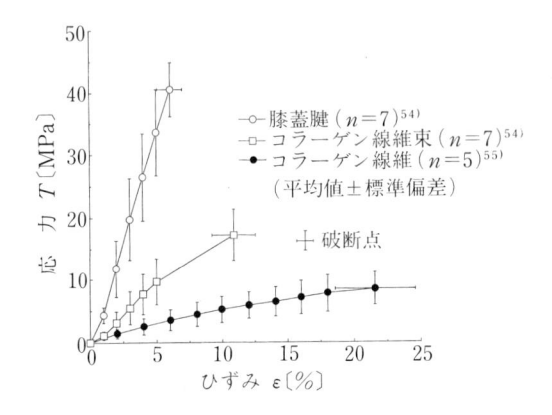

図 2.36 家兎膝蓋腱およびこれから取り出したコラーゲン線維束とコラーゲン線維の応力-ひずみ関係 (n は試料数) [54],[55]

さらにMiyazakiら[55]は,図2.34に示した装置を改良して,家兎膝蓋腱の直径1μm程度のコラーゲン線維の引張試験に成功している(図2.36)。線維束よりもさらに強度が低下し,伸びが大きくなっている。これらの結果は,腱の引張特性には,コラーゲン線維のみならず,線維と線維の相互作用や線維間物質の影響が現れることを示している。

参 考 文 献

1) S. P.チモシェンコ(川口昌宏訳):ロバート・フック"材料力学史",16-19,鹿島出版会(1974)
2) 林紘三郎:生体軟組織の構成則,医用電子と生体工学,**19**, 525-532 (1981)
3) 林紘三郎:生体軟組織の力学的性質,日本ゴム協会誌,**62**, 346-356 (1989)
4) Abe, H., Hayashi, K. and Sato, M. (Ed.): "Data Book on Mechanical Properties of Living Cells, Tissues, and Organs", Springer-Verlag (1996)
5) Cowin, S.C., Van Buskirk, W.C. and Ashman, R.B.: Properties of bone, "Handbook of Bioengineering" (Ed. Skalak, R. and Chien, S.), Chap. 2, 2.1-2.27, McGraw-Hill (1987)
6) Moyle, D.D. and Bowden, R.W.: Fracture of human femoral bone, J. Biomech., **17**, 203-213 (1984)
7) Blitz, R.M. and Pellegrino, E.D.: The chemical anatomy of bone, J. Bone Joint Surg.,

51A, 456-466(1969)
8) McElhaney, J.H.: Dynamic response of bone and muscle tissue, J. Appl. Physiol., **21**, 1231-1236(1966)
9) Hight, T.K. and Brandeau, J.F.: Mathematical modeling of the stress strain-strain rate behavior of bone using the Ramberg-Osgood equation, J. Biomech., **16**, 445-450(1983)
10) Wood, J.L.: Dynamic response of human cranial bone, J. Biomech., **4**, 1-12(1971)
11) Reilly, D.T. and Burstein, A.H.: The elastic and ultimate properties of compact bone tissue, J. Biomech., **8**, 393-405(1975)
12) Yoon, H.S. and Katz, J.L.: Ultrasonic wave propagation in human cortical bone; II. Measurements of elastic properties and micro-hardness, J. Biomech., **9**, 459-464 (1976)
13) Knets, I. and Malmeisters, A.: Deformability and strength of human compact bone tissue,"Mechanics of Biological Solids(Proc. Euromech Colloquium 68)" (Ed. Brankov, G.), 133-141(1977)
14) Ashman, R.B., Cowin, S.C., Van Buskirk, W.C. and Rice, J.C.: A continuous wave technique for the measurement of the elastic properties of bone, J. Biomech., **17**, 349-361(1984)
15) Carter, D.R. and Hayes, W.C.: The compressive behavior of bone as a two-phase porous structure, J. Bone Joint Surg., **59A**, 954-962(1977)
16) Carter, D.R., Schwab, G.H. and Spengler, D.M.: Tensile fracture of cancellous bone, Acta Orthop. Scand., **51**, 733-741 (1980)
17) Bensusan, J.S., Davy, D.T., Heiple, K.G. and Verdin, P.J.: Tensile, compressive and torsional testing of cancellous bone, Trans. 29th Ann. Meet. Orthop. Res. Soc., **8**, 132 (1983)
18) Robertson, D.M. and Smith, D.C.: Compressive strength of mandibular bone as a function of microstructure and strain rate, J. Biomech., **11**, 455-471(1978)
19) Carter, D.R. and Caler, W.E.: Cycle dependent and time dependent bone fracture with repeated loading, Trans. ASME, J. Biomech. Eng., **105**, 166-170(1983)
20) Lafferty, J.F. and Raju, P.V.V.: The influence of stress frequency on the fatigue strength of cortical bone, Trans. ASME, J. Biomech. Eng., **101**, 112-113(1979)
21) Michel, M.C., Guo, X.D.E., Gibson, L.J., McMahon, T.A. and Hayes, W.C.: Compressive behavior of bovine trabecular bone, J. Biomech., **26**, 453-463(1993)
22) McCalden, R.W., McGeough, J.A., Barker, M.B. and Court-Brown, C.M.: Age-related changes in the tensile properties of cortical bone, J. Bone Joint Surg., **75A**, 1193-1205 (1993)
23) Lindahl, O.: Mechanical properties of dried defatted spongy bone, Acta Orthop. Scand., **47**, 11-19 (1976)
24) 長谷川正光, 東健彦: 主要静脈系の静的粘弾性とその組織構造, 脈管学, **14**, 87-92 (1974)

25) Roach, M.R. and Burton, A.C.: The reason for the shape of the distensibility curves of arteries, Canad. J. Biochem. Physiol., **35**, 681-690 (1957)
26) Carew, T.E., Vaishnav, R.N. and Patel, D.J.: Compressibility of the arterial wall, Circ. Res., **23**, 61-68 (1968)
27) Bergel, D.H.: Static elastic properties of the arterial wall, J. Physiol., **156**, 445-457 (1961)
28) Chuong, C.J. and Fung, Y.C.: Compressibility and constitutive equation of arterial wall in radial compression experiments, J. Biomech., **17**, 35-40 (1984)
29) Thielke, R.J., Vanderby Jr., R. and Grood, E.S.: Volumetric changes in ligaments under tension, Proc. 1995 Bioeng. Conf. (Ed. Hochmuth, R.M., Langrana, N.A. and Hefzy, M.S.), ASME, 197-198 (1995)
30) Vawter, D.L.: Poisson's ratio and incompressibility, Trans. ASME, J. Biomech. Eng., **105**, 194-195 (1983)
31) Fung, Y.C.: "Biomechanics - Mechanical Properties of Living Tissues", 2nd Ed., 260-262, Springer-Verlag (1993)
32) Hayashi, K.: Fundamental and applied studies of mechanical properties of cardiovascular tissues, Biorheology, **19**, 425-436 (1982)
33) Hayashi, K, Takamizawa, K., Nakamura, T., Kato, T. and Tsushima, N.: Effects of elastase on the stiffness and elastic properties of arterial walls in cholesterol-fed rabbits, Atherosclerosis, **66**, 259-267 (1987)
34) Lanir, Y. and Fung, Y.C.: Two-dimensional mechanical properties of rabbit skin - I. Experimental system, J. Biomech., **7**, 29-34 (1974)
35) Vawter, D.L., Fung Y.C. and West, J.B.: Elasticity of excised dog lung parenchyma, J. Appl. Physiol., **45**, 261-269 (1978)
36) Lanir, Y. and Fung, Y.C.: Two-dimensional mechanical properties of rabbit skin: II. Experimental results, J. Biomech., **7**, 171-182 (1974)
37) 山本憲隆，林紘三郎，林文弘：家兎膝蓋腱に作用する張力のin vivo計測，日本機械学会論文集（A編），**58**, 1142-1147 (1992)
38) 山本憲隆，村上健，林紘三郎：成長期にある家兎膝蓋腱に作用する生体内張力と力学的性質，日本機械学会論文集（C編），**63**, 810-815 (1997)
39) Woo, S.L-Y., Lubock, P., Gomez, M.A., Jemmott, G.F., Kuei, S.C. and Akeson, W.H.: Large deformation nonhomogeneous and directional properties of articular cartilage, J. Biomech., **12**, 437-446 (1979)
40) Li, J.T., Armstrong, C.G. and Mow, V.C.: The effect of strain rate on mechanical properties of articular cartilage in tension, 1983 Biomech. Symp. (Ed. Woo, S.L-Y. and Mates, R.E.), ASME, 117-120 (1983)
41) Kitabatake, A. and Suga, H.: Diastolic stress-strain relation of nonexcised blood-perfused canine papillary muscle, Am. J. Physiol., **234**, H416-H420 (1978)
42) Fung, Y.C.: "Biomechanics - Mechanical Properties of Living Tissues", 2nd Ed.,

269-273, Springer-Verlag (1993)
43) Hill, A.V.: The heat of shortening and the dynamic constants of muscle, Proc. Royal Soc. London (Biology), **126**, 136-195 (1938)
44) Abe, H., Hayashi, K. and Sato, M. (Ed.): "Data Book on Mechanical Properties of Living Cells, Tissues, and Organs", 115-169, Springer-Verlag (1996)
45) Aubert, X., Roquet, M.L. and van der Elst, J.: The tension-length diagram of the frog's sartorius muscle, Arch. Int. Physiol., **59**, 239-241 (1951)
46) Gordon, A.M., Huxley, A.F. and Julian, F.J.: The variation in isometric tension with sarcomere length in vertebrate muscle fibres, J. Physiol., **184,** 170-192 (1966)
47) "南山堂医学大辞典", 縮刷版, 767, 南山堂 (1983)
48) 佐藤正明：細胞と結合組織, "生体機械工学" (日本機械学会編), 41-49, 日本機械学会 (1997)
49) Sato, M., Levesque, M.J. and Nerem, R.M.: An application of the micropipette technique to the measurement of the mechanical properties of cultured bovine aortic endothelial cells, Trans. ASME, J. Biomech. Eng., **109**, 27-34 (1987)
50) Sato, M, Levesque, M.J. and Nerem, R.M.: Micropipette aspiration of cultured bovine aortic endothelial cells exposed to shear stress, Arteriosclerosis, **7**, 276-286 (1987)
51) Miyazaki, H. and Hayashi, K.: Atomic force measurement of the mechanical properties of intact endothelial cells in fresh arteries, Med. Biol. Eng. Comput., **37**, 530-536 (1999)
52) Miyazaki, H., Hasegawa, Y. and Hayashi, K.: A newly designed tensile tester for cells and its application to fibroblasts, J. Biomech., **33**, 97-104 (2000)
53) Kastelic, J., Galeski, A. and Baer, E.: The multicomposite structure of tendon, J. Connective Tissue Res., **6**, 11-23 (1978)
54) Yamamoto, E., Hayashi, K. and Yamamoto, N.: Mechanical properties of collagen fascicle from the rabbit patellar tendon, Trans. ASME, J. Biomech. Eng., **121**, 124-131 (1999)
55) Miyazaki, H. and Hayashi, K.: Tensile tests of collagen fibers obtained from the rabbit patellar tendon, Biomed. Microdevices, **2**, 151-157 (1999)

3 生体軟組織の構成法則

3.1 はじめに

　生体組織は無数の原子と分子から構成されるので，断らない限り本書では連続体（continuum）とみなす。心臓の収縮や動脈の拍動などのように，重要な生体現象の多くは連続体のレベルで観察され，これらの現象を理解するためには，物体の運動や変形がどのように表現され，また力が物体にどのように伝達されるのかを知らなければならない。連続体力学（continuum mechanics）[1)-5)]の手法は，このような力と変形の科学的取扱いを提供してくれる。

　材料の力学的性質を記述するのが構成法則，あるいは構成方程式（constitutive equation）である[1)-4),6)]。通常，われわれが直接的に知るのは物体に作用する外力と，その結果生じる変形である。外力による変形の仕方は物体の形状や寸法，材質によって千差万別に変わるので，力および変形からそれぞれを規準化した応力とひずみを求め，もしこれらの間に普遍的な関係，すなわち構成法則が決められれば，多くの問題が解けることになる。

　われわれの周囲には無数の材料が存在するから，正確には無数の構成法則が存在するはずである。非常に多くの場合，特に工業的利用においては，非粘性流体やニュートン流体，完全弾性体などに理想化し，簡約して求めた応力とひずみの関係がほとんど支障なく使える。ところが多くの生体組織に関しては，このように簡単にはいかない。

　生体の機能や構造の解析，あるいはその応用を試みようとするとき，最も

深刻な問題は，生体組織の構成法則についての正確な知識がほとんどなかったことである[7]。例えば，血管壁の変形挙動に関して，Roy[8]が19世紀後半にその非線形性を見いだして以来，主として生理学の分野で膨大な量の実験結果が出されてきた[9]が，それらの大半は実験条件や解析方法に不十分な点があったり，普遍性や定量性を欠いており，実用に供しがたいものが多かった。致命的な点は，データを応力やひずみで整理していないことである。正確な構成法則が確立されなければいかなる解析も不可能なのである。

このような認識のもとに，1970年ごろからバイオメカニクスの専門家によって，各種生体組織の力学的性質と構成法則に関する研究が積極的に進められてきたために，ようやく利用可能なデータが蓄積され，構成法則ができ上がってきた[10]。本章では，連続体力学の基礎的事項ならびにいくつかの生体軟組織の構成法則について概説する。

3.2 連続体力学の基礎

3.2.1 応　　　力

例えば腱の強さを調べたい場合，個体によってその寸法は異なるし，また研究者によって取り扱う試験片寸法は違う。同じ物性を有するならば，太い腱のほうが細いものより大きい力に耐えることができる。このような問題を普遍的に取り扱うために導入されるのが，単位断面積当りの力を表す応力 (stress) である。

図 **3.1** に示すように，ある空間領域 V を占める連続体 B 内に仮想的に考えた閉曲面 S 上に，小さな面積要素 ΔS を考え，これに垂直な法線ベクトル ν を ΔS 上の1点から描く。この際，ΔS の両側を ν の方向によって区別することができて，いま S の内部から外部に向く方向を正とし，正の側にある物体の部分を考える。

この部分は法線の負の側にある部分に力 $\Delta \boldsymbol{F}$ を作用するが，$\Delta \boldsymbol{F}$ は面積要素の位置，寸法および法線の方向に依存する。いま ΔS がゼロに収束するとき，

3. 生体軟組織の構成法則

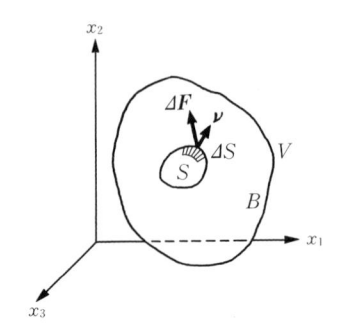

図3.1 微小面積要素 ΔS に作用する力 $\Delta \boldsymbol{F}$ [6]

$\Delta \boldsymbol{F}/\Delta S$ が極限値 $d\boldsymbol{F}/dS$ に収束し，この面積内のどの点に関しても，面積要素 ΔS に作用する力のモーメントが極限において消失するという仮定を用いる．極限値のベクトルは応力ベクトルと呼ばれ

$$\overset{v}{\boldsymbol{T}} = \frac{d\boldsymbol{F}}{dS} \tag{3.1}$$

で表される．これは面に作用する単位面積当りの力を表す．

　一般の材料力学で対象としている材料は金属であり，ほとんどの場合，非常に小さい変形しか生じないものと仮定される．このような場合には，いわゆるフックの法則が適用できる．骨や歯などの生体硬組織に対しては，金属に対するのと同様な手法が適用できる．

　ところが生体軟組織では，すでに示してきたように大きい変形を生じるので，面積要素 ΔS の位置や大きさは変形によって大きく変化する．このような場合には，ΔS を変形前の物体にとるか，変形後の物体にとるかによって，得られる応力値は大きく変わる．このような大きい変形を扱う理論は，有限変形理論（finite deformation theory），あるいは大変形理論（large deformation theory）と呼ばれる[1],[2]。

　変形前の状態で図 3.2 の左側に示す形をもつ物体要素が，変形して右側のようになるとすると，力のベクトル $d\boldsymbol{F}$ は面 PQRS（面積 dS）に作用し，対応する力のベクトル $d\boldsymbol{F}_0$ は $P_0Q_0R_0S_0$（dS_0）に作用する．そして，それぞれの状態や目的に応じてつぎの三つの応力が使われる．

3.2 連続体力学の基礎

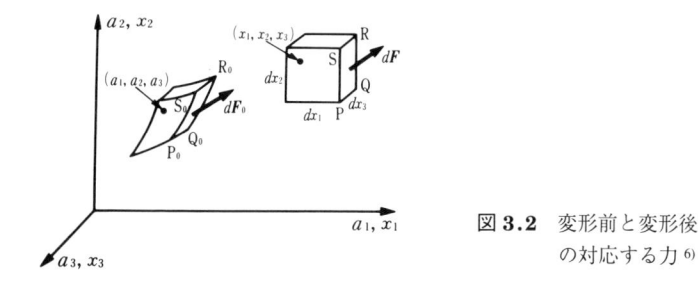

図 3.2 変形前と変形後の対応する力 [6]

Cauchy の応力 (σ_{ij}):
$$dF_i = \sigma_{ji} v_j \, dS \tag{3.2}$$

Lagrange の応力 (T_{ij}):
$$dF_i = T_{ji} v_{0j} \, dS_0 = dF_{0i}^{(L)} \tag{3.3}$$

Kirchhoff の応力 (S_{ij}):
$$S_{ji} v_{0j} \, dS_0 = \frac{dF_\alpha}{\partial x_\alpha / \partial a_i} = dF_{0i}^{(K)} \tag{3.4}$$

ここで i, j, k は方向成分を表す指標であり，一つの項における指標の繰返しは，その指標のとりうる範囲にわたる項の総和（総和規約）を表すことにする．

実用的な簡単な例で述べると，例えば，切り出した腱の長軸方向に力 F を加えた場合に，この軸方向の長さが L_0 から L に，この軸に垂直なある断面の面積が A_0 から A に変わるとすると，この断面に生じる応力はそれぞれ

$$\sigma = \frac{F}{A} \tag{3.5}$$

$$T = \frac{F}{A_0} \tag{3.6}$$

$$S = \frac{F}{\lambda A_0} = \frac{T}{\lambda} \quad \left(\text{ただし } \lambda = \frac{L}{L_0}\right) \tag{3.7}$$

などで表現される．Kirchhoff の応力は，後述するひずみエネルギー密度関数を利用する際に便利な表現である．

3.2.2 力の平衡方程式

運動量の変化率は物体に作用する全体の力に等しく，また角運動量の変化率

は原点のまわりに与えられた全トルクに等しいとするニュートンの法則より，平衡状態にある物体では

$$\frac{\partial \tau_{ji}}{\partial x_j} + X_i = 0 \tag{3.8}$$

および

$$\tau_{ij} = \tau_{ji} \tag{3.9}$$

が成り立つ。ここで，τ_{ij} は一般的な意味での応力テンソル，X_i は物体の体積要素に働く外力（物体力）である。式 (3.8) は連続体の力学において考える物体に作用する二つの力，すなわち物体力と応力の関係を表現している。

例えば，内圧負荷の円筒では，半径 R の位置にある微小要素の円周方向に σ_θ，半径方向に σ_r の応力が生じるとすると，力の平衡から

$$\frac{d\sigma_r}{dR} + \frac{\sigma_r - \sigma_\theta}{R} = 0 \tag{3.10}$$

というよく知られた式が得られる。

3.2.3 ひ　ず　み

図 **3.3** に示すように，最初の状態における物体内の任意の粒子の座標を P (a_1, a_2, a_3) で表し，これが変形後に Q (x_1, x_2, x_3) に移るとし，両者の変換が 1 対 1 であるとすると次式が成り立つ。

$$dx_i = \frac{\partial x_i}{\partial a_j} da_j \tag{3.11}$$

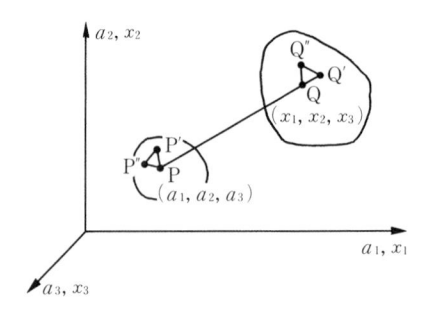

$$da_i = \frac{\partial a_i}{\partial x_j} dx_j \tag{3.12}$$

図 **3.3** 物体の変形[6]

それぞれの隣接点を P' $(a_1+da_1, a_2+da_2, a_3+da_3)$ および Q' $(x_1+dx_1, x_2+dx_2, x_3+dx_3)$ とすると，無限小線素 PP', QQ' の長さはそれぞれ

$$ds_0^2 = da_1^2 + da_2^2 + da_3^2 = da_i da_i \tag{3.13}$$

$$ds^2 = dx_1^2 + dx_2^2 + dx_3^2 = dx_i dx_i \tag{3.14}$$

で表現される。無限小線素の長さの変化の大きさは

$$ds^2 - ds_0^2 = \left(\delta_{kl}\frac{\partial x_k}{\partial a_i}\frac{\partial x_l}{\partial a_j} - \delta_{ij}\right) da_i\, da_j \tag{3.15}$$

あるいは

$$ds^2 - ds_0^2 = \left(\delta_{ij} - \delta_{kl}\frac{\partial a_k}{\partial x_i}\frac{\partial a_l}{\partial x_j}\right) dx_i\, dx_j \tag{3.16}$$

となる。ここで，クロネッカー（Kronecker）のデルタ δ_{kl} は

$$\delta_{kl} = 1 \quad (k = l \text{ のとき}), \qquad \delta_{kl} = 0 \quad (k \neq l \text{ のとき}) \tag{3.17}$$

である。式 (3.15) と (3.16) の括弧内の 1/2 である

$$E_{ij} = \frac{1}{2}\left(\delta_{kl}\frac{\partial x_k}{\partial a_i}\frac{\partial x_l}{\partial a_j} - \delta_{ij}\right) \tag{3.18}$$

$$e_{ij} = \frac{1}{2}\left(\delta_{ij} - \delta_{kl}\frac{\partial a_k}{\partial x_i}\frac{\partial a_l}{\partial x_j}\right) \tag{3.19}$$

はいずれもひずみに相当し，それぞれを Green のひずみテンソル，Almansi のひずみテンソルと呼ぶ。前者は変形前の状態に関するひずみを，後者は変形後の状態に対するひずみを表しており，応力の場合と同様，大きい変形を示す物体ではこれらは異なるので，区別する必要がある。

再び腱の例について述べると，変形前に長軸方向長さ L_0 であった試料が，力 F を加えて L の長さに変形し，伸長比を $\lambda = L/L_0$ とすると，それぞれのひずみは

$$E = \frac{1}{2}(\lambda^2 - 1), \qquad e = \frac{1}{2}\left(1 - \frac{1}{\lambda^2}\right) \tag{3.20}$$

となる。また，いわゆる工業的によく用いられる Cauchy の微小ひずみ ε は

$$\varepsilon = \lambda - 1 \tag{3.21}$$

であって，変形が非常に微小であるときは，これらのひずみはいずれも等しい。

3.2.4 一軸の応力-ひずみ関係

基本的な力学的性質を知るために，単軸引張試験によって得られる応力-ひずみ関係がよく調べられている。例えば，図 **3.4** はヒト脳硬膜（dura mater）とウシ心のう膜（pericardium）の応力と伸長比の関係である。すでに示したように，生体軟組織の応力-ひずみ曲線の一般的特徴として，応力軸に対して凹の曲線になっている。

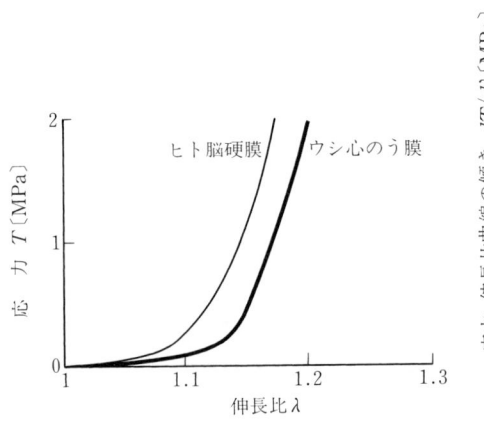

図 3.4 ヒト脳硬膜とウシ心のう膜の引張特性 [11]

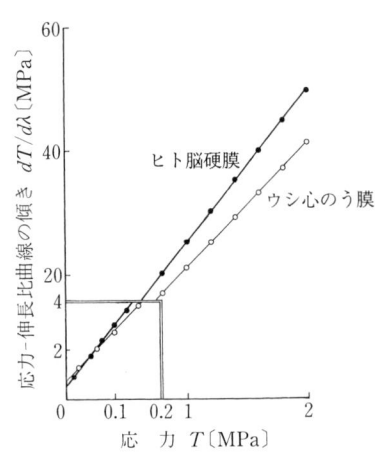

図 3.5 図 3.4 の曲線の傾きと応力の関係

これらの曲線の傾きを応力に対してプロットすると，図 **3.5** のように直線関係が得られ，次式で表現できる。

$$\frac{dT}{d\lambda} = BT + C \tag{3.22}$$

これを積分し，$\lambda = 1$ のとき $T = 0$ であることを考えて，積分定数を決めると，次式が得られる。

$$T = A\{\exp[B(\lambda - 1)] - 1\} \tag{3.23}$$

ここで $A = C/B$ である。

同様な関係は，図 2.23 で示したように関節軟骨でも成り立ち[12]，図 2.32 や図 2.33 で示した細胞の力学特性の記述にも利用できる[13]。また，必ずしも変形の広い領域にわたる応力-ひずみ関係を単一の式で記述することができない場合もあるが，その場合でも，例えば図 **3.6** に示す動脈壁（arterial wall）[14] や，図 2.26 で示した乳頭筋（papillary muscle）[15],[16] では，応力-ひずみ関係を式 (3.23) の形を有する二つの式を用いて表現することができる。しかもほとんどすべての場合，負荷過程と除荷過程では定数の値が異なる[17]。

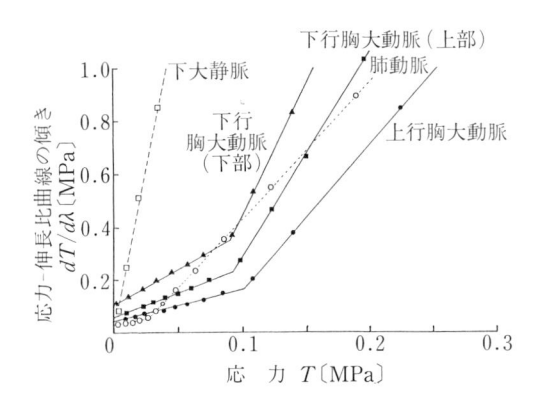

図 **3.6** 仔ウシから摘出した各部位動脈と静脈の応力-伸長比曲線の傾きと応力の関係 [14]

3.2.5 ひずみエネルギー密度関数を利用した解析

大きな変形を生じる生体軟組織などの場合には，しばしば有限変形理論を利用するが，さらに応力-ひずみ関係の基礎となるひずみエネルギー密度関数 (strain energy density function) を導入すれば，変形の大きい領域においても定量的な取扱いが容易になる。

ひずみエネルギー密度関数 (W) とは，外力が加わって変形した物体の内部に蓄えられる単位体積当りの機械的エネルギー量であって，このような物体は一般に超弾性体 (hyperelastic body) と呼ばれる[1],[2]。W は対称ひずみテンソルの九つの成分の関数として対称形に表される。ひずみテンソルの代表的な

成分 (E_{ij}) に関する W の導関数を作るとき，対称成分を形式的に独立変数として取り扱うものと仮定すると，Kirchhoff の応力テンソルはつぎのように表される．

$$S_{ij} = \frac{\partial(\rho_0 W)}{\partial E_{ij}} \tag{3.24}$$

ここで，ρ_0 は変形前の物体の密度である．この式を Lagrange の応力で表すとつぎのようになる．

$$T_{ij} = \frac{\partial(\rho_0 W)}{\partial(\partial x_i / \partial a_j)} \tag{3.25}$$

これらの議論から，もしひずみエネルギー密度関数の内容が与えられれば，応力とひずみの関係が決まる．多くの生体軟組織の応力-ひずみ関係は，指数関数で表せるという実験事実があることから，Fung は一般的なひずみエネルギー密度関数として次式を提案した [18]．

$$W = \frac{1}{2}\alpha_{ijkl}E_{ij}E_{kl}$$
$$+ (\beta_0 + \beta_{mnpq}E_{mn}E_{pq})\exp(\gamma_{ij}E_{ij} + \gamma_{ijkl}E_{ij}E_{kl} + \cdots) \tag{3.26}$$

この式はかなり複雑であるが，後に示すように実際の組織に適用する場合には，高次の項が省略できる場合が多いので，かなり簡単になる．

3.2.6 粘 弾 性

ヒステリシス (hysteresis)，リラクセーション (relaxation)，クリープ (creep) などの力学的現象は，まとめて粘弾性と呼ばれ，エネルギーが散逸するおもな原因となる．材料の粘弾性挙動を論じるのに，図 **3.7** に示すような，ばね定数 μ，E_R の線形ばねと，粘性係数 η のダッシュポットからなる三つの力学的モデルがよく用いられる．線形ばねでは，荷重に比例した変形が瞬間的に生じ，一方ダッシュポットでは，任意の瞬間において速度に比例した力が生じると仮定される．荷重 F と荷重点の変位 u の関係はそれぞれつぎのようになる．

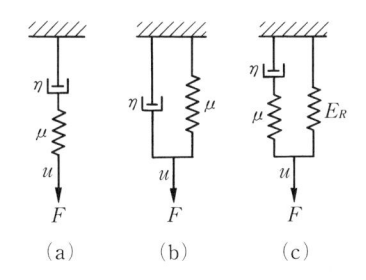

図 3.7 粘弾性を表す力学モデル((a)は Maxwell モデル, (b)は Voigt モデル, (c)は Kelvin モデル)[6]

Maxwell モデル (図 3.7 (a)):

$$\dot{u} = \frac{\dot{F}}{\mu} + \frac{F}{\eta}, \qquad u(0) = \frac{F(0)}{\mu} \tag{3.27}$$

Voigt モデル (図 3.7 (b)):

$$F = \mu u + \eta \dot{u}, \qquad u(0) = 0 \tag{3.28}$$

Kelvin モデル (図 3.7 (c)):

$$F + \tau_m \dot{F} = E_R(u + \tau_n \dot{u}), \qquad \tau_m F(0) = E_R \tau_n u(0) \tag{3.29}$$

ここで τ_m, τ_n は η, μ, E_R を含む定数であり, それぞれの第 2 式は $t=0$ における初期条件を与えている。

$F(t)$ あるいは $u(t)$ をそれぞれ単位ステップ関数とし, それぞれ $u(t)$, $F(t)$ について解いた結果を, それぞれクリープ関数 $c(t)$, リラクセーション関数 $k(t)$ と呼ぶ。Boltzmann に従って, ある時刻 t における微小な時間間隔 $d\tau$ の間の荷重増分が伸び増分に比例し, 時刻 t における伸び $u(t)$ がそれまでの荷重の全履歴によって生じるものとすると, 1 次元の場合には次式が得られる。

$$u(t) = \int_0^t c(t-\tau) \frac{dF(\tau)}{d\tau} d\tau \tag{3.30}$$

同様に荷重と変位を取り換えると次式が得られる。

$$F(t) = \int_0^t k(t-\tau) \frac{du(\tau)}{d\tau} d\tau \tag{3.31}$$

一般的にはこれらは次式のように表現できる。

$$\sigma_{ij}(X, t) = \int_{-\infty}^t G_{ijkl}(X, t-\tau) \frac{\partial e_{kl}(X, \tau)}{\partial \tau} d\tau \tag{3.32}$$

$$e_{ij}(X,t) = \int_{-\infty}^{t} J_{ijkl}(X, t-\tau) \frac{\partial \sigma_{kl}(X, \tau)}{\partial \tau} d\tau \tag{3.33}$$

ここで σ_{ij}, e_{ij} はそれぞれ空間 X, 時刻 t における応力テンソル, ひずみテンソルであり, G_{ijkl}, J_{ijkl} はそれぞれリラクセーション関数テンソル, クリープ関数テンソルと呼ばれる. もし運動が時刻 $t=0$ で始まり, それ以前で $\sigma_{ij} = e_{ij} = 0$ であれば, 式 (3.32) はつぎのようになる.

$$\sigma_{ij}(X,t) = e_{kl}(X, 0+) G_{ijkl}(X,t) + \int_{0}^{t} G_{ijkl}(X, t-\tau) \frac{\partial e_{kl}(X, \tau)}{\partial \tau} d\tau \tag{3.34}$$

ここで, $e_{kl}(X, 0+)$ は正側から $t \to 0$ とするときの $e_{kl}(X,t)$ の極限の値である.

関節軟骨など多くの生体軟組織では, 簡約リラクセーション関数 (reduced relaxation function) $G(t)$ は, 加えたひずみにほとんど依存しないので, リラクセーション関数 K はつぎのように簡単に記述できる[19]。

$$K(t) = G(t) * S^e(E(t)) \tag{3.35}$$

ここで G は

$$G(t) = \frac{T(t)}{T(t \sim 250 \text{ ms})} \tag{3.36}$$

であり, また S^e はある変形 λ のステップ関数を試験片に加えた瞬間に生じる Kirchhoff の応力, $E(t)$ は時刻 t における Green のひずみである. すでに述べた手順に従うと, 応力-ひずみ履歴関係はつぎのようになる.

$$\begin{aligned} S(t) &= \int_{-\infty}^{t} G(t-\tau) S^e(\tau) d\tau \\ &= S^e(E(t)) - \int_{0}^{t} \frac{\partial G(t-\tau)}{\partial \tau} S^e(\tau) d\tau \end{aligned} \tag{3.37}$$

$G(t-\tau)$ と $S^e(\tau)$ を実験的に知れば, この式によってひずみ履歴 $E(t)$ から, 時間に依存する応力 $S(t)$ が決められる.

3.2.7 構成法則の例

単軸引張特性の記述についてはすでに述べたので，ここでは多軸の応力，ひずみ状態が問題となる場合について，いくつかの例を紹介する．なお，一つの組織をとってみても，いろいろな形で定式化が可能であり，また同じ形式であっても，例えば式 (3.26) でどの程度高次まで考えるかによって，構成式は異なってくる．後に触れるように，高次の項や多くの定数を使えばより正確な記述が可能となるが，一方では式や定数がもつ物理的意味があいまいになる．したがって，できるだけ簡単で，定数の少ない構成式が望ましい．

(1) 赤血球の弾性 赤血球は薄い膜で囲まれ，第5章で述べるように，ヒトでは円盤状で両面の中央がややくぼんだ形をしている（図 5.1 参照）．そして**表 3.1** に示すように，液の浸透度を生理的状態 (300 mosmol) から減少させて球形へと形を大きく変えても，直径や表面積がほとんど変わらないという特徴がある[20]．しかしながら，応力-ひずみ履歴にかかわらず平衡状態の形状は不変であるので，弾性体とみなせる．

表 3.1 異なる浸透度におけるヒト赤血球の形状[20]

浸透度 [mosmol]	300	217	131
直径 [μm]	7.82	7.59	6.78
最小厚さ [μm]	0.81	2.10	—
最大厚さ [μm]	2.58	3.30	—
表面積 [μm^2]	135	135	145
体積 [μm^3]	94	116	164

生理状態の赤血球は回転対称とみなせるので，**図 3.8** に示すように，膜の微小要素の位置は回転軸からの半径 r と，微小要素の法線とこの軸とのなす角 φ で代表される．この要素の曲率半径を r_1，要素の法線と回転軸との交点からこの要素までの距離を r_2 とすると，力の平衡方程式 (3.8) は，内圧 P_i，外圧 P_o を受ける殻の理論[21]からつぎのようになる．

$$\frac{d}{d\varphi}(rN_\varphi) - r_1 N_\theta \cos\varphi = 0 \tag{3.38}$$

$$\frac{N_\varphi}{r_1} + \frac{N_\theta}{r_2} = P_i - P_o \tag{3.39}$$

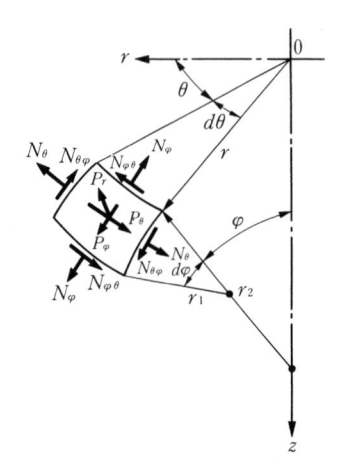

図 3.8 膜の微小要素に作用する膜応力 (N) と外力 (P)[6]

ここで N_φ, N_θ はそれぞれの方向の膜応力である．幾何学的条件を考慮してこれらを解くと

$$N_\varphi = \frac{1}{r \sin\varphi} \int_0^r (P_i - P_o) \, r \, dr \tag{3.40}$$

が得られる．

この式によると，膜上の $\varphi = 0$ の位置にある部分，すなわち回転軸に平行な膜面法線を有する部分では N_φ が無限大となる．生体膜にこのような大きい応力が発生しているとは考えにくいので，実際には P_i が P_o にほとんど等しく，膜応力が非常に小さい状態となっているものと考えられる．

赤血球膜の弾性を取り扱うにあたって，Evans ら[22]は微小面積要素の面積の変化率

$$\frac{dA}{dA_0} - 1 = \frac{dx_1 dx_2}{da_1 da_2} - 1 = \lambda_1 \lambda_2 - 1 \tag{3.41}$$

および式 (3.18) で表される Green のひずみの差

$$E_1 - E_2 = \frac{1}{2}(\lambda_1^2 - \lambda_2^2) \tag{3.42}$$

を用いて，つぎのような膜応力-ひずみ関係を巧妙に導いている．

$$N_1 = K(\lambda_1 \lambda_2 - 1) + \mu \frac{\lambda_1^2 - \lambda_2^2}{2} \tag{3.43}$$

$$N_2 = K(\lambda_1\lambda_2 - 1) - \mu\frac{\lambda_1^2 - \lambda_2^2}{2} \tag{3.44}$$

K と μ はそれぞれ膜弾性係数,膜せん断弾性係数といえる係数であって,第1次近似的には定数とみなせる。K が μ よりはるかに大きいと,面積変化に対する膜の抵抗は,膜の変形に対する抵抗よりはるかに大きくなり,表 3.1 の観察に合う。実際に,赤血球膜の厚さを 5 nm と仮定して,$K = 10 \text{ MN/m}^2$,$\mu = 1 \text{ kN/m}^2$ が得られており,K は μ の 1 万倍になる。

(2) 皮膚の構成法則　　皮膚の応力-ひずみ関係やひずみエネルギー密度関数については多くの式が提案されており[23],例えば単軸引張変形に対しては式 (3.23) が成り立つとする報告もある。

生体にあっては皮膚は平面応力状態にあると見ることができ,Tong ら[24]は式 (3.26) を利用して,次式で表現できるひずみエネルギー密度関数を提案している。

$$\rho_0 W = \frac{1}{2}(\alpha_1 E_{11}^2 + \alpha_2 E_{22}^2 + \alpha_3 E_{12}^2 + \alpha_3 E_{21}^2 + 2\alpha_4 E_{11}E_{22})$$
$$+ \frac{c}{2}\exp(a_1 E_{11}^2 + a_2 E_{22}^2 + a_3 E_{12}^2 + a_3 E_{21}^2 + 2a_4 E_{11}E_{22} + \gamma_1 E_{11}^3 + \gamma_2 E_{22}^3 + \gamma_4 E_{11}^2 E_{22} + \gamma_5 E_{11}E_{22}^2) \tag{3.45}$$

ここで $E_{11}, \cdots$ は Green のひずみ,$\alpha_1 \cdots$,$a_1 \cdots$,$\gamma_1 \cdots$ は定数である。式 (3.24) を適用すると応力成分は次式で与えられる。

$$S_{11} = \alpha_1 E_{11} + \alpha_4 E_{22} + cA_1 X \tag{3.46}$$

$$S_{22} = \alpha_4 E_{11} + \alpha_2 E_{22} + cA_2 X \tag{3.47}$$

$$S_{12} = \alpha_3 E_{12} + ca_3 E_{12} X \tag{3.48}$$

これらの式で c は定数であり,A_1,A_2,X はこれらの定数とひずみを含む関数である。家兎の腹部から採取した皮膚の応力-ひずみ関係が上式でよく表現できることが図 **3.9** からわかる[24]。

式 (3.45) の第 1 項は低応力,低ひずみ領域に,また第 2 項は高応力,高ひずみ範囲に対応するので,生理的状態を対象とする場合には第 1 項を無視で

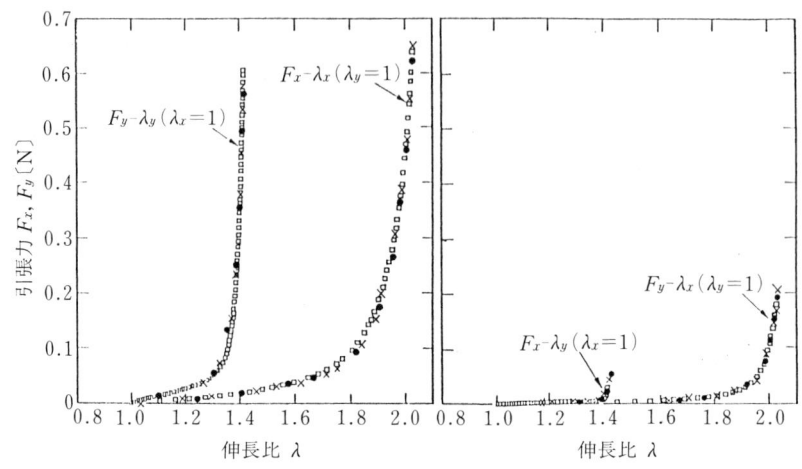

図3.9 2軸引張試験で求めた家兎腹部の皮膚の張力-伸長比関係（□）と計算結果（●，×）の比較[24]

き，しかも3次の項を無視しても支障がないと考えられるので，さらに簡単な次式を使うことも可能である[25]。

$$\rho_0 W = c \exp\left(a_1 E_{11}^2 + a_2 E_{22}^2 + a_3 E_{12}^2 + a_3 E_{21}^2 + 2a_4 E_{11} E_{22}\right) \quad (3.49)$$

（3）動脈壁の構成法則　生体内の動脈は内圧が負荷されているのみならず，軸方向にひずみで数十％引張られている。したがって，多軸応力状態にある厚肉円筒と見なせるので，材料の性質をより厳密に記述するためには，2.3.2項で述べたように図2.15に示すような装置を用いて多軸試験を行い，その結果から構成法則を決める必要がある。

これまでに提案された構成式には，大別して三つの形がある。その一つは多項式で表現する方向であって，その代表的な理論はVaishnavら[26]によって提案された次式である。

$$\rho_0 W = A E_{\theta\theta}^2 + B E_{\theta\theta} E_{zz} + C E_{zz}^2 + D E_{\theta\theta}^3 + E E_{\theta\theta}^2 E_{zz} + F E_{\theta\theta} E_{zz}^2 + G E_{zz}^3 \quad (3.50)$$

ここで$A, B, \cdots$は材料定数であり，またひずみに付した添字θ, zはそれぞれ

血管円周方向，長軸方向を表す．

　一方，ひずみエネルギー密度関数を指数関数あるいは対数関数として表現する方向がある．Fungら[27]は，四つの定数を含む次式が実験結果を比較的よく表すとしている．

$$\rho_0 W = \frac{c'}{2} \exp\left(a_1 E_{\theta\theta}^2 + a_2 E_{zz}^2 + 2a_4 E_{\theta\theta} E_{zz}\right) \tag{3.51}$$

数式で記述する際に要請される重要な点は，それが対象とする実験データを正確に表しうることと，式中に含まれるパラメータが応力-ひずみ関係の特徴をうまく代表すること，ならびにこれらのパラメータが簡単に求められることである．式 (3.50) はかなり正確に実験結果を表すことができるが，七つの定数を含むことで取扱いが面倒なうえに，これらパラメータの物理的意味が考えにくいという欠点がある．この点で，指数関数を取り入れてパラメータの数を少なくした式 (3.51) の方が実用的である．

　Hayashiら[28)-30)]は，平均的な血管壁円周方向の応力が，円周方向ひずみの指数関数で表せるという予備的研究をもとに，材料の非圧縮性を考慮して有限変形理論を適用して次式のような構成法則を求め，血管壁断面上の応力分布を計算した．

$$\sigma_\theta - \sigma_r = \{A(\lambda_z^2 - 1) + 1\} \exp\{B(\lambda_\theta^2 - 1)\} - 1 \tag{3.52}$$

$$\sigma_z - \sigma_r = \{C(\lambda_\theta^2 - 1) + 1\} \exp\{D(\lambda_z^2 - 1)\} - 1 \tag{3.53}$$

ここで $A \sim D$ は材料定数であり，σ_r は力の平衡方程式 (3.10) から計算できる．

　Takamizawaら[31]は，さらにその後つぎのような式を提案した．

$$W = -C \ln(1 - \psi) \tag{3.54}$$

式 (3.24) を用いると，応力は次式のようになる．

$$\sigma_\theta - \sigma_r = \frac{C(1 + 2E_{\theta\theta})(a_{\theta\theta} E_{\theta\theta} + a_{\theta z} E_{zz})}{(1 - \psi)} \tag{3.55}$$

$$\sigma_z - \sigma_r = \frac{C(1 + 2E_{zz})(a_{\theta z}E_{\theta\theta} + a_{zz}E_{zz})}{(1 - \psi)} \qquad (3.56)$$

ここで ψ は

$$\psi = \frac{1}{2}(a_{\theta\theta}E_{\theta\theta}^2 + 2a_{\theta z}E_{\theta\theta}E_{zz} + a_{zz}E_{zz}^2) \qquad (3.57)$$

で与えられ, σ と E はそれぞれ Cauchy の応力, Green のひずみを, また θ , r , z はそれぞれ円周方向, 半径方向, 軸方向を表し, C と a は定数である. これらの式を使って計算した結果 (**図 3.10** の破線) は実測結果 (実線) とかなりよく一致する.

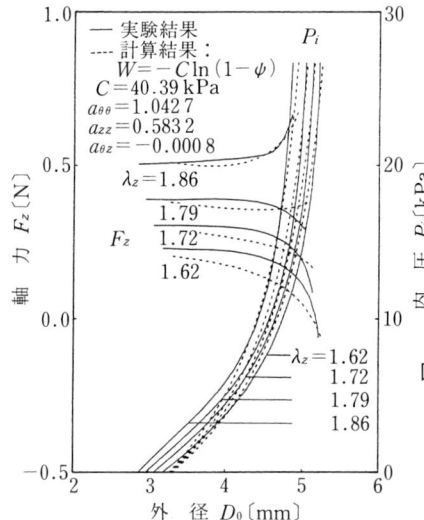

図 3.10 異なる軸方向伸長比 (λ_z) におけるイヌ総頸動脈の内圧-外径, および軸力-外径関係の実測結果 (実線) と計算結果 (点線) の比較 (生体内の λ_z は 1.72) [31]

図 3.10 に示す定数の値を用いて計算した総頸動脈 (common carotid artery) の壁断面内の応力分布が **図 3.11** である. 内圧の増加に伴って血管の径がしだいに大きくなり, 反対に壁の厚さが減少している. ここで注意したいのは, われわれの日常血圧である 13.3 kPa (100 mmHg) や 20.0 kPa (150 mmHg) であっても, 円周方向応力や軸方向応力は壁内側で著しく高くなっている点である. この傾向は円周方向応力で特に顕著に現れており, 断面内の平均値に比べ

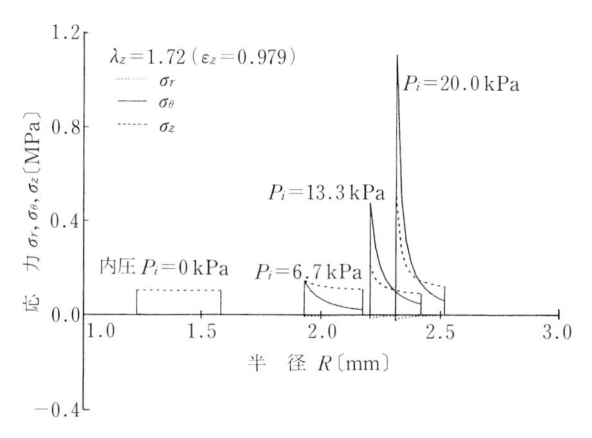

図 3.11 異なる内圧におけるイヌ総頸動脈断面内の半径方向応力 (σ_r), 円周方向応力 (σ_θ), および軸方向応力 (σ_z) の分布 [31]

て数倍から十数倍になっている。このような高い応力集中が, 合理的に設計されていると考えられている生体で存在するのか, という疑問がでてくる。この点については, 血管の残留応力との関連で第8章で議論する。

（4）心室壁の構成法則 収縮をさせるような刺激を受けていない乳頭筋（papillary muscle）の力学的性質は, 式 (3.36) および式 (3.35) と同様なつぎの形で与えられる [32),33)]。

$$G(t) = \frac{T(t)}{T_r} \tag{3.58}$$

$$T(t) = G(t) * T^e(\lambda(t), \theta) \tag{3.59}$$

ここで T_r はステップ状の変形を与えた瞬間に生じる応力, θ は温度である。T^e は他の生体軟組織の単軸変形挙動の取扱いと同様に式 (3.23) で与えられる。

上述のような乳頭筋を用いた心筋の力学特性に関する研究は, 心機能を理解するための基礎として重要であるが, 心室の内圧-容積関係との間にはかなりの隔たりがある。そこで心室の幾何学的形状を考え, 現象としてとらえられる力（内圧）と変形（容積）の関係から心筋の構成法則を求め, これを心室壁の応力解析に応用しようとする研究が必要となる [34)]。

有限変形理論を心室壁の力学的解析に利用した研究としては，Abe ら[35],[36]によるものがある．彼らは，心室壁を非圧縮性材料でできた面内等方性を有する球殻と仮定し，Mirsky ら[37]にならって応力差が

$$\sigma_\theta - \sigma_r = \lambda_\theta^3 \sum_{n=0}^{\infty} a_n (\lambda_\theta^3 - 1)^n \tag{3.60}$$

で表せるものと仮定すると，ひずみエネルギー密度関数が次式で表されることを示した．

$$W = \frac{2}{3} \sum_{n=0}^{\infty} \frac{a_n}{(n+1)} (\lambda_\theta^3 - 1)^{n+1} + W_0 \tag{3.61}$$

式 (3.60) を力の平衡方程式 (式 (3.10)) に代入して得られる心室内圧 (P) -容積 (V) 関係と，実験結果である

$$\Delta V = a - b \exp(-cP) \tag{3.62}$$

とを比較して式 (3.61) の係数 a_n を決め，結局つぎのような応力とひずみの関係を導いている．

$$\sigma_r = \frac{1}{c} \left[\ln \frac{1-x_\theta}{1-x_\theta(R_2)} + \sum_{n=1}^{N} \frac{\alpha^n}{n(1-\alpha^n)} (x_\theta^n(R_2) - x_\theta^n) \right] \tag{3.63}$$

$$\sigma_\theta = \sigma_r + \frac{3}{2c} \left(1 + \frac{x_\theta}{v}\right) \left(\frac{x_\theta}{1-x_\theta} + \sum_{n=1}^{N} \frac{\alpha^n}{1-\alpha^n} x_\theta^n \right) \tag{3.64}$$

ここで x_θ, v, α は

$$x_\theta = v(\lambda_\theta^3 - 1), \quad v = \frac{V_0}{a}, \quad \alpha = \frac{V_0}{V_0 + V_w} \tag{3.65}$$

であり，V_0 は内圧が 0 のときの容積であり，$x_\theta(R_2)$ は変形の心室外半径 R_2 における x_θ，V_w は心室壁の体積である．

参 考 文 献

1) Fung, Y.C.: "Foundations of Solid Mechanics", Prentice-Hall (1965)
2) Y.C.ファン（大橋義夫，村上澄男，神谷紀生訳）："固体の力学／理論"，培風館 (1970)
3) Fung, Y.C.: "A First Course in Continuum Mechanics", Prentice-Hall (1969)
4) Y.C.ファン（大橋義夫，村上澄男，神谷紀生訳）："連続体の力学入門"，培風館 (1980)

5) 角谷典彦："連続体力学", 共立出版 (1969)
6) 林紘三郎：生体軟組織の構成法則, 医用電子と生体工学, **19**, 525-532 (1981)
7) Fung, Y.C.: Biomechanics - Its scope, history, and some problems of continuum mechanics in physiology, Appl. Mech. Rev., **21**, 1-20 (1968)
8) Roy, C.S.: The elastic properties of the arterial wall, J Physiol., **3**, 125-159 (1880/1882)
9) Dobrin, P.B.: Mechanical properties of arteries, Physiol. Rev., **58**, 397-460 (1978)
10) Abe, H., Hayashi, K. and M. Sato (Ed.): "Data Book on Mechanical Properties of Living Cells, Tissues, and Organs", Springer-Verlag (1996)
11) Hayashi, K., Kiraly, R.J. and Nose, Y.: Mechanical evaluation of storage treatment of natural tissues as valve materials, Art. Organs, Vol. 3, Suppl. (Proc. 2nd Meet. Int. Soc. Art. Organs, New York,1980), 417-422 (1979)
12) Woo, S.L-Y., Lubock, P., Gomez, M.A., Jemmott, G.F., Kuei, S.C. and Akeson, W.H.: Large deformation nonhomogeneous and directional properties of articular cartilage, J. Biomech., **12**, 437-446 (1979)
13) Miyazaki, H. and Hayashi, K.: Atomic force microscopic measurement of the mechanical properties of intact endothelial cells in fresh arteries, Med. Biol. Eng. Comput., **37**, 530-536 (1999)
14) Hayashi, K., Washizu, T., Tsushima, N., Kiraly, R.J. and Nose, Y.: Mechanical properties of aortas and pulmonary arteries of calves implanted with cardiac prostheses, J. Biomech., **14**, 173-182 (1981)
15) Kitabatake, A. and Suga, H.: Diastolic stress-strain relation of nonexcised blood-perfused canine papillary muscle, Am. J. Physiol., **234**, H416-H420 (1978)
16) Fung, Y.C.: Stress-strain-history relations of soft tissues in simple elongation, "Biomechanics - Its Foundations and Objectives" (Ed. Fung, Y.C., Perrone, N. and Anliker, M.), 181-208, Prentice-Hall (1972)
17) Fung, Y.C.: "Biomechanics - Mechanical Properties of Living Tissues", 2nd Ed., 273-275, Springer-Verlag (1993)
18) Fung, Y.C.: Biorheology of soft tissues, Biorheology, **10**, 139-155 (1973)
19) Woo, S.L-Y., Simon, B.R., Kuei, S.C. and Akeson, W.H.: Quasi-linear viscoelastic properties of normal articular cartilage, Trans. ASME, J. Biomech. Eng., **102**, 85-90 (1980)
20) Evans, E. and Fung, Y.C.: Improved measurements of the erythrocyte geometry, Microvascular Res., **4**, 335-347 (1972)
21) Flugge, W.: "Stresses in Shells", Springer-Verlag (1960)
22) Evans, E.A. and Skalak, R.: "Mechanics and Thermodynamics of Biomembrane", CRC Press (1980)
23) Lanir, Y.: Skin mechanics, "Handbook of Bioengineering" (Ed. Skalak, R. and Chien, S.), Chap. 11, 11.1-11.25, McGraw-Hill (1987)

24) Tong, P. and Fung, Y.C.: The stress-strain relationship for the skin, J. Biomech., **9**, 649-657 (1976)
25) Fung, Y.C.: "Biomechanics - Mechanical Properties of Living Tissues", 2nd Ed., 302-306, Springer-Verlag (1993)
26) Vaishnav, R.N., Young, J.T. and Patel, D.J.: Distribution of stresses and strain energy density through the wall thickness in a canine aortic segment, Circ. Res., **32**, 577-583 (1973)
27) Fung, Y.C., Fronek, K. and Patitucci, P.: Pseudoelasticity of arteries and the choice of its mathematical expression, Am. J. Physiol., **237**, H620-H631 (1979)
28) Hayashi, K., Sato, M., Handa, H. and Moritake, K.: Biomechanical study of the constitutive laws of vascular walls, Exp. Mech., **14**, 440-444 (1974)
29) 林紘三郎, 佐藤正明, 新見英幸, 半田肇, 森竹浩三, 奥村厚：血管壁の構成法則の有限変形理論による解析, 医用電子と生体工学, **13**, 293-298 (1975)
30) Hayashi, K., Sato, M., Niimi, H., Handa, H., Moritake, K. and Okumura, A.: Triaxial constitutive laws of deformation of vascular walls, 1975 Biomech. Symp. (Ed. Fung, Y.C. and Brighton, J.A.), ASME, 81-82 (1975)
31) Takamizawa, K. and Hayashi, K.: Strain energy density function and uniform strain hypothesis for arterial mechanics, J. Biomech., **20**, 7-17 (1987)
32) Pinto, J.G. and Fung, Y.C.: Mechanical properties of the heart muscle in the passive state, J. Biomech., **6**, 597-616 (1973)
33) Pinto, J.G. and Fung, Y.C.: Mechanical properties of the stimulated papillary muscle in quick-release experiments, J. Biomech., **6**, 617-630 (1973)
34) 沖野遥, 菅原基晃, 松尾裕英 (編)：“心臓血管系の力学と基礎計測”, 講談社 (1980)
35) Abe, H., Nakamura, T., Motomiya, M., Konno, K. and Arai, S.: Stresses in left ventricular wall and biaxial stress-strain relation of the cardiac muscle fiber for the potassium-arrested heart, Trans. ASME, J. Biomech. Eng., **100**, 116-121 (1978)
36) 中村俊夫, 阿部博之, 今野淳：心臓機能の力学的評価－特に心室壁内の応力とひずみの解析について－, 医用電子と生体工学, **16**, 462-471 (1978)
37) Mirsky, I., Janz, R.F., Kubert, B.R., Korecky, B. and Taichman, G.C.: Passive wall stiffness of the left ventricle - A comparison between linear theory and large deformation theory -, Bul. Math. Biol., **38**, 239-251 (1976)

4 動脈の弾性と血管病変

4.1 はじめに

　血液循環系の生理や病態を理解するためには，血液の流れの様子を把握することはもちろん不可欠であるが，容れ物である血管についても正確な知識をもっておく必要がある。ここでは動脈の弾性と，これに密接に関係する動脈疾患として脳血管障害と動脈硬化を取り上げる。

4.2 動脈壁の組成と構造

　血液循環系は，心臓を中心にして体循環 (systemic circulation)，肺循環 (pulmonary circulation)，および冠循環 (coronary circulation) に分けられる。

　体循環では，心臓の左心室 (left ventricle) を出た動脈血は，大動脈 (aorta)，動脈 (artery)，細動脈 (arteriole) を経て，最も末梢の毛細血管 (capillary) に達し，静脈血となって細静脈 (venule)，静脈 (vein)，大静脈 (vena cava) を経て心臓の右心房 (right atrium) に戻る。体循環系のおもな動脈の部位と名称を図 4.1 に示す。肺循環では，右心室 (right ventricle) から肺動脈 (pulmonary artery) へ出た静脈血が，肺胞 (alveolus) でガス交換を行って動脈血となった後，肺静脈 (pulmonary vein) を経て左心房 (left atrium) に戻る。冠循環では，左心室を出た直後に動脈血が冠動脈 (coronary artery) に入り，心臓壁内を通過しながらガス交換などを行う。

4. 動脈の弾性と血管病変

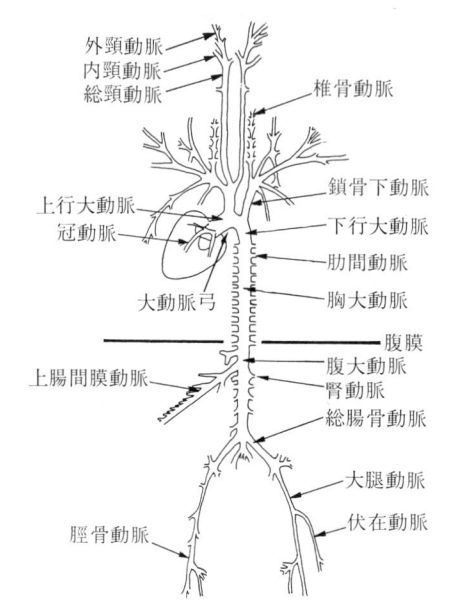

図 4.1 主要な動脈の部位と名称

イヌのおもな血管の寸法と流体力学的特性をまとめて**表 4.1** に示す。各部位で要請される機能にかなうように，壁の寸法や弾性は変化する。例えば，分岐を繰り返しながら末梢に進むにつれて血管径は減少していくが，総断面積は大きく増加する。そして，毛細血管で径と血流速度は最小となり，総断面積は

表 4.1 イヌ各部位血管の寸法と流体力学パラメータ（文献 1）から抜粋）

部　位	上行大動脈	下行大動脈	腹大動脈	大腿動脈	頸動脈	細動脈	毛細血管	細静脈	下大静脈	肺動脈
内径 [mm]	15	13	9	4	5	0.05	0.006	0.04	10	17
壁厚さ [mm]	0.65	0.65	0.5	0.4	0.3	0.02	0.001	0.002	0.15	0.2
総断面積 [mm²]	200	200	200	300	300	12 500	60 000	57 000	300	230
ピーク血流速度 [mm/s]	1 200	1 050	550	1 000	—	7.5	0.7	3.5	250	700
平均血流速度 [mm/s]	200	200	150	100	—	—	—	—	—	150
レイノルズ数（ピーク）	4 500	3 400	1 250	1 000	—	0.09	0.001	0.035	700	3 000
ウォマスレイパラメータ（2Hzのとき）	13.2	11.5	8.0	3.5	4.4	0.04	0.005	0.035	8.8	15.0
脈波伝ぱ速度 [m/s]	5	5	7	9	8	—	—	—	4	2.5

最大になる。また，大動脈や動脈では，心臓から離れるにつれて変形しにくくなり，スティフネス (stiffness) が増加する。

動脈壁 (arterial wall) は，大きく分けて内膜 (intima)，中膜 (media) および外膜 (adventitia) の3層構造になっており，内膜の内側にあって血流と接触する部分は，ただ1層の血管内皮細胞 (vascular endothelial cell) で敷石のように覆われている（図 **4.2**）。これら3層の間はそれぞれ内弾性板 (internal elastic membrane) と外弾性板 (external elastic membrane) で区切られている。これらのうち，血圧による負荷に抗するのはおもに中膜であるので，動脈の力学的性質とは一般的には中膜の力学的性質を指す。血管内皮細胞には血流による壁せん断応力が作用し，これが動脈硬化と密接に関係するとされている（第6章参照）。

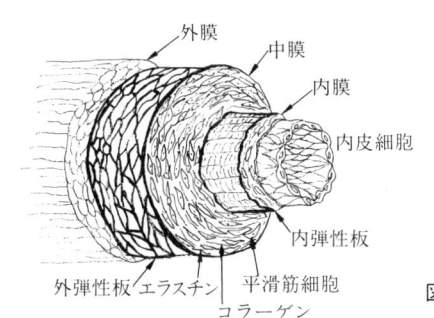

図 **4.2** 動脈壁の構造

すでに述べたように，動脈壁はおもにエラスチン，コラーゲンと呼ばれる生体高分子線維と，血管平滑筋細胞から構成される。それらの含有率は，動脈の部位に応じて，したがって各部位動脈の機能に応じて異なる。例えば表 **4.2** は，イヌの各部位動脈について，これら3要素それぞれが染色されるように特

表 **4.2** イヌ各部位動脈の断面に占める各要素の面積分率
（組織標本について光学的測定）[2),3)]

	総頸動脈	胸大動脈	腹大動脈	総腸骨動脈
コラーゲン〔%〕	22.9	20.6	27.5	28.9
エラスチン〔%〕	32.5	46.1	37.4	22.5
コラーゲン/エラスチン	0.70	0.45	0.74	1.28
平滑筋〔%〕	35.6	36.2	35.7	44.9

殊処理した組織標本の光学的解析によって，断面積に占めるそれぞれの要素の相対面積割合を求めた結果である[2),3)]。胸大動脈（thoracic aorta）から総腸骨動脈（common iliac artery）へと，心臓から遠くなるにつれてエラスチンは減少し，コラーゲンと平滑筋は増加するとともに，コラーゲンのエラスチンに対する比が増加する。

冠動脈では，コラーゲンのエラスチンに対する相対比がかなり高く，逆に肺動脈ではエラスチンが相対的にかなり多く，しかも平滑筋が多いという特徴がある。冠動脈ではコラーゲンが多いために，後に述べるように他の動脈に比べて硬い。また肺動脈のこのような組成は，図 3.6 でわかるように，低応力領域で応力-ひずみ曲線の傾きが低く現れるのによく対応している。なお，これらの組織要素は，かなり複雑に分布，配列しており，各部位の機能に応じて変化する[4)]。

4.3　動脈の軸方向係留

生体内にある動脈は普通，周囲組織や自身の分岐などによって，長軸方向に引張られた状態，すなわち係留（tethering）状態にある。このために，実験などで血管を切り出すときには，生体内にあるときの長さより数十パーセント軸方向に短縮する[5)]。生体内で長軸方向に引張られている理由はよくわかっていないが，たるみと折れ曲がりを防ぐためと，生体組織の生長に伴う力学的適応反応の結果とみることができる。軸方向短縮の定量的データはほとんど報告されていないが，その大きさは年齢や疾患によって変化することを示す結果[6),7)]がある。

したがって，動脈を生体から取り出して図 2.14 や図 2.15 などの装置を用いて内圧-外径関係などを求めるときには，試料の長さをを生体内長さに戻した状態で実験しなければならない。

4.4 動脈壁のスティフネスと弾性

血管壁の力学的性質を，物理的意味を考慮しながら研究する場合には，理工学の分野でよく使われるヤング率のような材料固有の弾性係数を用いる必要がある．しかしながら，2.3.2 項で述べたように，実用の際，特に臨床的には，正確であるが一方では複雑となるような形で血管壁の力学的性質を表示するよりも，少々正確さを欠いてもできるだけ簡単に，しかも定量的に表現する方が有用である．また，材料固有の弾性係数よりも，これと血管壁の径や厚さなどの形状因子を含めた見掛けのスティフネス，剛性の方がしばしば重要となる．なぜならば，例えば血流を支配する血管壁側の因子としては，血管壁の材質そのものだけではなく，形態をも含めた血管という構造体を考えなければならないからである[8]．

4.4.1 動脈のスティフネス

図 4.3 (a) に，ヒト大腿動脈の内圧 (P) と外半径 (R_o) の関係[9]を示す．実線は生理的溶液 (Krebs-Ringer 液) 中で実験を行った結果であり，破線は血管

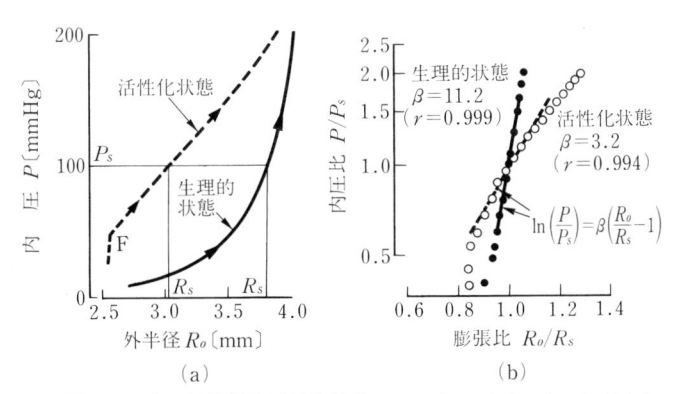

図 4.3 生理的状態と活性化状態のヒト大腿動脈の内圧と外半径の関係 (a) と，内圧比と膨張比の関係 (b) (F は屈曲点)[9]

収縮剤の一つであるノルエピネフリン（norepinephrine）を 10^{-5} モル濃度までこの溶液に加え，血管を収縮，活性化させた場合の結果である。動脈壁は生理的環境下では非線形の内圧-径関係を有し，内圧の増加に対して 60 mmHg 以下の低内圧領域では非常に大きな径増加を示すが，160 mmHg 以上の高内圧領域では伸展性が大きく低下する。

生理的状態にある動脈の内圧-径関係（図 4.3 (a) の実線）で，内圧を 100 mmHg で，また径を内圧 100 mmHg における径でそれぞれ規準化し，内圧の項を対数でとって再プロットすると，60 mmHg から 160 mmHg の生理的血圧範囲で，図 4.3 (b) に示すように直線関係が得られる。そしてこの関係は次式で記述できる。

$$\ln \frac{P}{P_s} = \beta \left(\frac{R_o}{R_s} - 1 \right) \tag{4.1}$$

ここで，P_s は任意の基準内圧（通常は図 4.3 のように生理的血圧範囲にある 100 mmHg をとるのが便利）であり，R_s は $P=P_s$ のときの血管外半径である。この係数 β をスティフネスパラメータ（stiffness parameter）[9],[10] と呼んでおり，動脈壁の見掛けの弾性，すなわち剛性を表す。

臨床的に血管壁の厚さを正確に測定するのは非常に難しいし，実際に血流などに影響を与えるのは，血管壁の材質そのものの性質だけでなく，壁の相対的厚さなどを含む総合的な硬さ，剛性であるので，このパラメータは研究上のみならず，臨床的にもよく利用されている[7]-[27]。

これと同様に，血管壁の見掛けの硬さあるいは軟らかさを表すのに使われている他の指標としてはつぎのものがある。

圧力-ひずみ弾性係数（pressure strain elastic modulus）[28]：

$$E_p = \frac{\Delta P}{(\Delta R_o / R_o)} \tag{4.2}$$

血管コンプライアンス（vascular compliance）[29]：

$$C_v = \frac{(\Delta V / V)}{\Delta P} \tag{4.3}$$

脈波伝ぱ速度（pulse wave velocity）（表 4.1 参照）：

$$c^2 = \frac{S}{\rho} \cdot \frac{\Delta P}{\Delta S} \tag{4.4}$$

ここで，V, S はそれぞれ血管内腔容積および内腔断面積，ρ は血液の密度である．

種々の動物の各部位動脈について，生体内で計測された拍動圧による血管径の変化と圧力-ひずみ弾性係数 E_p の値などの例を表 **4.3** に示す．

表 **4.3** 各部位動脈の拍動による径変化と圧力-ひずみ弾性係数（E_p）（文献 30）より抜粋）

部位	種	半径[mm]	血圧[mmHg]	径変化[%]	$E_p(10^5\text{N/m}^2)$	報告者（年）
上行大動脈	ヒト	14.2	79～111	± 2.9	0.76	Patel, et al. (1964)
	イヌ	10.8	134	± 2.7	0.74	Patel and Fry (1964)
	ネコ	3.9	100	± 9.2	0.39	Arndt, et al. (1971)
胸大動脈	ヒト	11.7	98～174	± 2.6	1.26	Luchsinger, et al. (1962)
	イヌ	7.4	118～150	± 1.5	1.20	Patel, et al. (1964)
	ネコ	3.0	100	± 7.7	0.39	Arndt, et al. (1971)
腹大動脈（上部）	イヌ	4.5	107～127	± 1.0	2.00	Patel, et al. (1964)
（下部）	イヌ	4.9	106～138	± 0.6	3.53	Patel, et al. (1964)
総腸骨動脈	イヌ	2.6	96～156	± 0.2	9.82	Patel, et al. (1964)
大腿動脈	ヒト	3.1	85～113	± 0.6	4.33	Patel, et al. (1964)
総頸動脈	ヒト	4.4	126～138	± 0.5	6.08	Patel, et al. (1964)
	ヒト	4.0	96	± 7.4	0.49	Arndt, et al. (1969)
肺動脈	ヒト	13.5	16	± 5.6	0.16	Greenfield and Griggs (1963)
	ヒト	14.3	18～22	± 5.4	0.16	Patel, et al. (1964)

上に示した式を見てわかるように，これら三つのパラメータはいずれも内圧に依存して変わる．これらに比べて β は，内圧の影響を受けないという長所があり，そのために臨床的に利用しやすくなっている．

内圧 P を P_s にとったときの各パラメータ間の関係は

$$\beta = \frac{E_p}{P_s} = \frac{2}{C_v P_s} = \frac{2\rho c^2}{P_s} \tag{4.5}$$

となり，これを使えば異なるパラメータで報告されているデータ間の比較ができる．

ところで，生理的に正常な血圧範囲の外では，図 4.3 (b) でもわかるように内圧-径関係が式 (4.1) からはずれる．このような場合には，次式で与えられ

る修正スティフネスパラメータ β'' を使うのが便利である[8]。

$$\beta'' = \frac{\Delta P/P}{\Delta R_o/R_s} \tag{4.6}$$

ここで ΔP と ΔR_o は,それぞれ内圧 P における内圧と外半径の増分である。この式からも理解できるように,このパラメータは内圧-半径曲線の接線の傾きに相当する量である。この式は式 (4.1) を微分することによっても導かれるので,式 (4.1) が成り立つ内圧範囲では,修正スティフネスパラメータ β'' はスティフネスパラメータ β に等しい[9]。

この β'' 値を計算するためには,式 (4.6) でもわかるように,血管の基準外半径 R_s を知らなければならない。実際の場合には,設定基準血圧,例えば 100 mmHg における血管径を測定することができないこともしばしばあると考えられる。そのような場合には,つぎのような β'' の近似値 β' を利用するのが便利である[8]。

$$\beta' = \frac{\Delta P/P}{\Delta R_o/R_o} \tag{4.7}$$

100 mmHg 以上の内圧領域では,血管外半径 R_o が基準外半径 R_s と大きく異なることはないのが普通であるから,このような場合には β' は β'' 値にほぼ等しいとみなすことができる。

ところで,血管収縮剤によって平滑筋を活性化すると,図 4.3 (a) に示すように,内圧-外圧曲線は内圧軸の方向に移動し,しかも 2 相性の曲線に変わり,その結果,曲線上に屈曲点 (flexion point) F が出現する[13]。平滑筋を活性化した動脈の力学的特性については後に説明する。

4.4.2 増分弾性係数

すでに述べたように,式 (4.1) は血管壁の内圧-径関係を数式化したものであり,パラメータ β は血管壁の見掛けのスティフネスを表す。一方,血管壁の材質そのものの弾性を知るためには,理工学で広く使われているヤング率 (Young's modulus) のような材料定数を用いなければならない。しかしながら動脈壁の応力-ひずみ関係は非線形であるので,応力-ひずみ曲線の傾きである

接線係数(tangent modulus)に相当する指標を使う必要がある。

Bergel[31]は,軸方向長さを固定した状態で内圧を負荷した場合の,等方性血管壁の弾性を表現するパラメータとして,次式の増分弾性係数 E_{inc} を提案した。

$$E_{inc} = 2(1-\nu^2)\left(\frac{\Delta P}{\Delta R_o}\right)\left(\frac{R_i^2 R_o}{R_o^2 - R_i^2}\right) \tag{4.8}$$

ここで,R_o, R_i, ν はそれぞれ血管の外半径,内半径,ポアソン比(Poisson's ratio)である。血管壁は非圧縮性と見なすことができるので,2.3.1項で述べたように ν はほぼ0.5に等しい。この式は,厚肉円筒に対する材料力学の基本式(Laméの式)から導かれる。

その後 Hudetz[32]はこの式を修正して,非圧縮性直交異方性円筒の弾性を表現するために,次式で表される増分弾性係数を提案している。

$$H = \left(\frac{\Delta P}{\Delta R_o}\right)\left(\frac{2R_i^2 R_o}{R_o^2 - R_i^2}\right) + \left(\frac{2PR_o^2}{R_o^2 - R_i^2}\right) \tag{4.9}$$

等方性を仮定し,しかも増分圧力を求めるときの初期値を0とすると,この式から式(4.8)が導かれる。逆に言えば,Bergelの式(4.8)はこのような問題をもっていることになり,より正しくは式(4.9)を使うべきである。

上の式からも明らかなように,増分弾性係数を計算するためには,血管径のみならず,壁の厚さも知る必要がある。実用的観点からすると,壁厚さの計測は,内径や外径の測定に比べてはるかに難しいので,このような係数を求めるのは容易でない。このために,臨床的な利用は非常に難しい。しかしながら,増分弾性係数は,血管壁材料固有の弾性を評価するうえで非常に重要な指標である。

4.5 動的力学特性

生体内にある通常の動脈は,表4.3にも示したように,拍動する血圧によって径方向につねに数パーセント変形している。したがって,上述のような静的力学特性のみならず,動脈壁の動的力学的性質を知ることは非常に重要であ

4. 動脈の弾性と血管病変

る。表 4.3 に示されている E_p の値は，生体内で計測された血圧と径の拍動性変化から計算されたものであるから，動的な特性を表している。

図 **4.4** には，イヌ大腿動脈を用いて行った動的内圧負荷実験で観察された，スティフネスパラメータ β に及ぼす平均内圧と拍動圧周波数の影響を示す[33]。この実験では，平均内圧を 3 段階に変えているが，いずれの場合でも拍動圧（pulse pressure）を 40 mmHg としており，それぞれの拍動圧範囲の平均内圧を基準内圧 P_s にとり，式 (4.1) を適用して β 値を計算している。どの周波数でみても，平均内圧が高いほど β 値は大きくなっており，これは内圧-径の関係が図 4.3(a) に示したように非線形であることに対応している。

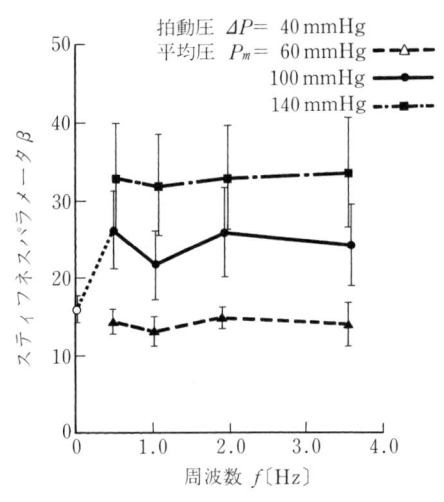

図 **4.4** イヌ大腿動脈のスティフネスパラメータの周波数依存性 [33]

さらに，0.5 Hz よりも速い周波数領域では，同じ内圧条件のもとで周波数を増加させても，β 値はほとんど変化しないという特徴的な結果が得られている。これは，生体軟組織の引張特性がひずみ速度にあまり依存しないという 2.3.3 項で述べたことと一致する。また，平均内圧が 100 mmHg の場合の動的な β 値は，静的内圧負荷実験で得られた値よりも高くなっていることから，動的負荷の場合のほうが血管壁は硬く，しかも動的負荷の効果が 0.5 Hz より

も低い周波数領域で現れ始めることを示している。

Bergel[34]は，拍動下の動脈壁の弾性係数を扱うために，ある基準内圧における振幅比 $\Delta P/\Delta R_o$ と位相遅れ $\Delta\phi$ を測定して

$$E_{dyn} = E_{inc}\cos\Delta\phi \tag{4.10}$$

$$\eta\omega = E_{inc}\sin\Delta\phi \tag{4.11}$$

を求めている。ここで η は壁の粘性係数，ω は角速度である。

Learoyd ら[6]は，ヒトの5部位の動脈の動的弾性係数 E_{dyn} と静的増分弾性係数 E_{st} を求め，それらの比を周波数に対してまとめ図 **4.5** (a) に示す結果を得た。この図では 11 歳から 20 歳までを若年層で，36 歳から 52 歳までを成年層

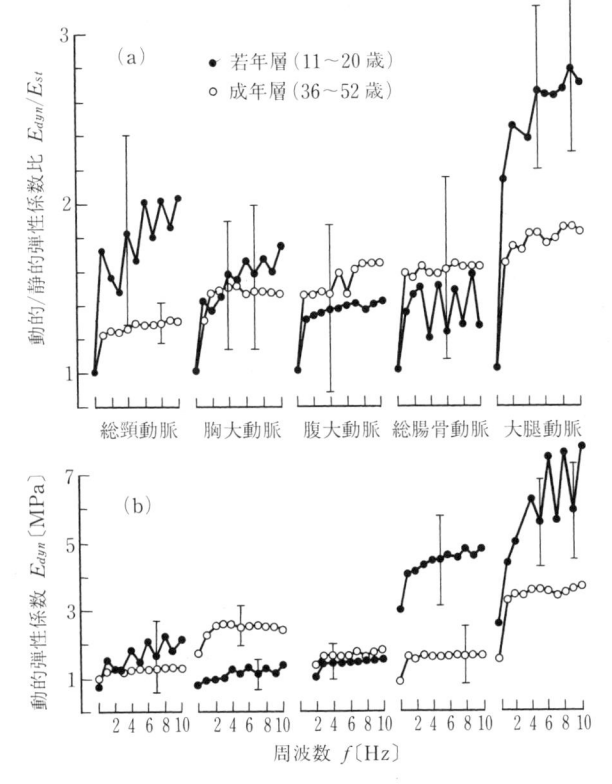

図 **4.5** ヒト動脈の動的弾性係数の周波数依存性[6]

で表しており，年代による相違も併せて示している。両弾性係数の比は，2 Hz までに急増し，これより高い周波数領域では大きな変化はみられず，図 4.4 で示したようにほぼ一定値を保つことがわかる。

また若年層の動脈についてみると，2 Hz にいたる範囲での両弾性係数の比の増加度，ならびに一定となったときのこの比の値は，頸動脈や大腿動脈のように平滑筋細胞を多く含む血管ほど大きいことを示す結果になっており，平滑筋細胞が動的力学的性質に関係することを示している。なお，この図の (b) でわかるように，動脈壁の弾性係数は必ずしも年齢の高いほうが高くなるとは限らない。

さてこれらの結果から，動脈壁の弾性およびスティフネスは，どれほどの速度からかはまだ明確ではないが，動的負荷状態に一歩入ると急激に増加するが，いったん動的状態になると周波数には左右されないものと結論される。すなわち，大ざっぱにいえば動くか否かで力学的性質は大きく異なることになる。どのような機構でこのような現象が現れ，またいかなるモデル化が可能であるのかは今後の問題である。

4.6　活性化した動脈の力学的特性

これまでは，血管平滑筋細胞が活性化された状態 (active condition) でなく，血管内圧などの外力によって変形が生じる，いわゆる受動的な状態 (passive condition)，あるいは通常の生理的状態 (normal condition) にある動脈の力学的性質について説明してきた。しかしながら生体内にあっては，種々の条件，環境などによって血圧が上昇したり，低下したりする。このとき平滑筋細胞が，物理的あるいは化学的刺激によって収縮 (contraction) あるいは弛緩 (relaxation) し，血圧の調節を積極的に行っている。血管平滑筋は活性化によって，自ら能動的に応力を発生 (active stress) させたり，血管径を減少 (constriction) させたりして，このような調節を行う[35]。

比較的平滑筋細胞に富み，しかも実験的に取扱いが容易なイヌの伏在動脈

(saphenous artery) を摘出し，種々の薬剤で活性化したときの血管内圧と外径の関係を図 4.6 に示す[14]。塩化カリウム (KCl) 50 mM (図の b)，ノルエピネフリン (NE) 5×10^{-6} M (図の c)，同 10^{-5} M (図の d) の順に内圧-外径曲線は内圧軸方向に移動し，血管壁の収縮の程度が大きくなっている。図の b では内圧約 35 mmHg で，また c では約 200 mmHg で屈曲点 (flexion point)[31] が現れ，これらの曲線は 2 相性になる。

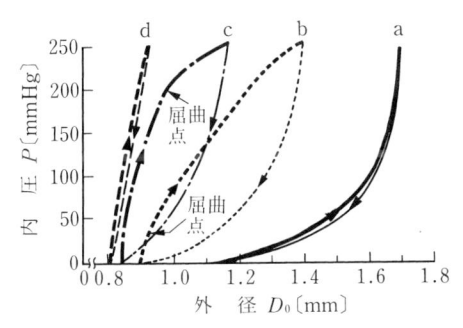

図 4.6 イヌ伏在動脈の内圧-外径関係に及ぼす血管平滑筋収縮度の影響（b は塩化カリウム 50 mM，c はノルエピネフリン 5×10^{-6} M，d は同 10^{-5} M の溶液中で実験）[14]

いずれの場合も，屈曲点までは内圧増加に伴う径変化は著しく小さいが，この点以上に内圧を上昇させると急激に大きな径変化を生じる。また，屈曲点を生じる内圧が高いほど，加圧，減圧過程における各曲線のヒステリシスは大きくなっている。しかしながら，著しく平滑筋を活性化させた d では，屈曲点は出現せず，内圧約 250 mmHg までの加圧過程における径変化はきわめて小さく，またヒステリシスもほとんど認められない。

なおこのような屈曲点が，平滑筋細胞を活性化した動脈の内圧-径曲線に現れる機構については，つぎのように説明することができる[13],[20]。動脈壁が血管平滑筋と結合織 (コラーゲンとエラスチン) の二つの材料要素から構成されるものと仮定すると，図 4.7 に示すように，血管壁全体の応力-ひずみ関係は複合則に従って，それぞれの材料要素の応力-ひずみ関係を合成したものとなる。内圧が 0 の平衡状態では，図中 a あるいは d のように血管壁全体の応力は

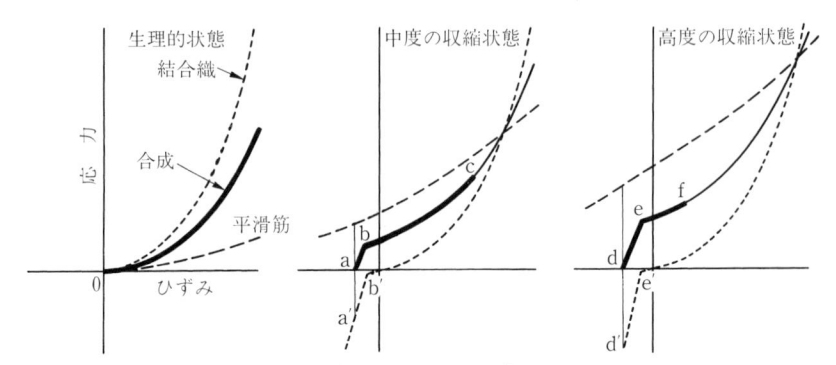

図 **4.7** 屈曲点が生じるメカニズム [13), 20)]

0 となるが，結合織には負の応力（a' または d'）が存在し，これが平滑筋の正の応力と釣り合っているものと考えることができる。

　内圧が上昇すると，結合織内の圧縮応力は a' から b'，あるいは d' から e' へと解放されるが，結合織の非圧縮性のためにこの過程で生じる結合織の変形は非常に小さい。結合織中の応力が負から正に変化するのに対応して屈曲点が現れ，これより内圧を増加させると結合織は大きく変形するようになり，結局伸展性が著しく増加する。この仮説によれば，屈曲点の現れる内圧は，活性化された血管平滑筋の収縮の強さ，および結合織の応力-ひずみ特性の両者で決まることになる。

　平滑筋細胞の活性化によって生じる血管壁の収縮の度合を定量的に表すパラメータとしては，次式で与えられる径変化率 (diameter response) がしばしば利用される [36)]。

$$\frac{\delta D_o}{D_o} = \frac{D_o - D_o'}{D_o} \tag{4.12}$$

ここで D_o と D_o' は，それぞれ平滑筋細胞を活性化しないときと活性化したときの血管径である。

　例えば図 **4.8** は，家兎から摘出した胸大動脈の通常の生理的な状態（Krebs-Ringer 液中）と，セロトニン (serotonin) を投与して収縮させたときの内圧-外径曲線を示す。これら二つのデータから求めた径変化率は，内圧に依存して変

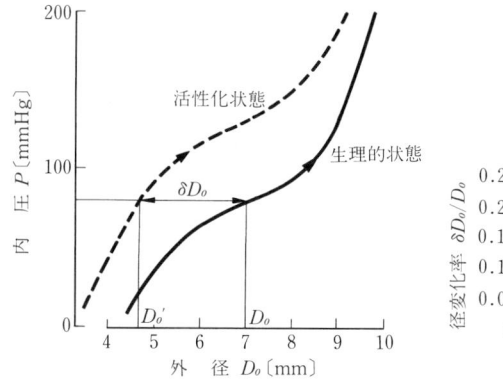

図 4.8 生理的状態と活性化状態の家兎胸大動脈の内圧-外径関係

図 4.9 径変化率の内圧依存性（n は試料数）

わる（図 4.9）。径変化率の大きさや，最大収縮を与える内圧の値は，動脈の部位や疾患などによって変わる。

平滑筋細胞の活性化によって，動脈壁の弾性やスティフネスはどのように変化するかについては議論の分かれるところである。しかし最近，図 2.15 に示す装置を用いて，等尺性収縮（isometric contraction，外径を一定に保持し

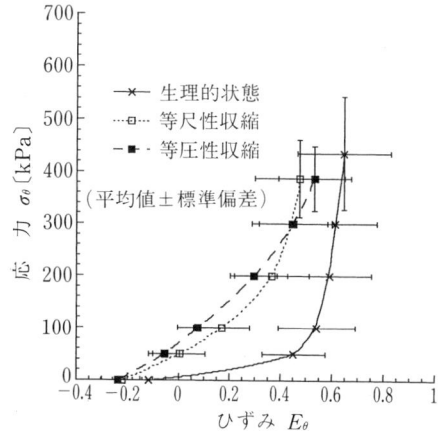

図 4.10 等尺性収縮，あるいは等圧性収縮させた家兎大腿動脈の応力-ひずみ関係（応力は後述の式 (4.14) で計算）

ながら収縮)と等圧性収縮(isobaric contraction,内圧を一定に保持しながら収縮)とに分けて詳しい実験を行ったところ,図 **4.10** に示すように低応力領域あるいは低ひずみ領域では,活性化によって弾性係数が増加して硬くなるが,高応力領域あるいは高ひずみ領域ではその逆になることが明らかになってきた。また,これら二つの収縮モードは,応力-ひずみ特性にほとんど影響を与えない。

4.7 動脈弾性の加齢による変化

正常なヒト動脈のスティフネスは加齢に伴って増加する[37]。例えば図 **4.11** は,Langewouters ら[38] が報告した摘出ヒト胸大動脈で求めた内圧-径関係から β 値を計算した結果と,Kawasaki ら[24] が臨床的に生体内で,超音波法を用いて非侵襲的に計測した β 値の測定結果をまとめたものである。大動脈壁のスティフネスは年齢とともに徐々に増加していき,60歳あたりから急速に硬くなる。大動脈ほどには明瞭ではないが,頸動脈や大腿動脈でも同様な傾向(図 **4.12**)が見られる。動物で得た結果の多くは,動脈壁の増分弾性係数や応力-ひずみ曲線の傾きは年齢とともに増加することを示す[40)-42)]が,そうとは限らないとする結果[6),10),43)] も報告されている。

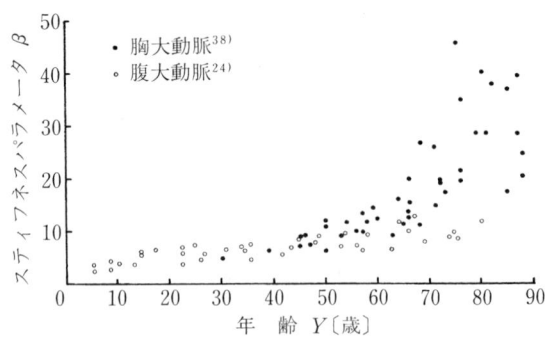

図 **4.11** ヒト大動脈のスティフネスパラメータの年齢による変化(文献 38)のデータはもとのデータから β 値を計算)[37]

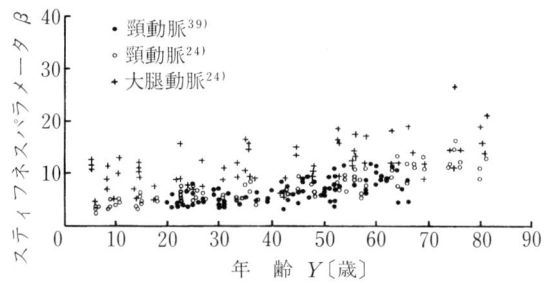

図 4.12 ヒト頸動脈と大腿動脈のスティフネスパラメータの年齢による変化（文献 39)のデータはもとのデータから β 値を計算）

4.8 脳動脈のメカニクス

　脳動脈の形態学的・組織学的特徴については，多くの研究[44]があるが，脳動脈瘤，脳動脈硬化，脳血管攣縮などの脳血管障害の病因を探るうえで，非常に重要と考えられる脳動脈壁の力学的性質に関する研究はきわめて少ない。血液循環系の病態生理には，血行力学的因子や血管壁の力学的性質，ならびにこれらの相互作用が密接に関係する。したがって，血管壁に生じる変形や応力は，生理や病理を理解するために重要である。

　バイオメカニクスの観点からみると，脳動脈に特有な囊状動脈瘤（saccular aneurysm）の形成，増大，破裂は，血圧と血流によって生じる力によって引き起こされる一種の動脈壁の破損と考えることができる[45)-47)]。また，クモ膜下出血（subarachnoid hemorrhage）後に，主として脳底部主幹動脈に生じる強い血管内腔狭小化（脳血管攣縮，vasospasm）が，血管平滑筋の収縮や中膜壊死，内膜肥厚などの器質変化に密接に関係する可能性がある[48)]。したがって，これらの脳血管障害の機序を明らかにするためには，血管壁の力学的性質の理解が必要である。

4.8.1 頭蓋内動脈と頭蓋外動脈の変形特性の比較

（1） スティフネスと弾性係数　ヒト剖検例から得た頭蓋内2部位，頭蓋外3部位の動脈壁の β 値の，年齢による変化を図 4.13 に示す。頭蓋外動脈では，40歳を過ぎると β 値が増加し始めるのに対して，脳底動脈（basilar artery）などの頭蓋内動脈の β 値は生下時にすでに高い値を取り，しかも成長とともに次第に増加し，20歳でもかなりの高値となり，さらに加齢とともに増え続ける。

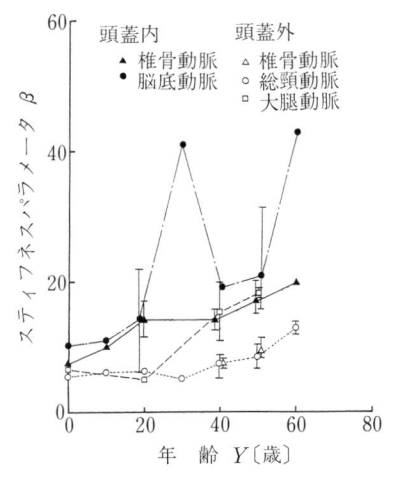

図 4.13　頭蓋内，頭蓋外動脈のスティフネスパラメータの年齢による変化 [10]

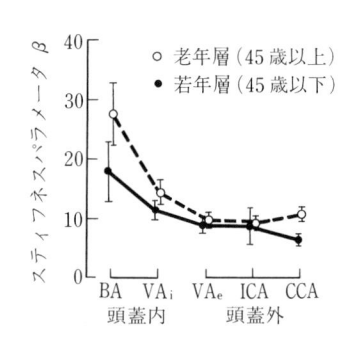

図 4.14　老年層，若年層の頭蓋内，頭蓋外動脈のスティフネスパラメータ（BA は脳底動脈，VA は椎骨動脈，ICA は内頸動脈，CCA は総頸動脈）[15], [20]

図 4.14 にはこれらの値を，45歳を境として若年層と老年層に分けて示している。この年齢で分けたのは，約45歳を境にして，頭蓋内動脈の壁厚さと内半径の比が大きく変化することと，頭蓋外動脈壁のスティフネスが約45歳から急激に上昇する（図 4.13）ためである [10], [12]。いずれの年齢層であっても，頭蓋内動脈は頭蓋外動脈より高い β 値を有している。若年層の頭蓋内動脈の高いスティフネスは，脳動脈瘤が老年層のみならず青年層においても発生するという報告 [49] によく対応する。

若年層の2部位の頭蓋内動脈の，内圧 100 mmHg における増分弾性係数は，頭蓋外動脈に比べて著しく高い（図 **4.15**）。頭蓋内動脈の弾性係数は生下時にすでに顕著に高く，しかも 40 歳代の初めまでほとんど変化しない[10]。頭蓋内動脈の β 値が若年から老年へ移行するに伴ってかなり大きく増加するのに対して，E_{inc} 値は著しく減少している。頭蓋内動脈の β 値と E_{inc} 値の加齢に伴うこのような対照的な変化は，血管壁厚さの顕著な変化（図 **4.16**）によって説明できる[15),20)]。すなわち，若年層の頭蓋内動脈の弾性係数は高いが，壁が薄いためにスティフネスパラメータは老年層より低くなっているのである。これは，β'' と弾性係数 E_{inc} との間につぎのような関係があることからも推察される。

$$\beta'' \fallingdotseq \left(\frac{h}{P_s R_s}\right) E_{inc} \tag{4.13}$$

ここで，h は壁厚さである。

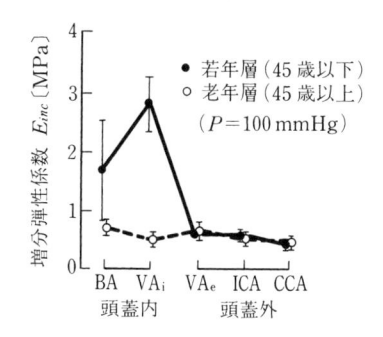

図 **4.15** 老年層，若年層の頭蓋内，頭蓋外動脈の弾性係数（BA は脳底動脈，VA は椎骨動脈，ICA は内頸動脈，CCA は総頸動脈）[15),20)]

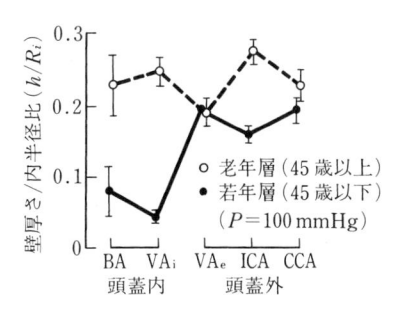

図 **4.16** 老年層，若年層の頭蓋内，頭蓋外動脈の壁厚さ（BA は脳底動脈，VA は椎骨動脈，ICA は内頸動脈，CCA は総頸動脈）[15),20)]

40 歳代以下の頭蓋内動脈壁が有する高いスティフネス（図 4.13）は，壁材料自体の弾性係数が非常に高いためであり，また一方，老年層の頭蓋内動脈の伸展性が著しく低いのは，加齢に伴う肥厚によるものと説明することができる。老年層の頭蓋内動脈の弾性係数は，両年齢層で弾性係数の相違がほとんどない頭蓋外動脈の弾性係数にほぼ等しくなっている。このような加齢に伴

って動脈壁自体の弾性係数が減少するのは，壁材質ならびに下部組織になんらかの変化が生じた結果であると考えられる。

なお，このように若年層の頭蓋内動脈が頭蓋外動脈より高い β 値と E_{inc} 値を有する理由の一つとしては，45歳以下の動脈について得られた**表4.4**からもわかるように，コラーゲン量のエラスチン量に対する比が前者の方が後者よりはるかに高い点があげられる。

表4.4 45歳以下のヒト脳動脈および同径の頭蓋外動脈の断面に占める各要素の面積分率（組織標本について光学的測定）[50]

	エラスチン〔%〕	コラーゲン〔%〕	コラーゲン/エラスチン	平滑筋細胞〔%〕
脳動脈	3.7 ± 0.6 ⎤*	34 ± 14	9.6 ± 4.1 ⎤*	29 ± 8
頭蓋外動脈	14 ± 7 ⎦	41 ± 13	3.3 ± 1.3 ⎦	25 ± 7

（平均値 ± 標準誤差，*$p<0.005$）

森竹ら[45]は，このような硬い血管がその中を流れる血流に及ぼす影響について，高分子管を用いたモデル実験で検討している。それによると，β 値の異なる3種類のモデル管に同じ拍動圧条件で水を流したところ，硬い管の中ではより高い拍動圧が得られる。軟らかい管について得られた拍動圧との差は小さいが，生体内ではこの影響が非常に長期間加わるので，必ずしも無視できるものではない。彼らは，相対的に硬い脳動脈では拍動圧が若干高く，これが長期間血管壁に負荷されることによって，材質的に弱い部分に材料疲労が生じ，その結果として脳動脈に動脈瘤が発生するのではないかと考えている[45],[46]。

（2）壁内応力と壁厚さ　血圧100 mmHgによって血管壁に生じる円周方向応力を，Laplaceの式

$$\sigma_\theta = \frac{PD_i}{D_o - D_i} \tag{4.14}$$

によって計算すると**図4.17**が得られる。ここで，D_i，D_o はそれぞれ血管内径，外径である。

頭蓋外動脈壁の応力が年齢を問わずいずれも 50〜120 kPa の範囲に入るのに対して，若年層の頭蓋内動脈壁には 200 kPa 以上という非常に高い応力が生じ

4.8 脳動脈のメカニクス

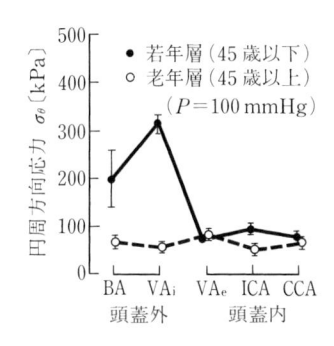

図 **4.17** 老年層，若年層の頭蓋内，頭蓋外動脈の円周方向応力（BA は脳底動脈，VA は椎骨動脈，ICA は内頸動脈，CCA は総頸動脈）[15), 20)]

ていることになる．このように高い応力は，図 4.16 からもわかるように血管壁が非常に薄いことによるが，やはり脳血管障害の発生と進展に大きな影響を与えているものと考えられる．45 歳以上になると，頭蓋内動脈壁の厚さは年齢とともに急速に増加し，頭蓋外動脈と同じ程度にまで壁応力を減少させる．

（3） 血管平滑筋活性化の影響　塩化カリウム（KCl）投与による活性化前後の血管径の変化，すなわち式 (4.12) の径変化率は血管内圧に大きく依存し，頭蓋内椎骨動脈では 60 mmHg 以下で頭蓋外動脈よりはるかに大きく収縮する（図 **4.18**）．これより内圧を増加させていくと，この動脈の径変化率はほかより急速に低下する．すなわち，低い血圧では，頭蓋内動脈は頭蓋外動脈よりも

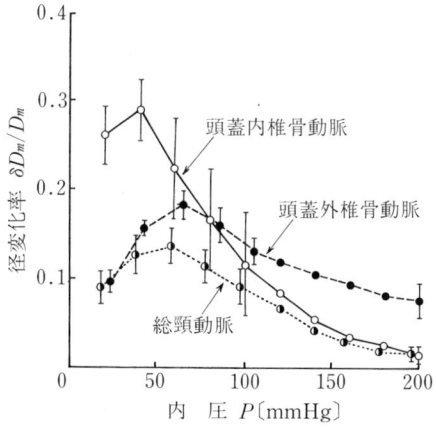

図 **4.18** 頭蓋内，頭蓋外動脈の径変化率の内圧依存性（壁中央の径 D_m から計算）[12), 20)]

はるかに大きい径変化を生じる。また，KCl による平滑筋細胞の活性化は動脈壁の弾性を変化させるが，その程度は頭蓋外動脈よりも頭蓋内動脈の方が大きい。このような，頭蓋内動脈における血管平滑筋活性化の形態学的・力学的影響は，血管攣縮が脳血管に好発する事実と密接に関係するものと考えられる。

4.8.2　頭蓋内動脈の力学特性に及ぼすクモ膜下出血の影響

ヒトのクモ膜下出血例（SAH 例）と脳腫瘍例（対照例）から摘出した頭蓋内椎骨動脈の内圧-外径曲線の例を図 **4.19** に示す。血管平滑筋を完全に弛緩させる生理的食塩水中で得られた両例の曲線はほぼ同じ形状となっており，β 値もたがいにほぼ等しい。これらの血管を KCl によって活性化すると収縮が生じ，曲線を内圧軸の方に移動させる。対照例の曲線は 2 相性となっており，約 20 mmHg の内圧で屈曲点が現れ，これ以上の内圧になると血管壁は大きく伸展性を増す。SAH 例では 180 mmHg という高い内圧で屈曲点が現れ，これ以下の内圧では血管壁はほとんど変形しない。このような結果は，脳血管攣縮による脳虚血に対して臨床的に行われる高血圧療法は，血圧を屈曲点以上に維持して初めて有効となることを示唆している。

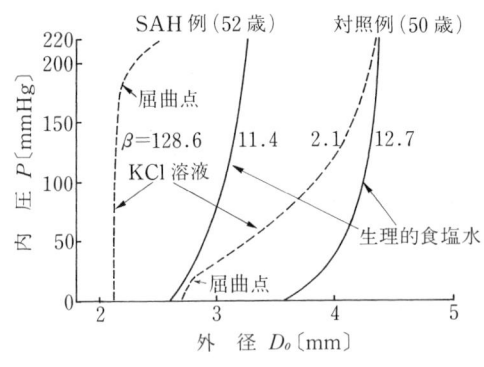

図 **4.19**　ヒト剖検クモ膜下出血（SAH）例と対照例の頭蓋内椎骨動脈の内圧-外径曲線 [16), 48]

4.8.3 実験的クモ膜下出血における動脈壁の力学特性

鳴尾ら[20),48)]は，体重8～15kgの雑種成犬を用い，経皮的に脳底動脈周辺より髄液を3～4ml排除したのち，等量の自家新鮮動脈血を注入して実験的にクモ膜下出血（SAH）モデルを作成し，所定の期間の後に摘出した脳底動脈について，内圧負荷実験と組織成分の検討を行っている。

（1） 内圧-外径関係　処置を施さない対照群，ならびにSAH 7日後の脳底動脈について，各種条件下で得た内圧-外径曲線の例を図 **4.20** に示す。血管平滑筋を完全に弛緩させる生理的食塩水中では，内圧の増加に伴って一様に伸展性が低下する下に凸の曲線が得られており，両群で形状に差がない。通常の生体内の環境に相当する Krebs-Ringer 溶液（KR 溶液）中で得られた対照群の曲線は，生理的食塩水中の曲線よりわずかに内圧軸方向に移動しているが，両者はほぼ同じ形状となっている。これに対して SAH 7日後の例では，Krebs-Ringer 液中でも収縮を生じて，生理的食塩水中の曲線より大きく内圧軸方向へ移動し，かつ形状も下に凸というよりもむしろ直線に近くなっている。

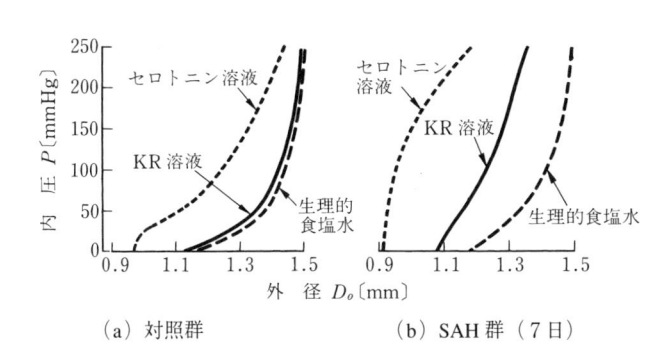

（a）対照群　　　　　（b）SAH群（7日）

図 **4.20**　イヌで実験的にクモ膜下出血（SAH）にさらされた脳底動脈の内圧-外径曲線の対照例との比較（KR は Krebs-Ringer の略）[48)]

セロトニンで血管平滑筋を非常に強く活性化すると，内圧-外径曲線は内圧軸方向へさらに大きく移動するが，その程度は SAH 群の方が対照群よりはるかに大きい。この溶液中では両群とも屈曲点が現れているが，これに対応す

る内圧は，対照群では 50 mmHg 以下であるのに対して，SAH 群では 150 mmHg 以上になっている。SAH 群では，セロトニンによって屈曲点が現われる内圧は，SAH 後の時間とともに増加し，7 日後に最高となったあとは低下し，14 ないし 28 日後には対照群と同じ程度になる[48]。これとともに，内圧-外径曲線も対照群に近くなる。

なおこれらの実験で，Krebs-Ringer 液中，セロトニン溶液中，ならびに生理的食塩水中で得られた内圧-外径曲線はそれぞれ，血管攣縮下，最大収縮時，ならびに完全弛緩時の三つの異なる血管平滑筋活性条件下の動脈の力学的挙動を代表するものと考えることができる。

これらの実験結果は，クモ膜下出血による血管内腔狭小化，すなわち脳血管攣縮は，血管壁の器質的変化による不可逆性のものではなくて，血管平滑筋の可逆的収縮によるものであることを示唆している[48]。

（2） 血管壁弾性とスティフネス 　生理的食塩水中で血管平滑筋を弛緩させた状態では，内圧 100 mmHg における増分弾性係数 E_{inc} の経時変化は，スティフネスパラメータ β の変化とほぼ同じである（図 **4.21**）。いずれのパラメータも，実験的クモ膜下出血後に急減して 2 日目に最小となるが，それ以後は次第に増加し，7 日目には対照群の約 80 % まで回復するが，28 日後でももとには戻らない。

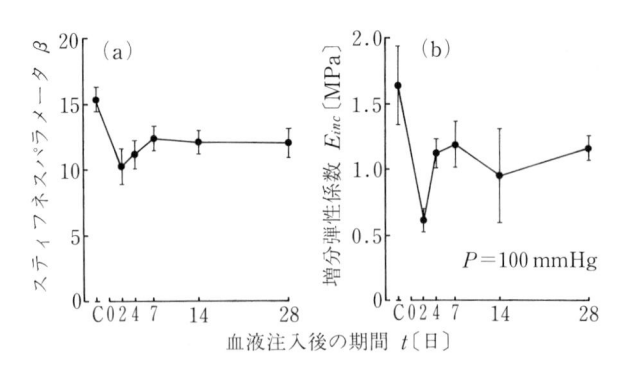

図 **4.21** 　実験的クモ膜下出血モデルの脳底動脈のスティフネスパラメータと弾性係数の経時的変化（C は対照）[48]

（**3**）　**結合織組成**　　生化学的にハイドロキシプロリンの比色定量によって求めた，脳底動脈壁中のコラーゲン量やエラスチン量などの，SAH後の経時変化を図 **4.22** に示す．いずれの要素も処置後一様に増加するが，初期のエラスチン量の増加の割合がコラーゲン量の増加の割合より高いために，両量の比は2日目に著しく低くなっている．この比はその後次第に増加するものの，14ないし28日後でも対照値の2/3程度までしか回復しない．

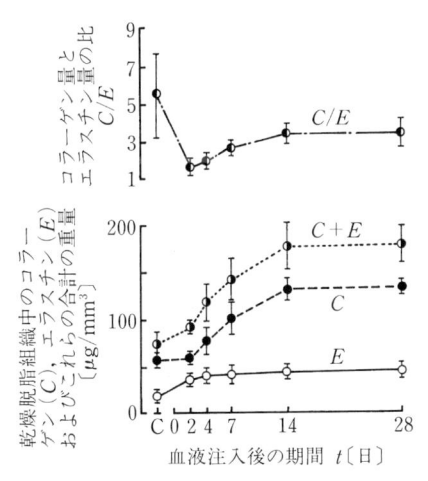

図 4.22　実験的クモ膜下出血モデルの脳底動脈のコラーゲンとエラスチンの量の経時的変化[48]

　この比の経時変化は，図 4.21 に示した血管壁弾性やスティフネスの経時変化と同様な傾向となっている．動脈壁の内圧-外径関係，あるいは応力-ひずみ関係は，容易に変形するエラスチン線維と弾性係数の高いコラーゲン線維の複合組織構築[51]と密接に関係することから，上に述べた血管壁弾性の変化は，コラーゲン量とエラスチン量の比の変化で定性的に説明することができる．

　すでに図 4.7 を使って説明したように，血管壁の収縮反応には血管平滑筋によって発生する収縮力のみならず，結合織の力学的性質が非常に重要な役割を果たすものと考えられる．実際に，動脈壁のスティフネスが低ければ低いほど，血管平滑筋活性化によって生じる収縮効率がより高くなる結果が得られて

いる[48),52),53)]。

これらの結果は，クモ膜下出血による動脈壁スティフネスの低下が，血管攣縮を発生，進展させる一つの因子となることを示している。さらに，図4.18に示したように，内圧によっては頭蓋外動脈に比べて頭蓋内動脈のほうがはるかに高い収縮性反応を示すことも，脳血管攣縮の重要な因子の一つといえる。

4.9 冠動脈のバイオメカニクス

心筋に栄養と酸素を運搬し，したがって生命を維持するうえできわめて重要な役割を果たしている冠動脈（**図4.23**）は，動脈硬化の好発部位でもある。しかも動脈硬化の発生，進展には，力学的因子が強く働いていることが種々の研究から次第に明らかにされつつあることを考慮すると，この動脈壁の力学的性質は非常に重要である。しかしながら，冠動脈の力学的性質に関する研究はそれほど多くなく[21)]，特に，ヒトの冠動脈の力学的性質に関しては，Gowら[54)]とHayashiら[21)]の報告しかないようである。従来の結果によると，動物と比較して，ヒトの冠動脈の方がβ値やE_pの高い点が注目される。

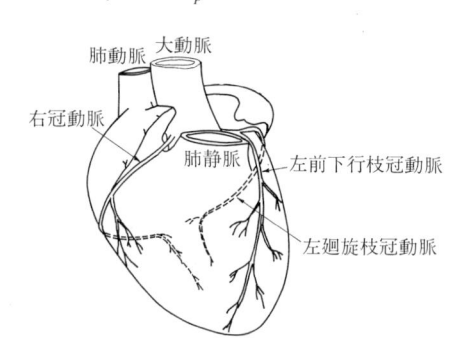

図4.23 三つの冠動脈の部位と名称

Gowら[54)]とHayashiら[21)]がヒトの冠動脈について求めた結果をもとに，β値を用いてスティフネスの年齢による変化を見たのが**図4.24**である。この図には比較のために，ヒト総頸動脈と頭蓋内椎骨動脈のβ値の加齢変化も併せて示している。冠動脈のβ値は他の体循環動脈よりも，また前節で硬いことを強調

4.9 冠動脈のバイオメカニクス　　97

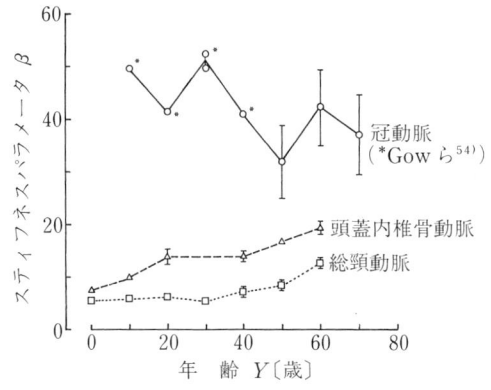

図 **4.24**　冠動脈を含む代表的な3部位のヒト動脈のスティフネスパラメータの年齢による変化[21]

した脳動脈よりもはるかに高くなっている．さらに，ばらつきは大きいものの冠動脈の β 値は，年齢にはあまり依存しないようであり，若年層や成年層でも非常に高い値を示している．45歳以上の剖検例から得た各部位冠動脈，頭蓋外，ならびに頭蓋内動脈の β 値をまとめて図 **4.25** に示す．

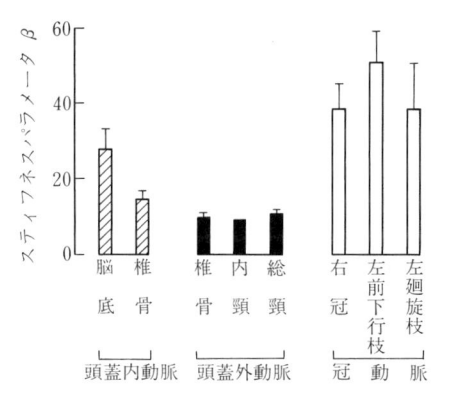

図 **4.25**　ヒト頭蓋内動脈，頭蓋外動脈，冠動脈のスティフネスパラメータ[21]

　以上の結果は，冠動脈が非常に硬い血管であることを示している．その原因としてまず考えられるのは，結合織成分である．鳴尾は50歳以上の剖検例から，冠動脈，総頸動脈および頭蓋内椎骨動脈に含まれるコラーゲンとエラスチ

ンを定量し，表 4.5 に示す結果を得ている。総頸動脈にはエラスチンが豊富に含まれており，これは低い β 値によく対応している。冠動脈と椎骨動脈を比べてみると，コラーゲンの量 (C) にはほとんど差がないのに対して，エラスチンの量 (E) が前者で多くなっており，両者の比 C/E をとると両動脈の間でかなり大きな相違のあるのが明らかである。この結果は，冠動脈の β 値が頭蓋内椎骨動脈の β 値よりもはるかに高い現象，すなわち図 4.24 や図 4.25 の結果とは異なる。その理由の一つとして，血管壁の厚さの違いがあげられるが，その他の因子を含めて今後の検討課題である。なお，Fischer ら[55]も冠動脈の C/E 値が，総頸動脈や大腿動脈より高値をとることを報告しており，表 4.5 の結果と一致する。

表 4.5 50歳以上のヒト動脈における各要素の重量比（生化学的方法，鳴尾による）

部位（試料数）	乾燥脱脂組織重量パーセント			
	コラーゲン (C)	エラスチン (E)	$C+E$	C/E
冠動脈 (4)	37.4 ± 0.7	17.4 ± 0.4	54.8	2.15
総頸動脈 (8)	30.3 ± 2.8	28.9 ± 4.3	59.2 ± 3.6	1.20 ± 0.3
頭蓋内椎骨動脈 (9)	38.3 ± 1.2	12.3 ± 1.7	50.7 ± 1.4	4.50 ± 1.0

（平均値 ± 標準誤差）

4.10 動脈硬化と血管弾性

動脈硬化 (atherosclerosis) の発生，進展に伴う生化学的，代謝的変化に関する研究は非常に多いうえに，流体力学的因子に関する研究も盛んである。しかしながら，血管壁の力学的性質に関してはあまり研究されておらず，しかもたがいに相違する結果が報告されており，議論の分かれるところとなっている。

表 4.6 に，動脈硬化血管の壁材料そのものの弾性を表す弾性係数（E_{inc} など）と血管壁の見掛けの硬さ（β, E_p など）および血管壁厚さについて，これまでに報告されているデータをまとめる。一般的には動脈硬化はその名のと

4.10 動脈硬化と血管弾性

表 4.6 動脈硬化血管の弾性[37]

研究者	動物種	血管部位	試料	計測方法	弾性係数	スティフネス	壁厚さ
Bandら[56]	家兎	胸大動脈	短冊試料	粘弾性装置	増加		
	ラット	胸大動脈	短冊試料	粘弾性装置	増加		
Pynadathら[57]	家兎	胸大動脈	短冊試料	粘弾性装置	増加		
Markら[58]	ヒト	前大脳動脈	管試料	内圧-径試験	減少	不変	増加
Farrarら[59]	サル	胸大動脈	短冊試料	引張試験	不変	増加	増加
		腹大動脈	短冊試料	引張試験	不変	増加	増加
Coxら[60]	イヌ	総頸動脈	管試料	内圧-径試験	不変		不変
		総腸骨動脈	管試料	内圧-径試験	不変		増加
Hautら[61]	イヌ	胸大動脈	リング試料	引張試験	減少		
Hudetzら[62]	ヒト	内頸動脈	管試料	内圧-径試験	減少	不変	
Farrarら[63]	サル	総頸動脈	生体内	超音波装置		増加	
Richterら[64]	ヒト	胸大動脈	管試料	内圧-容積試験		増加	
Farrarら[65]	サル	胸大動脈	生体内	脈波伝ぱ計測	不変	増加	増加
		腹大動脈	生体内	脈波伝ぱ計測	減少	増加	増加
Langewoutersら[66]	ヒト	胸大動脈	管試料	内圧-容積試験		不変	
Hayashiら[67]	家兎	胸大動脈	管試料	内圧-径試験	不変	不変	不変
		総頸動脈	管試料	内圧-径試験	不変	不変	不変
		大腿動脈	管試料	内圧-径試験	増加	増加	減少
Imuraら[25]	ヒト	腹大動脈	生体内	超音波装置		増加	
Hiraiら[27]	ヒト	腹大動脈	生体内	超音波装置		増加	
		総頸動脈	生体内	超音波装置		増加	
Hayashiら[7]	家兎	胸大動脈	管試料	内圧-径試験	不変	増加	増加
					増加	増加	増加

おり，血管壁の硬さを増加させるものと考えられているが，確かにこれを裏付けるように見掛けの硬さは増えるとする報告は多い．しかしながら，これを否定する結果も少なからず報告されている．

ところが，弾性係数に関する結果はまちまちとなっており，動脈硬化によってこれが増加するという報告と，逆の報告が相半ばしている．動脈硬化によって，血管壁の厚さが増加するのはほぼ間違いないようである．すでに述べたよ

うに，弾性係数が同じであっても，血管壁が肥厚すれば見掛けの硬さは増加するので，表 4.6 の結果はおおむね理解できる．問題は，動脈硬化によって壁そのものの弾性に変化が現れるかどうかである．

4.10.1 動脈硬化血管の弾性に関する従来の研究

図 **4.26** は，1.5％コレステロール食を与えた家兎の胸大動脈から切り出した試片について，粘弾性測定装置を用いて，110 Hz の周波数で計測した血管円周方向動的弾性係数の経時的変化を示す．壁内コレステロール量の増加に平行して，弾性係数が増加している．ところが，長軸方向に平行に切り出した試片について求めた軸方向弾性係数は，コレステロール負荷によっても変化しないとする結果[57]が得られている．

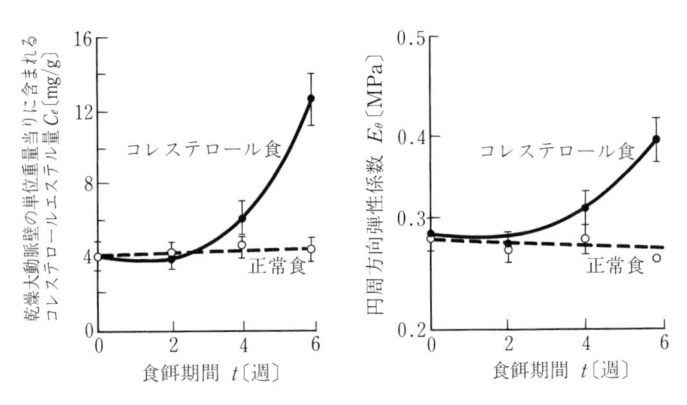

図 **4.26** コレステロール食を与えた家兎の胸大動脈のコレステロールエステル量と弾性係数の経時的変化[57]

Band ら[56]は，毎日 1.8 g のコレステロールを 2 か月間与えた家兎の胸大動脈について，同様に円周方向の動的弾性係数の試験周波数依存性を調べ，正常食を与えた対照群と比較している．対照群，動脈硬化群ともに，弾性係数の周波数依存性はほとんど見られないが，動脈硬化群の弾性係数は対照群に比べて著しく高いとする結果を得ている．彼らはラット胸大動脈の軸方向試料についても同様な結果を得ている．

Richter ら[64]は，剖検ヒト大動脈の内圧と容積の関係から血管コンプライア

4.10 動脈硬化と血管弾性

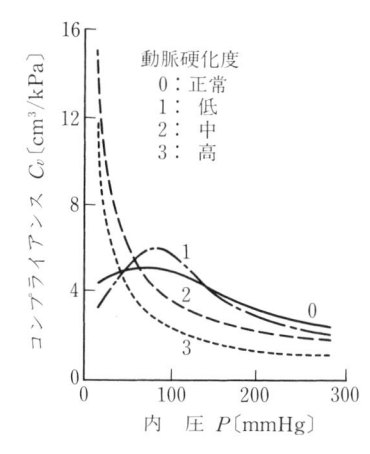

図 4.27 剖検ヒト大動脈の血管コンプライアンスに及ぼす動脈硬化度の影響 [64]

ンス(式 (4.3))を求め，動脈硬化度が高くなるほどこれが低下する結果を得ている(図 4.27)。ただしこの実験では，血管軸方向に拘束を与えないで自由に変形させている点で少々問題がある。

一方 Hudetz ら [62] は，剖検で得たヒト前大脳動脈と内頸動脈の内圧-外径試

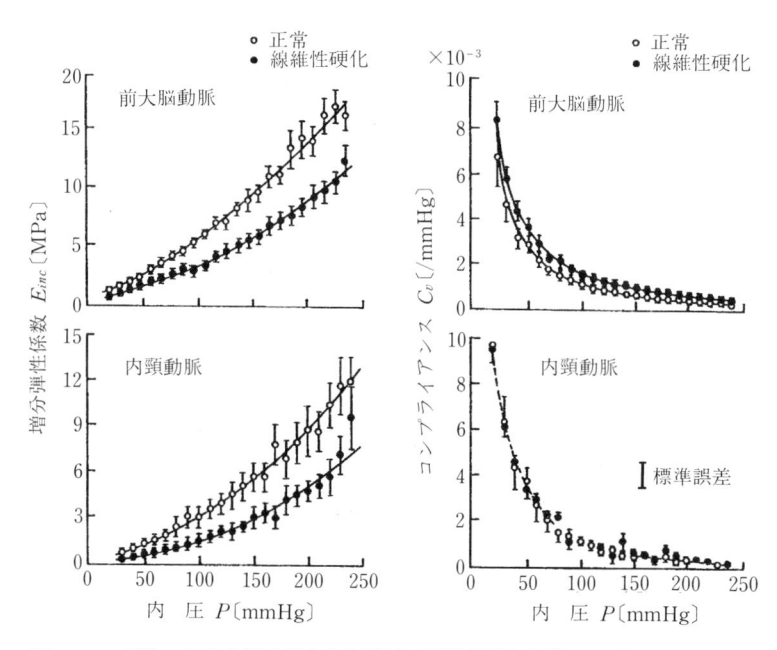

図 4.28 剖検ヒト前大脳動脈と内頸動脈の弾性係数と血管コンプライアンス [62]

験を行い，いずれの部位においても動脈硬化血管のほうが，正常血管よりも低い弾性係数を示す結果を得ている（図 **4.28**）。しかも彼らは，いずれの部位でも，動脈硬化血管の方が正常血管より壁厚さの管径に対する比が高いために，病変の有無にかかわらず血管のコンプライアンスには差が現れないと報告している。

Newman ら[68]は，コレステロール負荷したニワトリの腹大動脈の内圧と内径の関係をX線法を利用して求め，弾性係数については，本質的にはHudetzらと同様な結果を得ている。彼らは別に，140 mmHg と 20 mmHg における血管内径の差を 20 mmHg の径で割った値，すなわち見掛けの軟らかさは，動脈硬化度とともに大きく増加するが，いったんピーク値をとったのちは急減し，最終的には正常よりも低値におさまる傾向を観察している。動脈硬化は壁の肥厚を伴うので，壁の弾性係数が低下しても，すでに述べたように両者の合わさった指標である見掛けの硬さが動脈硬化で増加するのかどうかは微妙となる。

これらに対して Farrer ら[59),63),65),69)]は，動脈硬化になっても壁の弾性係数は変わらないが，壁の肥厚を伴うので見掛けの硬さは増加することを示す一連の実験結果を発表している。彼らはサルにラードとコレステロール食を36か月間与えた後，胸大動脈と腹大動脈について圧力-ひずみ弾性係数 E_p，増分弾性係数 E_{inc}，および壁厚さと内半径の比を求め，図 **4.29** に示す結果を得た。

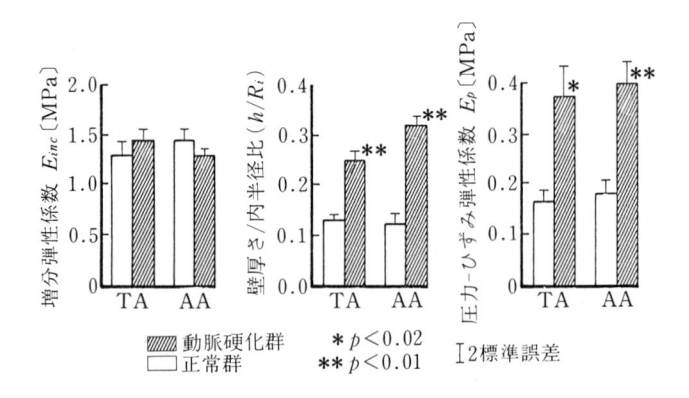

図 **4.29** 動脈硬化食を与えたサルの胸大動脈（TA）と腹大動脈（AA）の弾性係数，壁厚さ，圧力-ひずみ弾性係数[59]

見掛けの硬さを表す E_p は，動脈硬化によっていずれの血管でも2倍以上に増加するのに対して，血管壁材料そのものの弾性係数 E_{inc} はほとんど変化していない。すなわち，壁の厚さが増加するために見掛けの硬さは増加したのである。また，犠死前に測定した脈波伝ぱ速度（式 (4.4)）も動脈硬化で増加する。彼らはまた，エラスチン，コラーゲンのいずれの量も動脈硬化で増加するが，後者の前者に対する比にはまったく変化がなく，このために E_{inc} には変化が現れなかったものと解釈している。

これと同様に宮崎ら[70]も，1％コレステロール食を与えた家兎から切り出した胸大動脈のリング状試験片について引張試験を行い，弾性係数には変化がみられないのに，β 値が増加する結果を得ている。

以上述べたように，全体的に見て動脈硬化血管の見掛けの硬さは増加するようであるが，壁そのものの弾性を直接的に表す弾性係数については，動脈硬化によって増加するとする報告もあれば，減少するとする報告もあり，またほとんど変化しないとする結果もあり，明確な結論は得られていない。

4.10.2　動脈硬化家兎の血管弾性の研究

Hayashi ら[7),71)] は，上述の問題を解決するために，多数の家兎を用いてきわめて注意深い実験を行った。当初は家兎を内膜はく離と食餌によってつぎの4群に分けた。

　A 群 ＝ 正常食（対照群）
　B 群 ＝ 1％コレステロール食
　C 群 ＝ 内膜はく離処置，正常食
　D 群 ＝ 内膜はく離処置，1％コレステロール食

内膜はく離は，総腸骨動脈から大動脈弓直下まで挿入したカテーテル先端部に装着したバルーンをふくらませて，一気に引き抜く方法で行った。Evans' blue の注入による大動脈内表面の染色より，内皮細胞がほぼ完全にはく離されていることを確認している。それぞれ4〜32週間飼育後，下行大動脈を摘出し，力学試験および内腔表面への脂質沈着と組織の観察を行った。脂質沈着の

観察は Sudan IV による染色法によって行い，染色された部分の全表面に占める面積割合をパーセントで表し，これを A_s で表示した。

そして，上の分類のうち B 群と D 群を，それぞれ A_s と β によってさらにつぎのように細分類した。

 B0 群，D0 群 $= A_s < 80\%$

 B1 群，D1 群 $= A_s \geqq 80\%$, $\beta < 10$

 B2 群，D2 群 $= A_s \geqq 80\%$, $\beta \geqq 10$

実際には B1 群に相当する家兎はなかった。

動脈硬化の程度を示す一つの目安である内膜肥厚（intimal hyperplasia）を組織標本から観察すると，図 **4.30** に示すように B2 群と D 群に含まれる三つの群で高く，これらでは動脈硬化がかなり進行しているのがわかる。

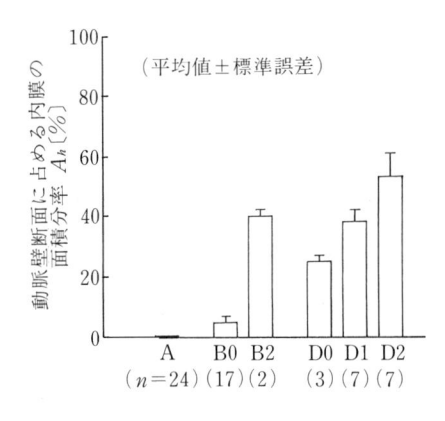

図 **4.30** 動脈硬化家兎下行大動脈の内膜肥厚（n は試料数，他の記号は本文参照）[7]

動脈硬化誘発の処理を施した家兎では，B0 群を除いていずれの血管でも壁の肥厚が観察されたが，増分弾性係数 H の有意な増加が認められたのは，B2 群と D2 群のみであった（図 **4.31**）。見掛けの硬さを表すスティフネスパラメータ β''（100 mmHg 近傍）が有意に増加したのは，これら二つの群のほかに D1 群であるが，D1 群の β'' の増加は，壁の肥厚によるものである。B2 群と D2 群の高い β'' 値は，壁の肥厚のみならず，弾性係数の著しい増加による。

そこで組織観察によって，石灰化された領域の血管壁断面上に占める面積割合を求めたところ，B2 群と D2 群できわめて高いことがわかった（図

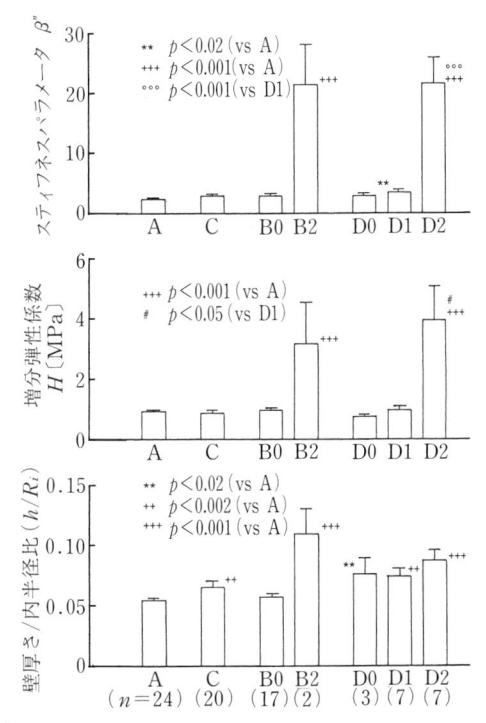

図 4.31 動脈硬化家兎下行大動脈のスティフネスパラメータ，弾性係数，壁厚さ（100 mmHg における平均値±標準誤差，n は試料数，他の記号は本文参照）[7],[71]

4.32）。このような著しい石灰化が，これら二つの群の血管の弾性係数を著しく高めていることは明白である。

以上の観察結果から，動脈硬化が進展してもある程度までは血管壁そのものの弾性係数には変化が見られないが，壁の肥厚によって血管壁の硬さが見掛け上増加することがわかる。しかし，過度に動脈硬化が進むと石灰化が生じ，この場合には壁の肥厚のみならず弾性係数も著しく増加するので，当然のことながら見掛け上も非常に硬くなる。つまり，動脈硬化になっても末期的症状にならない限り，壁の弾性係数は変化しないことになり，このことをよく理解したうえで表 4.6 を見るべきである。

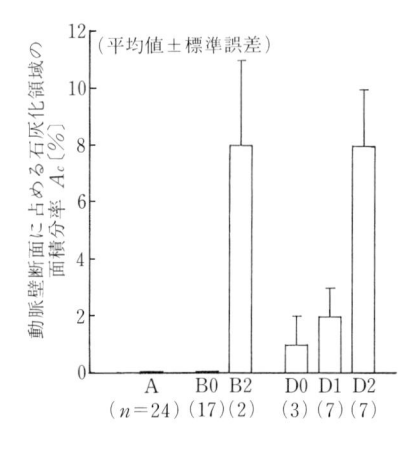

図 4.32 動脈硬化家兎下行大動脈の壁内石灰量（n は試料数，他の記号は本文参照）[7],[71]

4.10.3 動脈硬化斑の力学的性質

動脈硬化の初期には，動脈内腔側（血流側）に図 4.33(a) に示すような動脈硬化斑（atherosclerotic plaque）が形成され[72]，動脈硬化の進展に伴ってこれが

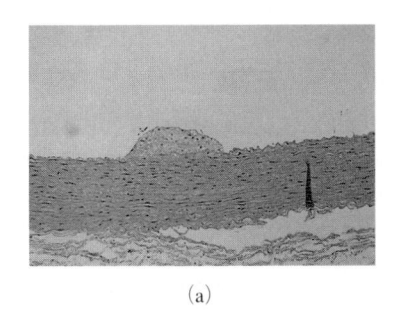

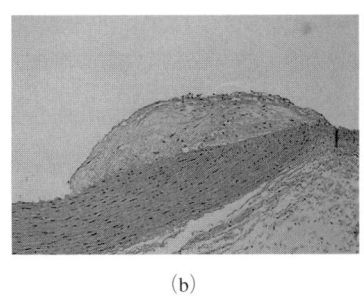

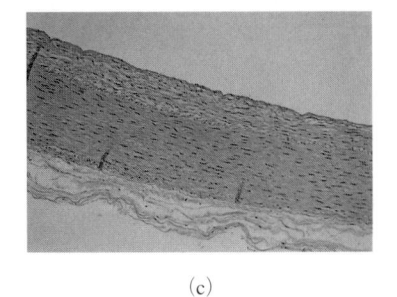

図 4.33 動脈硬化家兎下行大動脈で観察される動脈硬化斑 (a), (b) とアテローマ (c)[72]

(b) のように大きくなる．さらに，アテローマ (atheroma) として (c) に示すように全周を覆うようになり，これが肥厚して最終的には血管内腔を閉塞し，血流を遮断する．

このような動脈硬化斑やアテローマが周囲の血管壁に大きな応力を生じた場合には，これが刺激となって動脈硬化をさらに進展させる可能性がある．また，動脈硬化斑やアテローマの強度が十分でなければ，はがれて血流に乗って先に飛んでいき，径の小さな血管を詰まらせるおそれがある．これらの理由で，動脈硬化斑やアテローマの力学的性質はきわめて重要であるが，採取試料が小さいこともあって十分には調べられていない．

Hayashi ら[73)] は，特別に設計した小形の引張試験機を使って，上述と同様な方法で動脈硬化を発症させた家兎の，胸大動脈から摘出した動脈硬化斑と近傍の動脈壁（図 4.34）の力学的性質を調べた．その結果，いずれも弾性変形の範

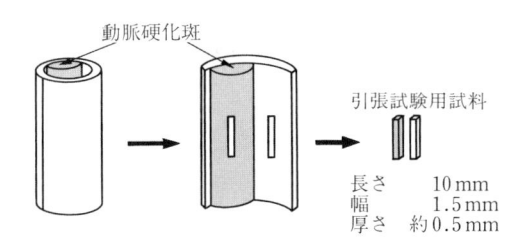

図 4.34　引張試験用の動脈硬化斑試料

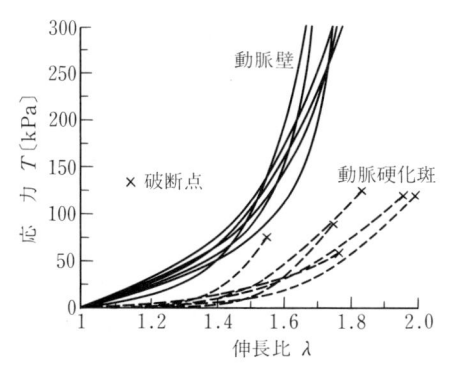

図 4.35　動脈硬化家兎下行大動脈に形成された動脈硬化斑と動脈壁の引張特性 [73)]

囲であっても非線形的に大きく変形するとともに，初期の動脈硬化斑は動脈壁よりも変形しやすいことが明らかになった（図 **4.35**）。また，動脈壁に比べて動脈硬化斑の強度は非常に低いこともわかった。ただし，すでに述べたように動脈硬化の末期になると，動脈硬化斑のみならず動脈壁自体にも石灰化現象が現れ，正常な壁よりも著しく硬くなるものと考えられる。

4.10.4　動脈硬化血管壁の応力解析

動脈硬化斑内部および近傍の血管壁内部の応力分布を実験的に求めるのはきわめて難しいので，Hayashi ら[73]は有限要素法（finite element method, FEM）を利用して，計算シミュレーションによって解析している。

動脈硬化の初期に観察される局所動脈硬化斑である図 4.33(a) の有限要素モデルとして図 **4.36** のモデル A（動脈硬化斑の最大厚さが動脈壁厚さの 1/3）を，図 4.33(b) のモデルとして図 4.36 のモデル B（同 2/3）を利用し，平面ひずみを仮定して，内圧負荷のもとで各要素に生じる応力を計算している。また，動脈硬化の中期に見られる血管内腔を全周にわたって一様にアテローマが

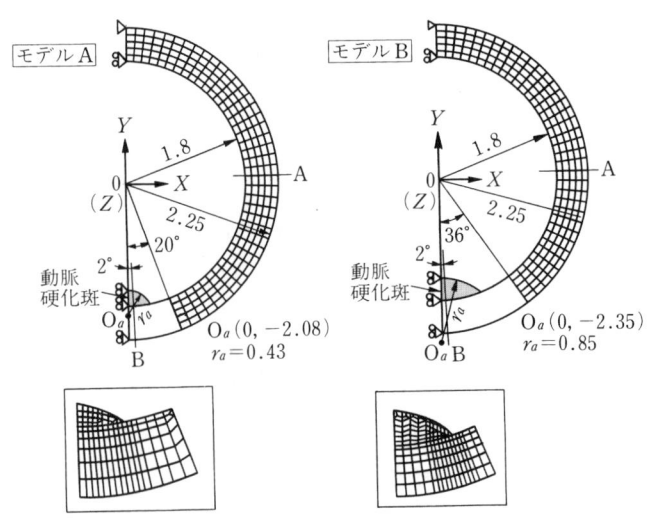

図 **4.36**　動脈硬化斑が形成された動脈壁の有限要素モデル（単位は mm）[73]

4.10 動脈硬化と血管弾性

覆う図 4.33 (c) のモデルとして，図 4.37 に示すモデル C（アテローマの厚さが動脈壁厚さの 1/4）とモデル D（同 2/3）を利用した．この二つの軸対称円筒モデルでは，軸方向に伸長比 1.3 だけ引張った状態で，内圧負荷によって各要素に生じる応力を計算した．

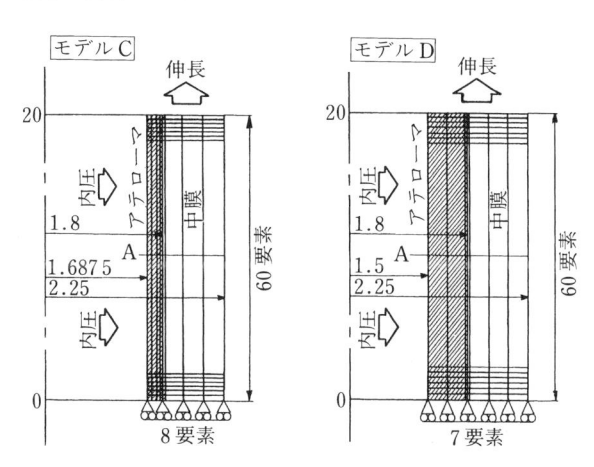

図4.37 アテローマが形成された動脈壁の有限要素モデル（単位は mm）[73]

モデル B では，動脈硬化斑の円周方向応力と軸方向応力は，半径 OB（図4.36）に沿って外側にいくほど次第に大きくなるが，動脈壁中膜の最も内側の応力よりは小さい（図 **4.38**）．しかしながら，中膜の最も内側の応力は，動脈硬化斑が付着していない半径 OA 上の最大応力（ここには示していない）よりはいくぶん低いことから，中膜に生じる応力は動脈硬化斑形成によって軽減されることになる．中膜と動脈硬化斑の接合部では，円周方向応力でも軸方向応力でも，中膜最内壁と動脈硬化斑最外壁の間で非常に大きな違いがみられる．半径方向応力は，動脈硬化斑ではほぼ一定であるが，中膜に入ると外側にいくにつれて次第に減少している．

ここには示していないが，動脈硬化斑端部近傍の中膜では，円周方向引張応力が最大値となり，これに伴ってこの部分でかなり高い半径方向応力と急峻な応力勾配が計算されている．応力値が違うものの，モデル A でもモデル B と同

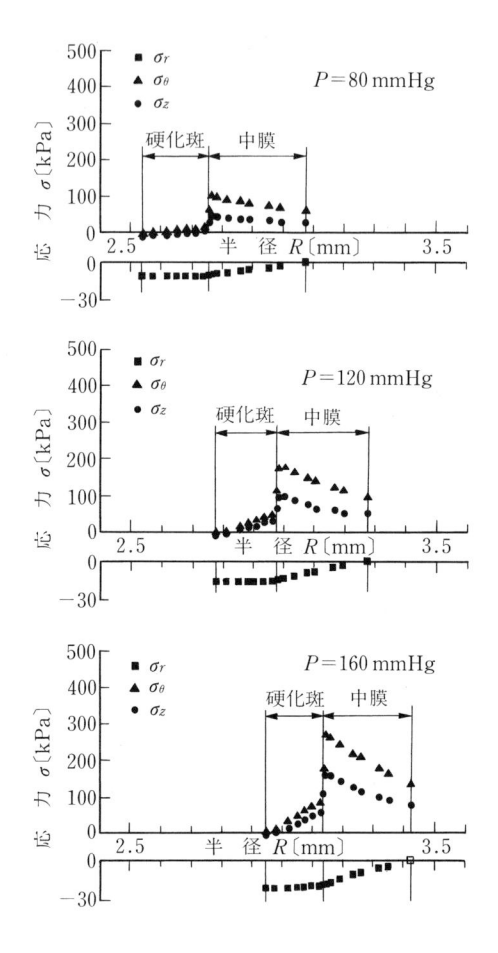

図 **4.38** 図4.36のモデルBの半径0B上の
応力分布[73]

様な応力分布が得られている。

モデルCでは，3方向の応力はいずれもアテローマ内部では外側に移るにつれて減少しており，モデルAやモデルBとは異なる応力分布となっている（図**4.39**）。中膜の円周方向応力と軸方向応力は，最も内側で最大となっており，それらの大きさはアテローマの最大応力（最も内側）の2倍以上にも達している。モデルDでも同様な応力分布となるが，アテローマが厚くなることによっ

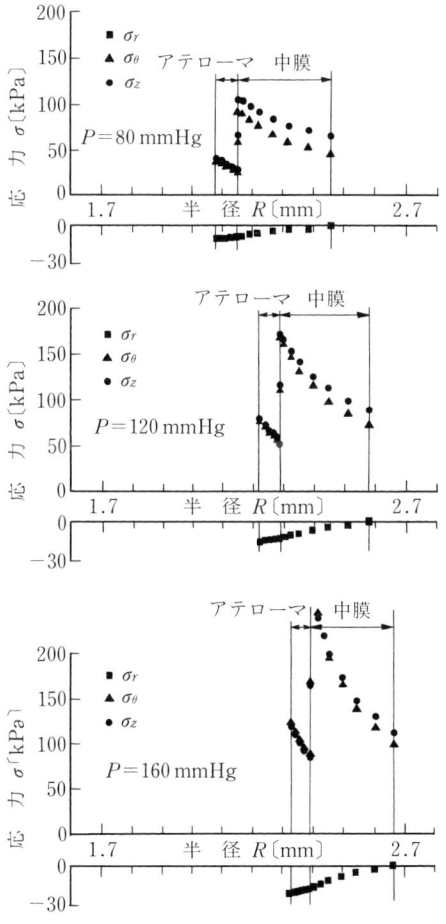

図 4.39 図 4.37 のモデル C の半径上の応力分布 [73]

て中膜内の応力が再配分され，中膜の最も内側の円周方向および軸方向応力はアテローマの最も内側の応力にかなり近くなる。

　これらの計算結果をまとめると，局所動脈硬化斑モデル（モデル A，B）では，動脈硬化斑端部近傍の中膜内で円周方向引張応力は非常に高くなり，局所的にきわめて大きな最大値をとる（**表 4.7**）。これら最大応力は中膜の引張強度にかなり近く，この応力が刺激となってさらに動脈硬化が進展する可能性が

4. 動脈の弾性と血管病変

表 4.7 内圧 160 mmHg によって動脈硬化斑とアテローマ, および動脈壁中膜に生じる円周方向応力 [73]

内圧 160 mmHg における円周方向応力（単位：kPa）	動脈硬化斑		中　膜	
	最大値	最小値	最大値	最小値
局所動脈硬化斑モデル				
モデルA（動脈硬化斑厚さ＝中膜厚さの1/3）				
半径 OB 上	72	0	292	142
動脈硬化斑端部近傍の中膜	—	—	677	—
モデルB（動脈硬化斑厚さ＝中膜厚さの2/3）				
半径 OB 上	80	0	264	132
動脈硬化斑端部近傍の中膜	—	—	870	—
一様アテローマモデル				
モデルC（アテローマ厚さ＝中膜厚さの1/4）	125*	87**	244*	97**
モデルD（アテローマ厚さ＝中膜厚さの2/3）	141*	50**	153*	68**
引張強度（単位：kPa）	131 ± 39		〜1 000	

（＊：最内壁，＊＊：最外壁）

示唆される。一方，一様アテローマモデル（モデルC，D）では，アテローマの最も内側の応力が，アテローマ自体の引張強度に匹敵するほどに高くなっており，アテローマの破壊，ひいてははく離して血流に乗って末梢に流れて血栓となり，細い血管を閉塞する危険性のあることが想像できる。

参　考　文　献

1) Caro, C.G., Pedley, T.J., Schroter, R.C. and Seed, W.A.: "Mechanics of the Circulation", Oxford Univ. Press (1978)
2) 林紘三郎，佐藤正明，半田肇，森竹浩三：血管壁のバイオメカニクス的研究（血管変形特性測定装置の試作と血管壁構成要素の断面積分率測定法について），材料，**22**, 538-543 (1973)
3) Hayashi, K., Sato, M., Handa, H. and Moritake, K.: Biomechanical study of vascular walls (Testing apparatus of mechanical behavior of vascular walls and measurement of volume fraction of their structural components), Proc. 16th Jap. Cong. Mat. Res., 240-244 (1973)
4) 東健彦，長谷川正光：動脈壁の静的粘弾性と平滑筋，脈管学，**11**, 201-205 (1971)

5) Bergel, D.H.: The properties of blood vessels, "Biomechanics - Its Foundations and Objectives"(Ed. Fung, Y.C., Perrone, N. and Anliker, M.), 105-139, Prentice-Hall (1972)
6) Learoyd, B.M. and Taylor, M.G.: Alterations with age in the viscoelastic properties of human aortic walls, Circ. Res., **18**, 278-292 (1966)
7) Hayashi, K., Ide, K. and Matsumoto, T.: Aortic walls in atherosclerotic rabbits - Mechanical study, Trans. ASME, J. Biomech. Eng., **116**, 284-293 (1994)
8) 林紘三郎，長沢史朗，鳴尾好人，半田肇：動脈壁のスティフネスと弾性，日本材料強度学会誌，**15**, 83-93 (1980)
9) Hayashi, K., Nagasawa, S,. Naruo, Y., Moritake, K., Okumura, A. and Handa, H.: Parametric description of mechanical behavior of arterial walls, 日本バイオレオロジー学会論文集，**3**, 75-78 (1980)
10) Hayashi, K., Handa, H., Nagasawa, S., Okumura, A. and Moritake, K.: Stiffness and elastic behavior of human intracranial and extracranial arteries, J. Biomech., **13**, 175-184 (1980)
11) 長沢史朗，奥村厚，鳴尾好人，森竹浩三，岡本新一郎，林紘三郎，半田肇：脳動脈のバイオメカニクス的研究－第1報：脳動脈の硬化－，脳神経，**31**, 919-925 (1979)
12) Nagasawa, S., Handa, H., Okumura, A., Naruo, Y., Moritake, K. and Hayashi, K.: Mechanical properties of human cerebral arteries. Part 1: Effects of age and vascular smooth muscle, Surg. Neurol., **12**, 297-304 (1979)
13) 長澤史朗，鳴尾好人，奥村厚，森竹浩三，林紘三郎，半田肇：イヌ大腿動脈平滑筋の力学特性，脈管学，**20**, 221-225 (1980)
14) 長澤史朗，鳴尾好人，奥村厚，森竹浩三，林紘三郎，半田肇：イヌ伏在動脈平滑筋の力学特性，脈管学，**20**, 313-320 (1980)
15) Hayashi, K., Nagasawa, S., Naruo, Y., Okumura, A., Moritake, K. and Handa, H.: Mechanical properties of human cerebral arteries, Biorheology, **17**, 211-218 (1980)
16) Nagasawa, S., Handa, H., Okumura, A., Naruo, Y., Okamoto, S., Moritake, K. and Hayashi, K.: Mechanical properties of human cerebral arteries. Part 2: Vasospasm, Surg. Neurol., **14**, 285-290 (1980)
17) Nagasawa, S., Handa, H., Naruo, Y., Okumura, A., Moritake, K. and Hayashi, K.: Biomechanical study on aging and vasospasm of human cerebral arteries, Biorheology, **19**, 481-489 (1982)
18) 五十嵐祐一郎，高見沢計一，林紘三郎，大西一男，種本基一郎：人冠状動脈の力学的特性，日本バイオレオロジー学会論文集，**6**, 243-246 (1983)
19) 林紘三郎，高見沢計一，中村孝夫，対馬信子：動脈壁変形能と血液に及ぼすバトロキソビンの効果，日本バイオレオロジー学会論文集，**6**, 247-250 (1983)
20) Hayashi, K., Naruo, Y., Nagasawa, S. and Handa, K.: Biomechanical study of cerebral arteries, "Biomechanics in China, Japan, and U.S.A." (Ed. Fung, Y.C., Fukada, E.

and Wang Junjian), 312-327, Sci. Press (1984)
21) Hayashi, K., Igarashi, Y. and Takamizawa, K.: Mechanical properties and hemodyamics in coronary arteries, "New Approaches in Cardiac Mechanics" (Ed. Kitamura, K., Abe, H. and Sagawa, K.), 285-294, Jap. Sci. Soc. Press (1986)
22) 林紘三郎, 高見沢計一, 加藤忠, 中村孝夫, 対馬信子：コレステロール負荷家兎の動脈弾性に及ぼすエラスターゼの効果, 日本バイオレオロジー学会誌, **1**, 95-103 (1987)
23) Hayashi, K., Takamizawa, K., Nakamura, T., Kato, T. and Tsushima, N.: Effects of elastase on the stiffness and elastic properties of arterial walls in cholesterol-fed rabbits, Atherosclerosis, **66**, 259-267 (1987)
24) Kawasaki, T., Sasayama, S., Yagi, S., Asakawa, T. and Hirai, T.: Non-invasive assessment of the age related changes in stiffness of major branches of the human arteries, Cardiovasc. Res., **21**, 678-687 (1987)
25) Imura, T., Yamamoto, K., Satoh, T., Mikami, T. and Yasuda, H.: Arteriosclerotic change in the human abdominal aorta in vivo in relation to coronary heart disease and risk factors, Atherosclerosis, **73**, 149-155 (1988)
26) Powalowsky, T. and Pensko, B.: A noninvasive ultrasonic method for the elasticity evaluation of the carotid arteries and its application in the diagnosis of the cerebro-vascular system, Arch. Acoustics, **13**, 109-126 (1988)
27) Hirai, T., Sasayama, S., Kawasaki, T. and Yagi, S.: Stiffness of systemic arteries in patients with myocardial infarction, Circ., **80**, 78-86 (1989)
28) Peterson, L.H., Jensen, R.E. and Parnell, R.: Mechanical properties of arteries in vivo, Circ. Res., **8**, 622-639 (1960)
29) Gow, B.S. and Taylor, M.G.: Measurement of vicoelastic properties of arteries in the living dog, Circ. Res., **23**, 111-122 (1968)
30) Milnor, W.R.: "Hemodynamics", 2nd Ed., 85, Williams & Wilkins (1989)
31) Bergel, D.H.: The static elastic properties of the arterial wall, J. Physiol., **156**, 445-457 (1961)
32) Hudetz, A.G.: Incremental elastic modulus for orthotropic incompressible arteries, J. Biomech., **12**, 651-655 (1979)
33) 小寺秀敏, 林紘三郎：動脈壁の動的力学特性に関する研究, 日本バイオレオロジー学会論文集, **4**, 88-91 (1981)
34) Bergel, D.H.: The dynamic elastic properties of the arterial wall, J. Physiol., **156**, 458-469 (1961)
35) Dobrin, P.B.: Vascular mechanics, "Handbook of Physiology - The Cardiovascular System III" (Ed. Shepherd, J.T. and Abboud, F.M.), 65-102, Am. Physiol. Soc. (1983)
36) Cox, R.H.: Differences in mechanics of arterial smooth muscle from hindlimb arter-

ies, Am. J. Physiol., **235**, H649-H656 (1978)
37) Hayashi, K.: Experimental approaches on measuring the mechanical properties and constitutive laws of arterial walls, Trans. ASME, J. Biomech. Eng., **115**, 481-488 (1993)
38) Langewouters, G.L., Wesseling, K.H. and Goehard, W.J.A.: The static elastic properties of 45 human thoracic and 20 abdominal aortas in vitro and the parameters of a new model, J. Biomech., **17**, 425-435 (1984)
39) Reneman, R.S., van Merode, T., Hick, P., Muytjens, A.M.M. and Hoeks, A.P.G.: Age-related changes in carotid artery wall properties in men, Ultrasound in Med. Biol., **12**, 465-471 (1986)
40) Cox, R.H.: Effects of age on the mechanical properties of rat carotid artery, Am. J. Physiol., **233**, H256-H263 (1977)
41) Pagani, M., Mirsky, I., Baig, H., Manders, W.T., Kerkhof, P. and Vatner, S.F.: Effects of age on aortic pressure-diameter and elastic stiffness-stress relationships in unanesthetized sheep, Circ. Res., **44**, 420-429 (1979)
42) Yin, F.C.P., Spurgeon, H.A. and Kallman, C.H.: Age-associated alterations in viscoelastic properties of canine aortic strips, Circ. Res., **53**, 464-472 (1983)
43) Fronek, K. and Fung, Y.C.: Mechanical properties of arteries as a function of topography and age, Biorheology, **17**, 227-234 (1980)
44) Stehbens, W.E.: "Pathology of Cerebral Blood Vessels", Mosby (1972)
45) Moritake, K., Handa, H., Okumura, A., Hayashi, K. and Niimi, H.: Stiffness of cerebral arteries - Its role in the pathogenesis of cerebral aneurysms, Neurol. medico-chir., Part I, **14**, 47-53 (1974)
46) 森竹浩三：脳動脈瘤の成因ならびに増大，破裂機序に関するバイオメカニクス的研究，第2部　脳動脈分岐部および脳動脈瘤内の血流動態に関する血行力学的研究，日本外科宝函，**44**, 108-123 (1975)
47) Ferguson, G.G.: Physical factors in the initiation, growth and rupture of human intracranial saccular aneurysms, J. Neurosurg., **37**, 666-677 (1972)
48) 鳴尾好人：実験的クモ膜下出血によるイヌ脳底動脈の力学的性質，日本外科宝函，**51**, 79-92 (1982)
49) Locksley, H.B.: Report on the cooperative study of intracranial aneurysms and subarachnoid hemorrhage, Section 5, Part I., J. Neurosurg., **25**, 219-239 (1966)
50) Moritake, K., Handa, H., Okumura, A., Nagasawa, S., Hayashi, K., Sato, M. and Hazama, F.: Quantitative analysis of microstructural components of human cerebral arteries, Neurol. Res., **3**, 67-82 (1981)
51) 平修二，林紘三郎，佐藤正明，半田肇，森竹浩三：血管壁のバイオメカニクス的研究（有限要素法による血管壁の応力解析），材料，**23**, 437-443 (1974)
52) 鳴尾好人，長沢史朗，森竹浩三，奥村厚，林紘三郎，渡辺英俊，半田肇：血管

壁の収縮性-血管壁弾性と平滑筋の収縮効率との関連について-, 日本バイオレオロジー学会論文集, **5**, 65-68 (1982)

53) Nagasawa, S., Handa, H., Naruo, Y., Watanabe, H., Moritake, K. and Hayashi, K.: Experimental vasospasm. Part 2. Contractility of spastic arterial wall, Stroke, **14**, 579-584 (1983)

54) Gow, B.S. and Hadfield, C.D.: The elasticity of canine and human coronary arteries with reference to postmortem changes, Circ. Res., **45**, 588-594 (1979)

55) Fischer, G.M. and Llaurado, G.J.: Collagen and elastin content in canine arteries selected from functionally different vascular beds, Circ. Res., **19**, 394-399 (1966)

56) Band, W., Geodhard, W.J.A. and Knoop, A.A.: Comparison of effects of high cholesterol intake on viscoelastic properties of the thoracic aorta in rats and rabbits, Atherosclerosis, **18**, 163-171 (1973)

57) Pynadath, T.I. and Mukherjee, D.P.: Dynamic mechanical properties of atherosclerotic aorta, Atherosclerosis, **26**, 311-318 (1977)

58) Mark, G., Hudetz, A.G., Kerenyi, T., Monos, E. and Kovach, A.G.B.: Is the sclerotic vessel wall really more rigid than the normal one? Prog. Biomech. Pharmacol., **13**, 292-297 (1977)

59) Farrar, D.J., Green, H.D., Bond, M.G., Wagner, W.D. and Gobbee, R.A.: Aortic pulse wave velocity, elasticity, and composition in a non-human primate model of atherosclerosis, Circ. Res., **43**, 52-62 (1978)

60) Cox, R.H. and Detweiler, D.K.: Arterial wall properties and dietary atherosclerosis in the racing greyhound, Am. J. Physiol., **236**, H790-H797 (1979)

61) Haut, R.C., Garg, B.D., Metke, M., Josa, M. and Kaye, M.P.: Mechanical properties of the canine aorta following hypercholesterolemia, Trans. ASME, J. Biomech. Eng., **102**, 98-102 (1980)

62) Hudetz, G., Mark, G., Kovach, A.G.B., Kerenyi, T., Fody, L. and Monos, E.: Biomechanical properties of normal and fibrosclerotic human cerebral arteries, Atherosclerosis, **39**, 353-365 (1981)

63) Farrar, D.J., Riley, W.A., Bond, M.G., Barnes, R.N. and Love, L.A.: Detection of early atherosclerosis in M.fascicularis with transcutaneous ultrasonic measurement of the elastic properties of the common carotid artery, Texas Heart Inst. J., **9**, 335-343 (1982)

64) Richter, H.A. and Mittermayer, C.H.: Volume elasticity, modulus of elasticity and compliance of normal and arteriosclerotic human aorta, Biorheology, **21**, 723-734 (1984)

65) Farrar, D.J., Bond, M.G., Sawyer, J.T. and Green, H.D.: Pulse wave velocity and morphological changes associated with early atherosclerosis progression in the aortas of cynomolgus monkeys, Cardiovasc. Res., **18**, 107-118 (1984)

66) Langewouters, G.J., Wesseling, K.H. and Goedhard, W.J.A.: Age-related changes in viscoelasticity of normal and arteriosclerotic human aortas, "Biomechanics: Current

Interdisciplinary Research" (Ed. Perren, S.M. and Schneider, E.), 245-250, Martinus Nijhoff (1985)

67) Hayashi, K.. Takamizawa, K., Nakamura, T., Kato, T. and Tsushima, N.: Effects of elastase on the stiffness and elastic properties of arterial walls in cholesterol-fed rabbits, Atherosclerosis, **66**, 259-267 (1987)

68) Newman, D.L., Gosling, R.G. and Bowden, N.L.R.: Changes in aortic distensibility and area ratio with the development of atherosclerosis, Atherosclerosis, **14**, 231-240 (1971)

69) Farrar, D.J., Green, H.D., Wagner, W.D. and Bond, M.G.: Reduction in pulse wave velocity and improvement of aortic distensibility accompanying regression of atherosclerosis in the rhesus monkey, Circ. Res., **47**, 425-432 (1980)

70) 宮崎彰, 福田薫, 本田瑞枝, 西本良博, 高橋道子, 山崎茂, 宿谷正毅, 増田善昭, 稲垣義明：コレステロール食家兎に於ける大動脈壁の物理学的特性の検討, バイオレオロジー学会論文集, **6**, 251-254 (1983)

71) 林紘三郎：動脈硬化血管の弾性, "弾性線維－病態生理と疾患－"（大山俊郎編), 137-152, 共立出版 (1992)

72) 林紘三郎：生体と機械工学, "生体機械工学"（日本機械学会編), 4-13, 日本機械学会 (1997)

73) Hayashi, K. and Imai, Y.: Tensile property of atherosclerotic plaque and an analysis of stress in atherosclerotic wall, J. Biomech., **30**, 573-579 (1997)

5 血液の流れ

5.1 はじめに

　流体力学は機械工学，航空・宇宙工学など工学への応用と関連しながら発展してきたが，空気中や水などの液体中の動物の推進運動や，血液循環器系，呼吸器系，泌尿器系など生体内における流れに対しても大きな関心が寄せられている。ところが，動物の運動や生体内の流れ現象はかなり複雑で，しかも生体固有の特徴が多くあるので，工学的応用のために使われてきた考え方や手法をそのままあてはめることが難しい場合も多い。

　しかし一方では，工学の分野にはないような興味ある問題が数多くあり，流体力学研究者の関心を引いている。鳥の飛翔や昆虫の飛行，魚などの遊泳，また生体内においては，心臓・血管内の血液の流れ，肺・気道内の気体の流れ，泌尿器管内の尿の流れ，関節内の関節液や耳の半規管・蝸牛管内のリンパ液の流動など，種々の流れに対して興味がもたれ，研究されている。ここでは，これらのなかで最も多く関心を集め，また重要な問題でもある循環器系の流れについて概説する。

5.2 血液流れの特徴

　血液は赤血球などの変形性物体が，血漿と称する液体中に分散する一種の懸濁液であるために，せん断速度が小さくなると非ニュートン性が強く現れ

る。また，毛細血管のように，管径が赤血球の大きさより小さい血管内では，赤血球はきわめて大きく変形しながら血管内壁をこすって移動し，その流れは流体力学のみでは取り扱えない。

太い動脈の中では，表 4.1 に示したように，レイノルズ数 (Reynolds number) は数千にも達し，時間的にも空間的にもある限定された領域では乱流が生じている[1]。

レイノルズ数 Re は

$$Re = \frac{\rho u D}{\mu} = \frac{uD}{\nu} \tag{5.1}$$

で定義される流れの無次元パラメータの一つで，ρ は流体の密度，u は流速，D は管内径，μ は流体の粘性係数，$\nu\,(=\mu/\rho)$ は動粘性係数である。レイノルズ数は，流れの慣性力と粘性力の比であって，レイノルズ数の大きい流れでは粘性の影響を無視してよく，逆にレイノルズ数の小さい流れでは慣性力を無視してよい。レイノルズ数が非常に大きい流れでは，大きな慣性力のために流れは乱流になる。

動脈内の流れは非定常的 (unsteady) で，拍動性 (pulsatile) であり，心臓弁の付近や太い動脈の内壁近くでは，局所的に逆流 (back flow, regurgitation) が生じる。大動脈内の流れは入り口領域の流れ (entrance flow) であり，しかも血液循環系は図 4.1 でもわかるように，無数に分岐 (bifurcation, branch) する曲がり管 (bent tube) で構成される。さらに，血管壁は第 4 章で述べたように比較的大きく弾性変形するうえに，状況に応じて収縮，弛緩する。

大動脈から末梢に進むにつれて，管径は細く，薄くなり，逆に総断面積は増加するので，平均血流速度は大きく減少する (表 4.1)。大動脈の径の減少の仕方は動物によって，また同じ動物でも個体によって違うが，イヌの場合には血管内腔断面積 A は

$$A = A_0 e^{-kZ/R_0} \tag{5.2}$$

でよく表されるようである[1]。ここで，A_0 と R_0 はそれぞれ上流のある位置の断面積と半径を，Z はこれからの距離を表し，k は係数であって 0.02 から

0.05 の間の値をとるとされている。

壁面近くの流れは粘性によって減速されるが，この効果が及ぶ領域を境界層 (boundary layer) と呼ぶ。特に振動流によって生じる境界層を振動境界層と呼び，その厚さはおおむね $(\nu/\omega)^{1/2}$ になる。ここで ω は角周波数であり，振動数を f とすると $\omega = 2\pi f$ である。管半径と振動境界層厚さの比

$$\alpha = \frac{D/2}{(\nu/\omega)^{1/2}} \tag{5.3}$$

はウォマスレイパラメータ (Womersley parameter) と呼ばれ，流れの非定常性を表すのに用いられる。動脈が細くなるにつれて，レイノルズ数とウォマスレイパラメータは大きく低下し（表4.1），粘性の影響が大きくなる。

5.3 血液の成分と特性

ヒト体内では，血液の重量は体重の約8％を占める。例えば体重70kgの男子は約5.5kgの血液を有し，血液の比重（約1.06）を考えると約5.2リットルの体積となる。このように，血液の重量や体積はかなり多いので，血液を一つの臓器と見なす考え方もある。

血液は，小さい血球成分が血漿 (plasma) と称する液体中に分散する懸濁液 (suspension) であり，正常なヒトの血液では，血球成分は体積にして35％から50％を占める。血球成分のほとんどは，直径約8μm，厚さ約2.5μmの，中央がくぼんだ円板形（図 **5.1**）のきわめて変形性に富む赤血球 (red cell, erythrocyte) であって，そのほかに血球成分全数の1/600以下の白血球 (white cell, leukocyte) と，1/800以下の血小板 (platelet) などがある。

血液の中で血球成分の占める体積分率をパーセントで表した値は，ヘマトクリット (hematocrit) と呼ばれており，正常なヒトの場合，男性では約45％，女性では40％程度である。血漿には，重量にして約90％の水分，約7％のタンパク質，およびその他の有機・無機物質が含まれる。

図 **5.2** でわかるように，せん断速度 (shear rate) が十分に高い場合や，ヘマ

図 5.1　ヒト赤血球の形状と寸法

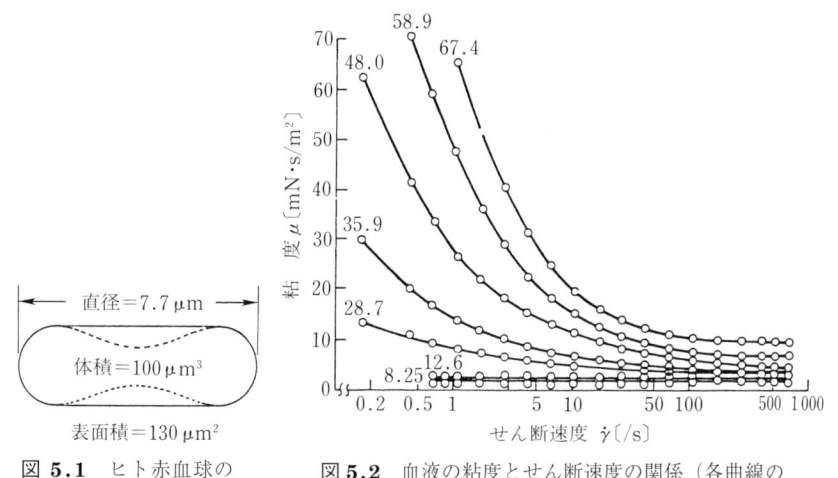

図 5.2　血液の粘度とせん断速度の関係（各曲線の数字はヘマトクリットを表す）[2]

トクリットが 15％程度以下の場合には，血液の粘度（粘性係数，viscosity）μ はせん断速度 $\dot{\gamma}$ の大きさに依存せずほぼ一定[2]であって，せん断応力（shear stress）τ とせん断速度 $\dot{\gamma}$ の間には次式が成り立つ．

$$\tau = \mu \dot{\gamma} \tag{5.4}$$

このような流体をニュートン流体（Newtonian fluid），性質をニュートン性（Newtonian）と呼ぶ．

　ヘマトクリットが高い場合には，図 5.2 でもわかるようにせん断速度が小さくなるに従って粘性係数は急激に増加し，非ニュートン性（non-Newtonian）を示すので，式 (5.4) は適用できない．この理由としては，赤血球が変形することと，低いせん断速度では赤血球が凝集して連銭（rouleaux）を形成することなどが考えられている[3]．

　また，管径が 500〜30 μm の間では，径の減少とともに血液の見掛けの粘性係数が低下する，フォーレウス・リンドクビスト（Fahraeus-Lindqvist）効果が現れる[4]．太い血管から細い血管への分岐の繰返しによって，細い血管の中のヘマトクリットが低下することが主たる原因であるとされている．Fahraeus[5] は，一定のヘマトクリットの血液を，大きい槽から細い管に流出させると，管

径が小さくなるに従って管内のヘマトクリットが減少することを見いだしたフォーレウス効果)。

細い血管内でヘマトクリットが減少する理由としては，管壁の近くの血球成分が管壁に垂直な方向に力を受けて，管壁の近くから管軸の方向に移動し(軸集中，radial migration)，管壁の近くには血漿のみの層ができること[6]や，せん断流れの中では赤血球は引き延ばされ，配向する[7]ことなどが考えられている[8]。デキストラン (dextran) 溶液という粘性の高い流体中では，変形する赤血球は管壁に近づかないことが確かめられている[6]。

5.4　心臓(左心室)内の血液の流れ

正常な左心室の内部では，左心室壁の長軸方向へのピストン運動によって血液は移動するが，心室壁は短軸方向へも収縮，弛緩するので，局所的にはこの方向の速度成分も有する複雑な流れが生じている[9]。心臓内で渦の生じることは，da Vinci (1.5節参照) が描いた図にもみられるように，古くから想像されてきたが，実際に観察されたのはごく最近のことである。

心臓内の血流 (図 5.3) は，循環生理学や心機能の診断，心臓弁置換などの

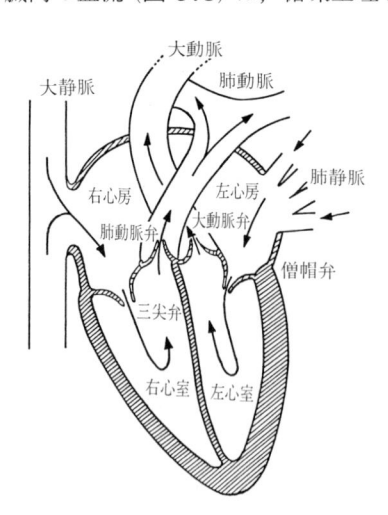

図 5.3　心臓内の血液の流れ

5.4 心臓(左心室)内の血液の流れ

治療のための基礎知識として重要であるが,計測が困難であったために比較的最近まで十分な知見は得られていなかった。しかしながら,近年,超音波断層診断装置に組み込んだ超音波血流計や小形の電磁血流計と圧力センサを先端に取り付けたカテーテル形トランスデューサなどの開発によって,心臓内の流れの臨床的計測が可能になってきた。

流れの向きの判定ができないという欠点があるものの,航空工学などの分野で,流速計測のために活用されているホットフィルム流速計 (hot film anemometer,あるいは熱線流速計,hot wire anemometer) は,実験的に血流情報を正確に知るには非常に有用である。これは,熱した細い金属線あるいは微細な金属

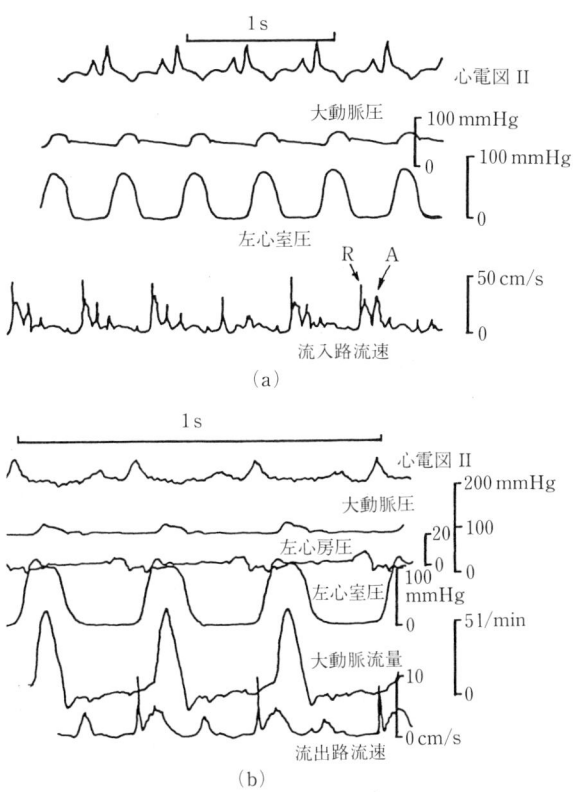

図 5.4 イヌ左心室内の流入路 (a) および流出路 (b) の血流速度波形[10]

箔を流体中に置き，流れによって持ち去られる熱の大いさから流速を求める方法である。

図 **5.4** に，ホットフィルム法で計測したイヌ左心室内の流入路（僧帽弁直後，図 5.3 参照），および流出路（大動脈弁直前）の血流速度波形を示す。流入路では，心臓の拡張期の急速充満と心房収縮に対応する 2 つのピーク（図 5.4 (a) でそれぞれ R と A）が観察されている。左心室内に流入したジェット流が急に減速されて生じる流れとは逆方向の圧力勾配と，これによって作られる渦の作用とによって，僧帽弁の弁尖が移動して弁が閉鎖する。収縮開始期に閉じた僧帽弁が左心房側に向けて瞬間的に膨隆，移動する際に流れが生じ，このために流出路では，左心室内圧の立上がりに合わせて鋭いスパイク（図 5.4(b)）が観察される。

図 **5.5** は，心臓の 1 拍動周期間の心電図，心音図，大動脈圧，左心室圧，

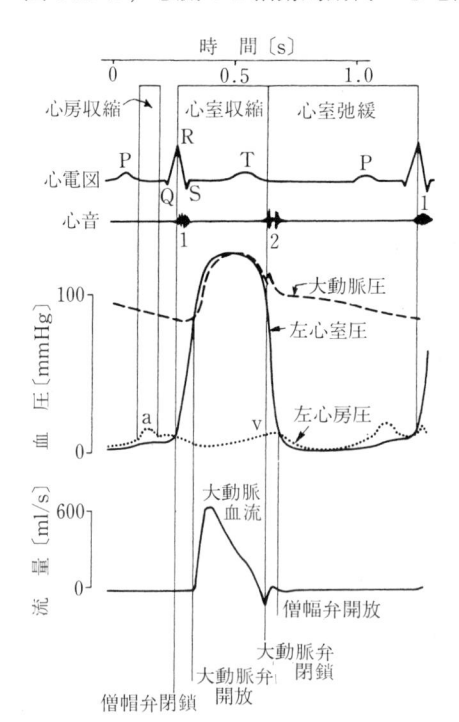

図 **5.5** 心臓の 1 拍動周期間の大動脈圧，左心室圧，左心房圧，大動脈血流などの変化

5.4 心臓（左心室）内の血液の流れ

左心房圧，大動脈血流の変化を示す．心電図のP波は心房の興奮を，QRS波は心室の興奮を表し，それぞれに引き続いて心房と心室の収縮が起こる．T波ののちに心室は弛緩する．

心筋の収縮によって左心室内圧は急速に上昇するが，ついには大動脈圧を超え，大動脈弁が開いて血液は大動脈へと流出していく．その後，左心室圧が大動脈圧より低くなり，しばらくののちに逆流が生じて大動脈弁が閉鎖して，拍出が停止し，これに合わせて大動脈の血圧波形にノッチ (dicrotic notch) ができる．引き続いて僧坊弁が開き，再び閉じるまでの間に左心房から心室内へ血液が流入する．心音の1は僧坊弁の閉鎖と大動脈弁の開放によって，また心音2は大動脈弁の閉鎖と僧坊弁の開放によって生じる．

血液を大動脈へ駆出する力はほぼ $(P_v - P_a)A$ で与えられる[1]．ここで，P_v は左心室の収縮によって発生する血圧に相当し，P_a は大動脈起始部の血圧，A は同起始部の面積である．この駆出力は

$$(P_v - P_a)A = \frac{(\rho A u_a dt) u_a}{dt} + \frac{d(I\rho V u_a)}{dt} \tag{5.5}$$

すなわち

$$\frac{P_v - P_a}{\rho} = u_a^2 + \frac{1}{A}\frac{d(IVu_a)}{dt} \tag{5.6}$$

で表される[1]．式 (5.5) の右辺第1項は心室から運び出される運動量の変化，第2項は心室内血液の運動量の変化であり，ρ は血液の密度，u_a は大動脈起始部の瞬時血流速度，I は心室のスケール因子，V は瞬時の心室容積である．

さらに，大動脈への流出血流量は心室容積の変化量に等しいので

$$Au_a = -\frac{dV}{dt} \tag{5.7}$$

これらの式は，心室内の圧力と容積を，大動脈内の血圧と血流速度に結びつける．

大動脈弁の閉鎖の機構に関しては，Bellhouseら[11]が大動脈弁の各弁葉（3枚）の後方にあるバルサルバ洞 (Valsalva's sinus) が重要な役割を果たしていることを示す実験的・理論的研究を行っている．収縮期前半の加速期では，弁の

先端は洞内に少し引っ込んだ状態となり，洞内には血流の渦ができ，弁葉の両側の圧力は等しく平衡を保つ。減速期には圧力勾配の向きが逆転し，バルサルバ洞内の圧力よりも血流側の圧力の方が低くなり，弁が閉鎖し始める。すると弁の先端部の血流路は狭められ，速度が増して血流側の圧力がますます低下するとともに，洞内に血流が入ってきて，洞内の圧力が上昇する（図 **5.6**）。これより生じる圧力の不均衡で，弁がますます閉鎖する。

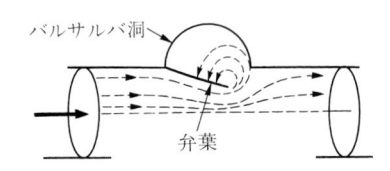

図 **5.6** 大動脈弁閉鎖のメカニズム [11]

5.5 動脈内の血液流れ

管内で静止していた流体に，突然圧力勾配が加わって動き始めるときの流れをスタート流れ (starting flow)，管内を流れている流体が，弁の閉鎖などによって急にせき止められるときに生じる流れの変化をストップ流れ (stopping flow) と呼ぶ。大動脈の血液は，大動脈弁が開くと同時に動き出し，閉鎖と同時にほぼ静止するので，大動脈内の血流は，スタート流れとストップ流れの特徴をもつとともに[12]，毎分70回程度の頻度で，1回当り約70mlの血液の間欠的駆出による拍動流となっている。

図 **5.7** は，イヌ大動脈の各部位における時間平均速度の断面内分布を示す。心臓を出たあたりでは，平均速度の分布はほとんど平らで境界層が未発達であることがわかり，遠くなるにつれて速度分布に丸みが現れてくるが，つぎの章で述べるようなハーゲン・ポアズイユ (Hagen‐Poiseuille) の法則で描けるような放物線形の速度分布をもつには至っていない。

軸対称とニュートン流体を仮定し，イヌ下行大動脈で局部的な血圧勾配と血管の内圧-内径関係を測定した結果を，のちに述べるナヴィア・ストークス

5.5 動脈内の血液流れ

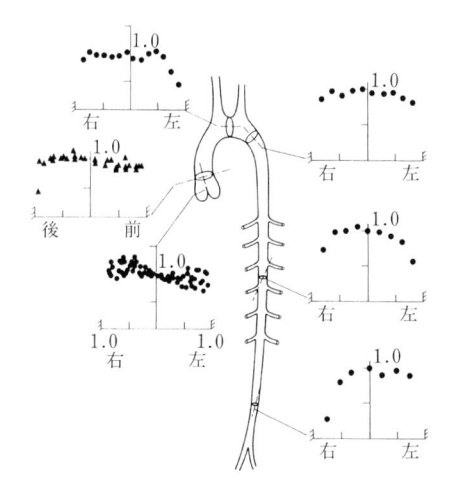

図 5.7 イヌ大動脈の各部位における時間平均速度（中心軸上の時間平均速度で無次元化）の断面（内半径で無次元化）内分布 [13]

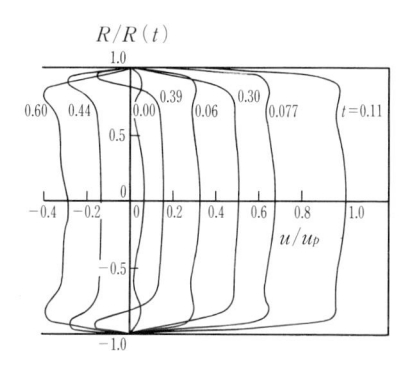

図 5.8 イヌ下行大動脈断面上の1拍動周期間の血流速度プロファイル（u は速度，u_p は最大速度，R は管半径上の位置，$R(t)$ は瞬間管半径，時刻 $t=0$ で大動脈弁が開放） [14]

（Navier‐Stokes）の方程式に入れて計算した，1拍動周期間の断面上の血流速度プロファイルを図 5.8 に示す．弛緩期で逆流がみられるとともに，収縮期であっても速度分布はほぼ平坦になっている．当然のことながら，速度プロファイルの形は平均血圧や心拍出量に左右される．

また，大動脈弓（図 4.1）の曲率は大きく，曲がり管の曲率の相対的大きさを表す曲率比 δ（$= r/R$，r は管内半径，R は曲率半径）は 0.3 から 0.4 [15] である．大動脈弁直上では，図 5.7 でも見られるように速度分布はほぼ対称で平らであるが，大動脈の直径程度の距離以上に下流に進むと，曲がりのために速度分布に非対称性が現れる（図 5.9）[16]．

曲がり管の入り口領域では境界層は薄く，曲率の中心から外へ向けて働く遠心力と釣り合うために，管内の圧力は曲がりの外側で高くなり，このためこの位置の速度は小さくなって，曲がりの内側の速度が大きくなる．そして，次第に境界層が管中央に達し，完全に発達した流れ（fully developed flow）となり，遠心力は流れを曲がりの外側に押しやり，流速分布が外側で高くなる．また，

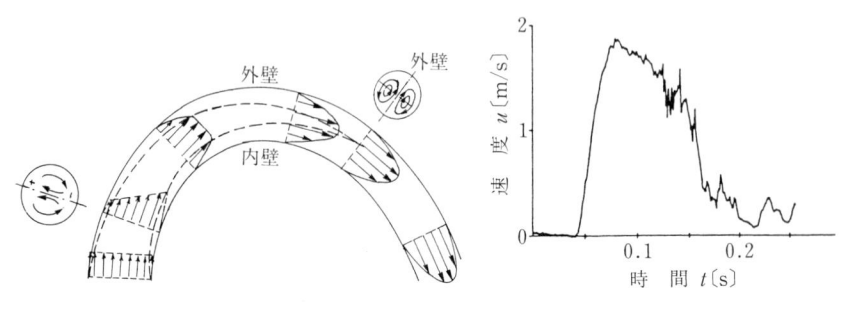

図 5.9　大動脈弓に相当する曲がり管内の
　　　　速度プロファイルと2次流れ

図 5.10　イヌ上行大動脈内で
　　　　　測定される流速波形 [18]

管の断面上では図に示すような2次流れ（secondary flow）が生じるものと考えられている[17]。

ピーク血流速度に対して計算されるレイノルズ数は，イヌの場合，心臓を出たところの上行大動脈で4500，下行大動脈で3400，腹大動脈で1250，大腿動脈で1000程度である（表4.1）。生体は合目的的に作られているので，生体内の血液流れには，乱流が生じているはずがないと長い間考えられていたようである。しかしながら，実際には，健常なイヌでしかも安静状態にあっても，上行大動脈では最大流速をとる付近から減速期にかけて，ストップ流れで現れるような乱流の存在が観察されている（図 5.10）。正常なヒトの安静状態でも，上行大動脈内で流れのじょう乱が観測されている[19]。

心臓から出た直後の大動脈壁は，拍動圧によって数％の径変化を示し（表4.3），しかも心臓から遠くなるにつれて，次第に管径が減少するとともに壁弾性が低下する。また，からだの各部へ複雑に分岐していくので，これらの影響が血圧波形や脈派の伝ぱに現れる。例えば図 5.11 に示すように，大動脈から大腿動脈に進むにつれて，流速は次第に減少するが，血圧波形の立上がりが急峻（スティープニング，steepening）となるとともに，最大血圧が上昇（ピーキング，peaking）する[20),21)]。これらの現象は，末梢の血管やその分岐部からの圧力波の反射，管弾性の変化，流れや管弾性の非線形性などが複雑にからみ合って生じるものとみられる[22)-24)]。

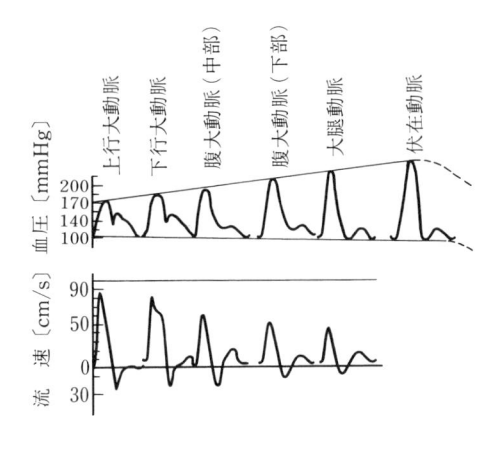

図 5.11 心臓から下肢に向かう動脈内の血圧と血流速の波形（文献 20)と 21)を参考に作成）

5.6 細い血管内の流れ

直径が 100 μm 以下の細動脈（arteriole），毛細血管（capillary），細静脈（venule）内の流れは微小循環（microcirculation）と呼ばれる。からだのすみずみで周囲組織との間で，血流によって運ばれてきた栄養物質とガスの交換が行われるので，生体の維持にとって非常に重要な役割を果たしている。

細動脈から毛細血管に近くなると，血圧と流速は次第に低下し，流速は毛細血管あるいは細静脈に入ったあたりで最も低くなる（図 5.12）。圧力勾配はこの範囲で急速に増加し，毛細血管で最大（10^{-3} cmH$_2$O/μm）となったのち，細静脈に入って急速にほぼ 0 近くまで低下する[26]。細静脈に入ってからも血圧は緩慢に低下し続けるが，流速は増加傾向を示す。なお，毛細血管内でも振幅 1〜2 mmHg の拍動圧が計測されている[27]。

これらの細い血管内の流れでは，表 4.1 に示すようにレイノルズ数は非常に小さく，毛細血管ではたかだか 0.001 程度にしかならないので，流体の慣性の効果はまったく無視できる。しかも心臓の拍動による圧力変動の影響もほとん

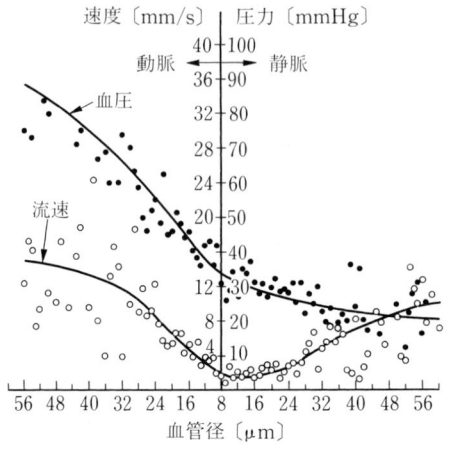

図 5.12 細動脈から細静脈の間の血圧と血流速度の変化 [25]

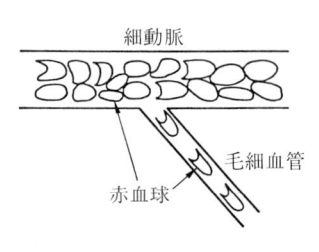

図 5.13 細動脈と毛細血管の中を流れる赤血球の様子 [8]

ど伝達されてこないので，太い血管内の血流に対する流体力学的取扱いをそのまま適用することはできない。また，これらの血管は，複雑に入り組んだ網目様に構築されており，あるときは細動脈から細静脈へ行くのに数本の道筋しか流れないのに，あるときにはそれが枝分かれして数十本の毛細血管を流れたり，ときには逆流や停止を伴うなど，非常に複雑な変化が生じる。

　赤血球の著しく高い変形能と，赤血球と血管内皮細胞との間に形成される潤滑層のために，赤血球は大きく変形しながら直径 $5 \sim 10\,\mu m$ の毛細血管内を流れる（図 5.13）。管壁の抵抗が相対的に高くなり，しかも赤血球が大きく変形するような細い血管内では，見掛けの粘性係数は増加して，5.3 節で述べたフォーレウス・リンドクビスト効果とは逆の現象が生じる。

　また，赤血球の 0.1 %程度の数しかない白血球（直径 $7 \sim 22\,\mu m$）も，微小循環では重要な影響をもつと考えられている。白血球は，しばしば細い血管の内面上を横転しながら流れるが，疾患などの非正常な条件下では白血球が壁に容易に付着するので，血流に対する抵抗が無視できないほどに大きくなる。

5.7 静脈内の流れ

静脈は動脈に比べて著しく壁が薄い(表4.1)ので,変形しやすく,このために断面形状が非一様な変形,すなわち圧平(collapse)が生じ,管断面形状と管断面積が小さい内圧変化によって大きく変わる[1]。しかも血圧が 10 mmHg 以下と低いために,血管周囲の圧力の影響を強く受け,姿勢の変化や呼吸などによって,生理的な状態にあってもこのような現象が生じる。

内圧の小さな変化によってその容積を大きく変え,循環血液量の 75 % 程度が静脈にあるので,静脈は別に容量血管と呼ばれている。循環する血液量の調節など生体の維持と制御に大きな役割を果たすが,バイオメカニクスの立場からの静脈の研究は非常に少ない。

5.8 コラプシブルチューブ

コラプシブルチューブ(collapsible tube)とは,管壁が軟らかく,管の内外圧差が小さくても容易につぶれて閉塞する状況にある弾性管のことである。コラプシブルチューブに関連する生体内現象としては,上に述べたような静脈の変形,冠循環における血管滝現象,胸腔内静脈でみられる壁の自励振動現象や,カフ形血圧計のコロトコフ音,気管や尿管内流れのダイナミクスなどがあげられる。このような管は,以下に述べるように負抵抗の性質を示したり,自励振動を生じるなど,いくつかの興味ある現象を示すので,モデル実験や数値解析が行われている[1),28)-30)]。

図 **5.14** は,コラプシブルチューブ内流れの研究に用いられる実験装置の例である。管の入り口圧 (P_1),出口圧 (P_2) と,管の外圧 (P_e) との差 $P_1 - P_e$,$P_2 - P_e$ の大きさによって流れの状態が大きく左右される。図 **5.15** は,外圧 P_e を作用させた薄肉の管で,貯液槽の圧力 P_r を変化させる実験で得られる,流量 Q と管の入り口と出口の圧力差,すなわち圧力損失 ΔP ($= P_1 - P_2$) の関

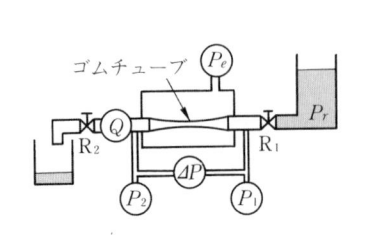

図 5.14 コラプシブルチューブの実験装置[28]

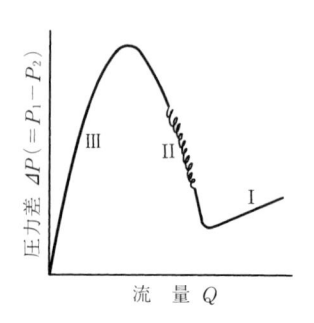

図 5.15 コラプシブルチューブの流量と入り口・出口圧力差の関係

係を示す。$P_1-P_e>0$, $P_2-P_e>0$である領域Ⅰでは，管はふくらんだままで流量は圧力差に比例する。

　流量が減少して領域Ⅱに入ると，出口側の圧力が減少して外圧より低くなり，出口側から管が部分的につぶれ始める。そして次第に管のつぶれた領域が入り口側に広がっていくために，流路抵抗が急速に増加し，流量減少とともに圧力差が急激に増加する。

　領域Ⅱでは，流量の増加に伴って圧力損失（抵抗）が減少するので，非線形解析理論で負抵抗（negative resistance）と呼ばれる領域になっている。管がたわむために，管の内圧が変化し，その圧力変化によって再び管が変形し，これが原因で再度圧力が変動する。このように，管の変形と内圧の変化が相互に干渉して，条件によっては図5.15に示すように自発的，継続的な振動（自励振動，self-excited oscillation）が生じる。

　$P_1-P_e<0$, $P_2-P_e<0$である領域Ⅲに入ると，管は全体にわたってつぶれているために，流量は圧力差にほぼ比例するが，流路抵抗が領域Ⅰよりはるかに大きいために曲線の傾きが著しく高くなる。

　管と流れの3次元性や非線形性を厳密に考慮した解析はきわめて難しいので，Matsuzakiら[31)-33)]は，2枚の薄肉弾性膜の外側に非線形ばねを結合させた2次元のモデル流路で，膜と流れの自励振動の解析を行っている。そして，自励振動の発生には流体の粘性の効果が重要であることや，上流，下流の剛体管部

が流路壁振動に複雑な影響を与えることなどを明らかにしている。また，大場ら[34]は，レーザドップラー流速計を用いて自励振動するモデル管内の流速を計測し，チューブがつぶれるあたりの流れ場が，管壁の動的な振動に強く影響され，これが管中心部にまで及ぶという結果を得ている。

　心臓の壁に酸素と栄養物質を供給し，これを養う冠血管（図4.23）のほとんどは，心筋の中に埋まっているために，心臓の収縮に伴って生じる心筋圧（したがって血管外圧）の影響を強く受ける。血管内下流圧が血管周囲の組織圧（心筋圧）に比べて低いときには，その血管内の流量は下流圧にはよらず，上流圧と組織圧のみに依存する。これは血管滝現象（vascular waterfall phenomenon）と名づけられ[35]，古くから図5.14に示したような装置を用いたモデル解析が行われている[36]。

　また，胸腔内の静脈などでは血液の流入に伴い，血管壁が周期的に振動する[37]。これに相当する現象は，コラプシブルチューブが負抵抗域にあり，かつレイノルズ数が高いときに観察される。

　自励振動現象の特殊な例として，日常的に使われているカフ形血圧計（sphygmomanometer）で利用するコロトコフ音（Korotkov sound）の発生があげられる。これを用いた血圧測定では，図**5.16**に示すように，上腕部をカフ内の空気で加圧して血流を途絶したのち，徐々にカフ内圧を減少させていく過程で，血流の再開に対応して，最高血圧と最低血圧の間だけ生じる音（コロトコフ音）を検出し，その発現と消滅のときのカフ内の空気圧を，それぞれ最高血圧と最低血圧とする[38],[39]。

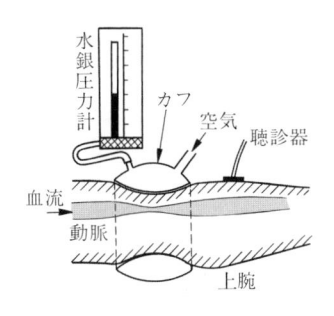

図5.16　コロトコフ音を利用するカフ形血圧計

この音の発生原因はまだ十分には解明されていないが，動脈壁の自励振動現象によって生じるとする報告がある．清水ら[40)~42)]は，コロトコフ音発生の間の血流の挙動を明らかにする目的で，図5.14と同様な実験装置を用いて，管内の圧力波形を詳しく調べている．その結果，最低血圧測定条件下でのコロトコフ音の発生は，外圧によっていくらかつぶされた血管内を圧力波が伝ぱする際に，圧力波の追いつき現象によって波頭に形成される衝撃波によるものであることを示した[40)]．

また，カフ内圧の高いときに生じるコロトコフ音は，完全圧平された管内を圧力波が伝ぱする際に生じる急峻な波頭により，管が急膨張するために発生するとしている[41)]．さらに，血圧測定において意味をもつのはカフ上流側の上腕動脈の長さが十分短いときのみであり，しかもこのとき測定される血圧は大動脈圧であることを示す結果を得ている[42)]．

参 考 文 献

1) Caro, G.C., Pedley, T.J., Schroter, R.C. and Seed, W.A.: "The Mechanics of the Circulation", Oxford Univ. Press (1978)
2) Brooks, D.E., Goodwin, J.W. and Seaman, G.V.F.: Interactions among erythrocytes under shear, J. Appl. Physiol., **28**, 172-177 (1970)
3) 谷下一夫：生体における輸送現象－その1，流れと熱輸送，日本機械学会誌，**88**, 1330-1336 (1985)
4) Fahraeus, R. and Lindqvist, T.: Viscosity of blood in narrow capillary tubes, Am. J. Physiol., **96**, 562-568 (1931)
5) Fahraeus, R.: The suspension stability of blood, Physiol. Rev., **9**, 241-274 (1929)
6) Goldsmith, H.L.: The microrheology of human erythrocyte suspensions, "Theoretical and Applied Mechanics (Proc. 13th IUTAM Congress)" (Ed. Becker, E. and Mikhailov, G.K.), Springer-Verlag (1972)
7) Goldsmith, H.L.: Deformation of human red cells in tube flow, Biorheology, **7**, 235-242 (1971)
8) Fung, Y.C.: "Biomechanics - Mechanical Properties of Living Tissues", 2nd Ed., Springer-Verlag (1993)
9) 北畠顕，森田利男，井上通敏：健常ヒト左心室内における血流,"血流"（菅原基晃，松尾裕英，梶谷文彦，北畠顕編），22-25，講談社サイエンティフィク

(1985)
10) 山口隆美,菅原基晃,桜井靖久： Hot-film 流速計の血流速度計測への応用,医用電子と生体工学, **16**, 130-133 (1978)
11) Bellhouse, B.J. and Talbot, L.: The fluid mechanics of the aortic valve, J. Fluid Mech., **35**, 721-735 (1969)
12) 菅原基晃：大動脈内の乱流,医用電子と生体工学, **23**, 492-498 (1985)
13) Schultz, D.L.: Pressure and flow in large arteries, "Cardiovascular Fluid Dynamics, Vol. 1" (Ed. Bergel, D.H.), 287-314, Academic Press (1972)
14) Ling, S.C., Atabek, H.B., Letzing, W.G. and Patel, D.J., Nonlinear analysis of aortic flow in living dogs, Circ. Res., **33**, 198-212 (1973)
15) Fung, Y.C.: Blood flow in arteries, "Biodynamics - Circulation", Chap. 3, 77-165, Springer-Verlag (1984)
16) 菅原基晃,山口隆美：流体力学的基礎, "心臓血管系の力学と基礎計測" (沖野遥,菅原基晃,松尾裕英編), 156-186, 講談社サイエンティフィク (1980)
17) Simon, H.A., Chang, M.H. and Chow, J.C.F.: Heat transfer in curved tubes with pulsatile, fully developed, laminar flows, Trans. ASME, J. Heat Transfer, **99**, 590-595 (1977)
18) Yamaguchi, T., Kikkawa, S., Yoshikawa, T., Tanishita, K. and Sugawara, M.: Measurement of turbulence intensity in the center of the canine ascending aorta with hot-film anemometer, Trans. ASME, J. Biomech. Eng., **105**, 177-187 (1983)
19) Stein, P.D. and Sabbah, H.N.: Hemorheology of turbulence, Biorheology, **17**, 301-319 (1980)
20) McDonald, D.A.: "Blood Flow in Arteries", Edward Arnold (1974)
21) Nichols, W.M. and O'Rourke, M.F.: "McDonald's Blood Flow in Arteries", 3rd Ed., Edward Arnold (1990)
22) 菅原基晃,桜井靖久,井街宏,藤正巌：動脈中の脈波の非線形理論,医用電子と生体工学, **11**, 180-189 (1973)
23) Niimi, H., Hayashi, K., Sato, M., Handa, H., Moritake, K. and Okumura, A.: Nonlinear theory of pulse waves in blood vessels, J. Phys. Soc. Jap., **38**, 1516-1521 (1975)
24) 菅原基晃,山口隆美：大動脈内の血液の流れ, "心臓血管系の力学と基礎計測" (沖野遥,菅原基晃,松尾裕英編), 186-199, 講談社サイエンティフィク (1980)
25) Zweifach, B.W. and Lipowsky, H.H.: Quantitative studies of microcirculatory structure and function. III. Microvascular hemodynamics of cat mesentery and rabbit omentum, Circ. Res., **41**, 380-390 (1977)
26) Zweifach, B.W.: Quantitative studies of microcirculatory structure and function. I. Analysis of pressure distribution in the terminal vascular bed, Circ. Res., **34**, 843-857 (1974)

27) Zweifach, B.W.: Quantitative studies of microcirculatory structure and function. II. Direct measurement of capillary pressure in splanchmic mesenteries, Circ. Res., **34**, 858-868（1974）
28) 松崎雄嗣：生体の流力弾性的問題，機械の研究，**31**, 922-926（1979）
29) Kamm, R.D. and Pedley, T.J.: Flow in collapsible tubes: A brief review, Trans. ASME, J. Biomech. Eng., **111**, 177-179（1989）
30) 松崎雄嗣：つぶれやすい血管，"バイオメカニクス概説"（日本機械学会編），34-39，オーム社（1993）
31) Matsuzaki, Y. and Matsumoto, T.: Flow in a two-dimensional collapsible channel with rigid inlet and outlet, Trans. ASME, J. Biomech. Eng., **111**, 180-184（1989）
32) 松本健志，松崎雄嗣：流れのはく離を伴う二次元弾性流路内の流れ，日本機械学会論文集（B偏），**57**, 4052-4057（1991）
33) Matsuzaki, Y. and Seike, K.: Numerical analysis of flow in a collapsible vessel based on unsteady and quasi-steady flow theories, "Computational Biomechanics"（Ed. Hayashi, K. and Ishikawa, H.）, 185-198, Springer-Verlag（1996）
34) 大場謙吉，桜井篤，岡順治：自励振動中のコラプシブル・チューブ内の局所流れ場のLDVによる測定，日本機械学会論文集（C編），**63**, 668-673（1997）
35) 梶谷文彦，友永轟，辻岡克彦：冠状血管内の血液流れ，"血流"（菅原基晃，松尾裕英，梶谷文彦，北畠顕編），85-132，講談社サイエンティフィク（1985）
36) Downey, J.M. and Kirk, E.S.: Inhibition of coronary blood flow by a vascular waterfall mechanism, Circ. Res., **36**, 753-760（1975）
37) Brecher, G.A.: Mechanism of venous flow under different degrees of aspiration, Am. J. Physiol., **169**, 423-433（1952）
38) 金井寛：血圧測定，"臨床MEハンドブック"（日本エム・イー学会編），266-267，コロナ社／医学書院（1984）
39) 福嶋孝義，松崎雄嗣：生体の流体力学，"生体力学"（日本機械学会編），143-205，オーム社（1991）
40) 清水優史，谷田好通：コロトコフ音発生機構の解明（最低血圧での機構），日本機械学会論文集（B編），**48**, 1936-1944（1982）
41) 清水優史：高いカフ圧で生ずるコロトコフ音の発生機構，日本機械学会論文集（B編），**50**, 3107-3115（1984）
42) 清水優史：聴診法による血圧計測の意味，日本バイオレオロジー学会誌，**1**, 220-229（1987）

6 血液流れの解析と動脈硬化

6.1 はじめに

　前章で述べたように,血液流れには流体力学の立場からみて非常に多くの特徴があり,従来の工学・工業の分野で使われている解析手法や,得られた結果を利用することができない場合も多い。それらの中で最も特徴的な点は,血管の幾何学的形状,流れの非ニュートン性,管弾性,流れの拍動性である。これらすべてを考慮して血液流れを解析することは非常に難しいが,それでも研究は徐々に進展しており,多くの新しい知見が得られつつある。

　ここではまず,血液流れを理解し,解析するための力学の基本的事項について簡単にまとめておく。上記のような点を考慮した力学解析は非常に難しいので,これまでは主として実験モデルを用いた研究が進められてきた。そこで,血液流れを考えて,拍動流を対象にし,血管の幾何学的形状,管弾性,非ニュートン性などの影響を検討した研究を概説する。流れにかかわる血管病変は多いが,これらの研究の多くは動脈硬化との関連で進められているので,最後に,動脈硬化発生の流体力学的因子についてやや詳しく説明する。

6.2 血液流れの力学

6.2.1 ポアズイユの法則

　パリ生まれのPoiseuilleは,リザーバにつないだ円管内にいろいろな流体を

流す簡単な実験で，流量は圧力差と管径の4乗に比例し，管長と粘性に反比例することを発見した．この関係は以下に述べるように，理論的にも導かれる．

まず，図 **6.1** に示すように，半径 r の軸対称定常流を考えると，上流側と下流側の圧力差は流れのせん断応力と釣り合うので

$$\pi r^2 \left[(p - dp) - p \right] = 2\pi r dx \tau \tag{6.1}$$

したがって，

$$\tau = -\frac{r dp}{2 dx} \tag{6.2}$$

この式はストークス（Stokes）の式と呼ばれる．

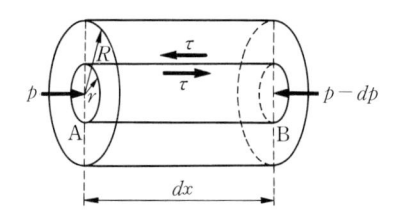

図 **6.1** 内半径 R の円管の中の流れに考えた半径 r の円筒要素

ニュートン流体を仮定すると，式 (5.4) から

$$\tau = -\mu \frac{du}{dr} \tag{6.3}$$

が成り立つ．ここで u は半径 r の位置における速度である．

これら二つの式を組み合わせ，内半径 R の管の管壁上ですべりがないとする境界条件を考慮すると，速度分布は

$$u = -\frac{(R^2 - r^2)}{4\mu} \frac{dp}{dx} \tag{6.4}$$

となり，流量は次式で求められる．

$$Q = \int_0^R u 2\pi r dr = -\frac{\pi R^4}{8\mu} \frac{dp}{dx} \tag{6.5}$$

この関係は一般にポアズイユの法則と呼ばれ，粘性流体の定常流の解析に用いられる．

なお，ドイツの土木学者 Hagen も管内の液体の運動を実験的に研究し，Poiseuille に先だって同様な関係を発見しているので，これはハーゲン・ポア

ズイユ (Hagen‑Poiseuille) の法則と呼ばれることもある。式 (6.5) は，後に述べるニュートン流体に対するナヴィア・ストークスの方程式から導くこともできる。

　ハーゲン・ポアズイユの法則が適用できるためには，流れは層流でなければならず，また管の入り口から十分下流へ離れた流れでなければならない。実際の血管では，図 5.7 でも見られるように，太い動脈ではこの法則はあてはまらないが，一つの目安として血流の解析にしばしば使われている。

6.2.2　連続の式と運動方程式

時刻 t において領域 V に含まれる質量 m は

$$m = \int_V \rho \, dV \tag{6.6}$$

である。ここで，$\rho = \rho(\boldsymbol{x}, t)$ は，時刻 t，位置 $\boldsymbol{x}$ における連続体の密度である。質量が保存されるためには

$$\frac{Dm}{Dt} = 0 \tag{6.7}$$

でなければならない。

　ここで一般に Du/Dt は

$$\frac{Du}{Dt} = \frac{\partial u}{\partial t} + u \frac{\partial u}{\partial x} \tag{6.8}$$

で表され，D/Dt を物質導関数 (material derivative) と呼ぶ。例えば，任意の関数 $F(x_1, x_2, x_3, t)$ の導関数は

$$\frac{DF}{Dt} \equiv \left(\frac{\partial F}{\partial t} \right)_{\boldsymbol{x}=一定} + v_1 \frac{\partial F}{\partial x_1} + v_2 \frac{\partial F}{\partial x_2} + v_3 \frac{\partial F}{\partial x_3} \tag{6.9}$$

となる[1),2)]。そうすると式 (6.7) はつぎのようになる。

$$\frac{\partial \rho}{\partial t} + \frac{\partial (\rho v_j)}{\partial x_j} = 0 \tag{6.10}$$

あるいは

$$\frac{D\rho}{Dt} + \rho \frac{\partial v_j}{\partial x_j} = 0 \tag{6.11}$$

これらの式を連続の式 (equation of continuity) と呼ぶ。

血流のように，管のある断面（断面積 A）を速度 u で通過する1次元流れに対する連続の式は

$$\frac{\partial A}{\partial t} + \frac{\partial (uA)}{\partial x} = 0 \tag{6.12}$$

になる．

ニュートンの運動の法則に従えば，運動量の変化率は作用する力の合力に等しい．時刻 t において，領域 V に含まれるすべての質点の運動量は

$$P_i = \int_V \rho v_i dV \tag{6.13}$$

で表される．また，物体が表面力 $\overset{v}{T_i}$ と単位体積当りの物体力 X_i を受けていれば，合力は

$$F_i = \int_S \overset{v}{T_i} dS + \int_V \rho X_i dV \tag{6.14}$$

となる．

式 (3.1) と式 (3.2) から

$$\overset{v}{T_i} = \sigma_{ji} v_j \tag{6.15}$$

が成り立ち，これを式 (6.14) に代入し，ガウス (Gauss) の定理を用いて変換すると

$$F_i = \int_V \left(\frac{\partial \sigma_{ij}}{\partial x_j} + \rho X_i \right) dV \tag{6.16}$$

が得られる．上記のニュートンの法則は

$$\frac{DP_i}{Dt} = F_i \tag{6.17}$$

と書けるので，これに式 (6.13) と式 (6.16) を代入し，両辺の被積分関数が等しくなければならないことを考慮すると

$$\frac{\partial (\rho v_i)}{\partial t} + \frac{\partial}{\partial x_j}(\rho v_i v_j) = \frac{\partial \sigma_{ij}}{\partial x_j} + \rho X_i \tag{6.18}$$

が導かれる．この式の左辺は

$$v_i \left(\frac{\partial \rho}{\partial t} + \frac{\partial (\rho v_j)}{\partial x_j} \right) + \rho \left(\frac{\partial v_i}{\partial t} + v_j \frac{\partial v_i}{\partial x_j} \right) \tag{6.19}$$

の形に書ける．最初の括弧の中は，式 (6.10) から 0 となるので，式 (6.18) は

$$\rho \frac{Dv_i}{Dt} = \frac{\partial \sigma_{ij}}{\partial x_j} + \rho X_i \tag{6.20}$$

となる。この式は，連続体に対するオイラーの運動方程式（Eulerian equation of motion）と呼ばれている。

物体力を考慮しない場合の1次元流れに対するオイラーの運動方程式は

$$\rho \left(\frac{\partial u}{\partial t} + u \frac{\partial u}{\partial x} \right) = -\frac{\partial p}{\partial x} \tag{6.21}$$

となる。

定常流の場合，$\partial u / \partial t = 0$ であるので，この式は

$$\frac{d}{dx}\left(p + \frac{1}{2}\rho u^2 \right) = 0 \tag{6.22}$$

となり，これを積分すると

$$p + \frac{1}{2}\rho u^2 = p_0 = 一定 \tag{6.23}$$

が得られる。この式はベルヌーイ（Bernoulli）の定理であり，左辺第1項は静圧（static pressure），第2項は動圧（dynamic pressure），右辺は総圧（total pressure）と呼ばれる。

6.2.3　ナヴィア・ストークスの方程式

流体であっても第3章で定義した応力が適用できる。固体の応力-ひずみ関係に対応して，流体では応力と速度の関係が構成方程式となり，その最も簡単な例がニュートン流体に対する式 (5.4) である。これを一般化すると

$$\sigma_{ij} = -p\delta_{ij} + D_{ijkl}V_{kl} \tag{6.24}$$

で記述できる。ここで，V_{kl} は速度テンソル，p は静圧でスカラー，δ_{ij} はクロネッカー（Kronecker）のデルタ，D_{ijkl} は流体の粘性係数のテンソルである。

流体が等方性であれば，テンソル D_{ijkl} は任意の直交座標系で同じ成分の配列をもち，つぎのように二つの独立な定数 λ，μ で表すことができる[1),2)]。

$$D_{ijkl} = \lambda \delta_{ij}\delta_{kl} + \mu \left(\delta_{ik}\delta_{jl} + \delta_{il}\delta_{jk} \right) \tag{6.25}$$

そうすると，式 (6.24) はつぎの形になる．

$$\sigma_{ij} = -p\delta_{ij} + \lambda V_{kk}\delta_{ij} + 2\mu V_{ij}$$
$$= -p\delta_{ij} + \lambda \frac{\partial v_k}{\partial x_k}\delta_{ij} + \mu\left(\frac{\partial v_i}{\partial x_j} + \frac{\partial v_j}{\partial x_i}\right) \quad (6.26)$$

書き下してみると

$$\sigma_{xx} = -p + 2\mu\frac{\partial u}{\partial x} + \lambda\left(\frac{\partial u}{\partial x} + \frac{\partial v}{\partial y} + \frac{\partial w}{\partial z}\right) \quad (6.27)$$

などとなる．

式 (6.26) を運動方程式 (6.20) に代入すると

$$\rho\frac{Dv_i}{Dt} = \rho X_i - \frac{\partial p}{\partial x_i} + \frac{\partial}{\partial x_i}\left(\lambda\frac{\partial v_k}{\partial x_k}\right) + \frac{\partial}{\partial x_k}\left(\mu\frac{\partial v_k}{\partial x_i}\right) + \frac{\partial}{\partial x_k}\left(\mu\frac{\partial v_i}{\partial x_k}\right) \quad (6.28)$$

が導かれる．この粘性流体の運動方程式はナヴィア・ストークス (Navier-Stokes) の方程式と呼ばれている．

血液などのように非圧縮性の流体であれば，連続の式 (6.10) は $\partial v_k/\partial x_k = 0$ になり，式 (6.28) は簡単になって

$$\rho\frac{Dv_i}{Dt} = \rho X_i - \frac{\partial p}{\partial x_i} + \mu\frac{\partial^2 v_i}{\partial x_k \partial x_k} \quad (6.29)$$

と書くことができる．

流体力学の分野では，しばしばナヴィア・ストークスの方程式を解く問題に遭遇するが，この方程式は非線形であるので，これを解くのは一般的には難しい．しかしながら，この方程式をもとに，剛体円筒管や剛体円錐管内の振動流，弾性円管内の拍動流や振動流などの解析が行われ，脈波の伝ぱなど血流の解析にも利用されている[3],[4]．また，定常流を仮定して，1次元のナヴィア・ストークスの方程式を厳密に解くことによって，ポアズイユの法則 (式 (6.5)) を求めることができる．

6.3 血液流れの解析

6.3.1　は　じ　め　に

　血液流れの研究では，血管内にセンサを挿入したり，超音波ドップラー法などの非侵襲的方法などによって，直接生体について計測を行うのが理想的であるが，測定できる部位や条件が限られたり，測定精度が十分でないなどの欠点があり，また目標とするパラメータの計測が難しい場合も多い。これらを補うために，ガラス管や高分子管などを用いたモデル実験がよく行われている。モデル実験では，測定部位や自由度の制限が少なく，精度良い計測が期待できるだけでなく，非生理的な条件も含む幅広い条件のもとで実験が可能であるために，"生理的な条件"の意義を考察することもできる。

　また一方では，コンピュータ技術の進歩によって，複雑な条件のもとでの大規模な計算が可能になってきたので，かなり実際に近い解析や，生体内やモデル実験では計測できないような現象の解析ができるようになってきた。コンピュータによるモデリングやシミュレーション，数値解析などの手法をバイオメカニクスに応用する分野は，計算バイオメカニクス (computational biomechanics) などと呼ばれている[5],[6]。

　ところで前章で述べたように，血液流れの力学的特徴としては，動脈内で流れが拍動することや，低速度領域では非ニュートン性であること，血管壁がかなり大きく変形する弾性体であることなどがあげられる。しかしながら，弾性管内拍動流に対する重要性は工業的には低く，また考慮しなければならないパラメータの数が多いために，計測と解析が容易でなかったこともあって，従来のモデル実験や数値計算による解析は，おもに剛体管と定常流ニュートン流体について進められてきた。

　ところが，次節で述べるように，血管病変の発生に深く関与するとされている壁せん断応力は，血管壁と血流の相互作用によって生じるものであるから，その値は血管壁の拍動や血液粘性の非線形性の影響を受ける可能性がある。ま

た，大動脈内に生じる乱流も，各種血管病変や血球損傷の原因のひとつと考えられているが，軟らかい壁を有する管では，一般に乱流の強度は抑えられるものと推察されている．このように，血管内流れを解析する際には，管壁の変形と運動や血液の非ニュートン性を無視するとができない．また，生体内の条件をより忠実に再現したモデルを使って現象を正確に解析すれば，計測が困難な生体内の現象を正しく理解することが可能になる[7]．

真っすぐな，あるいは曲がった剛体管の中の定常流に関する研究は，流体力学や流体工学の分野できわめて詳細に研究されているので，ここではおもに血液流れを対象として，上行大動脈から下行大動脈に移行するわん曲部（大動脈弓）や，腹大動脈から左右の総腸骨動脈への分岐部（大動脈分岐部），腎動脈分岐部付近の大動脈など（図 4.1 参照）をモデルとした，拍動流に関する研究について述べる．

6.3.2　剛体管モデルによる拍動流解析

比較的初期の研究として，例えば Fukushima ら[8]は，大動脈分岐部のガラス管モデル（対称分岐，分岐角度 90°，母管径 26 mm，分岐管径 18 mm）を模擬循環回路に取り付けて，定常流と拍動流を流し，流体（水あるいはグリセリン水溶液）の中に染料を注入し，その移動を観察した．定常流の実験（Re=1 200）で，管壁近くの流れは分岐部に衝突したのち方向を変えて 2 次流れを生じ，旋回しながら分岐管の下流へと移動していき，分岐部付近には馬蹄形の渦（horseshoe vortex）が形成されることを示した（図 **6.2**）．

さらに彼らは，拍動流（平均 $Re = 133 \sim 1\,890$，$\alpha = 5.4 \sim 20$）では，減速期でのみ 2 次流れが観察されたが，流れの様子は定常流の場合と本質的には同じであったと報告している[9]．なお，馬蹄形の渦によって影響される領域は，定常流より拍動流の方がいくぶん小さい[10]．

Naiki ら[11]は，大動脈分岐部の拍動流の様子を詳しく調べるために，シート状のレーザ光を照射して，アルミニウム粒子の流れを可視化観察するとともに，光ファイバレーザ流速計を用いて，壁から 0.5 mm 離れた局所の流速を 3

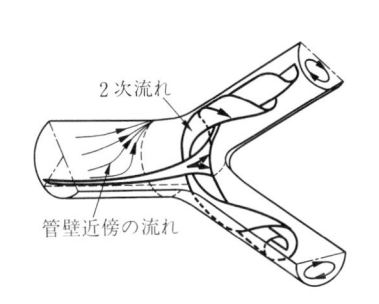

図 **6.2** 大動脈分岐部モデル管で観察した流れの様子（定常流）[8]

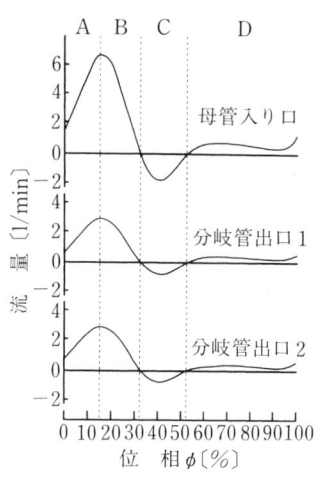

図 **6.3** 大動脈分岐部モデルの母管入り口と分岐管出口の流量波形（母管入り口の最大 $Re=1500$，同平均 $Re=300$，$a=9.7$）[11]

次元的に測定した。彼らは，ガラス管で作製した大動脈分岐部のモデル（対称分岐，分岐角度 76°，母管内径 20 mm，分岐直前の母管内径 16 mm，分岐管内径 12 mm）を使用している。流量波形が正弦波の場合と生理的流量波形の場合とでは，管断面上の速度分布がかなり異なるという報告[12]もあるので，母管と分岐管の圧力と流量およびそれらの波形（図 **6.3**）が，ヒト大動脈，総腸骨動脈とほぼ同一になるようにコンピュータ制御して，グリセリン水溶液を流して実験を行っている。

可視化観察で，流れの加速期から減速期にかけて，分岐部のやや後方の外側壁の近傍に流れのはく離が観察され，その内部には 2 重らせん渦を含む 2 次流れが現れた。減速期にあたる位相 22 % ではく離領域は最大規模となり，その後方には流れのじょう乱（flow disturbance）が観察されている（図 **6.4**(a)）。このとき，はく離領域中央の壁近傍では流体はほとんど移動しない（図 **6.5**）が，はく離領域後方では流れに大きな揺らぎ（fluctuation）が現れる。

逆流期（位相 36 %）では，この流れのじょう乱が上流に移動して，主流のか

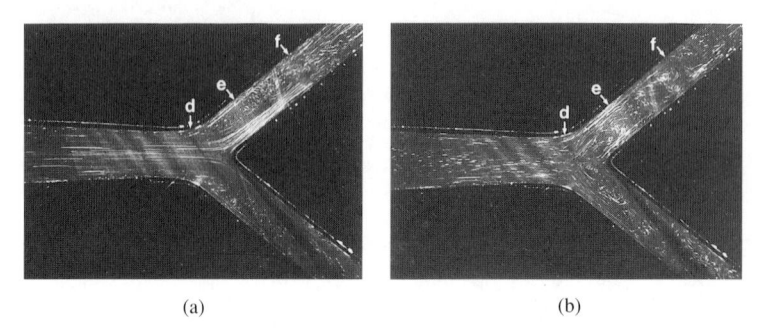

図 6.4 大動脈分岐部ガラス管モデル内の拍動流の可視化観察
((a)は位相 22 %, (b)は位相 36 %) [11]

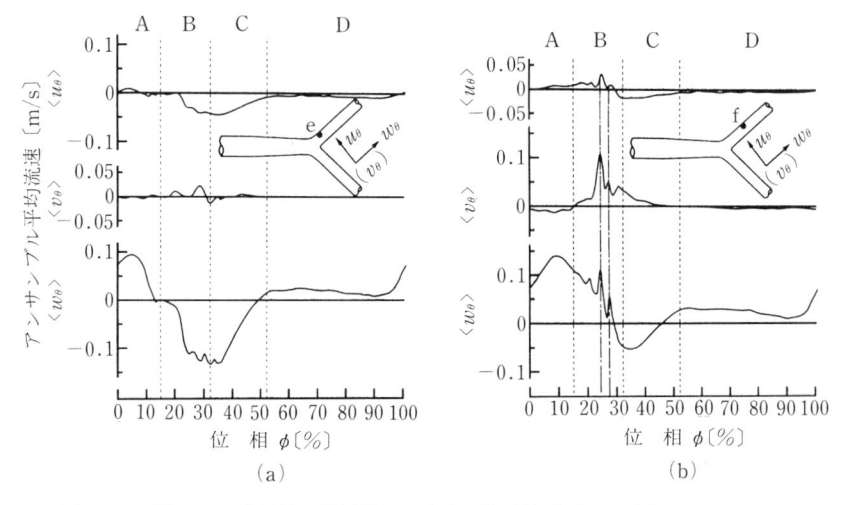

図 6.5 図 6.4 の分岐管の壁近傍の 3 方向の流速波形(レーザドップラー流速計で計測, A, B などは図 6.3 参照) [11]

く乱,はく離領域の破壊,渦の衝突などを生じ,きわめて複雑な流れとなる(図 6.4 (b))。そして,はく離領域の壁近傍にあった流体は管の中心に移動しつつ逆流する(図 6.5)。このように,分岐部の流れの構造は非常に複雑であるので,特に血管病変と密接に関係するとされている壁近傍の流れを問題にする場合には,局所の流速を 3 次元的に計測する必要がある。

Liepsch[13] は,ヒト腎動脈分岐部のモデルとして,内径 6 mm と 3 mm のガ

ラス管を組み合わせてT字形分岐管を作成し，定常流を流して，分岐前後の母管内の流速分布をレーザドップラー流速計を用いて計測した．この実験では，流体の非ニュートン性の影響を調べるために，ヒト血液の非ニュートン粘性に近い性質をもつポリアクリルアミドを混入したグリセリン水溶液と，ニュートン粘性をもつグリセリン水溶液を作動流体として用いている．非ニュートン流体の方が分岐部上流における速度分布がいくぶん平坦になり，また分岐部後流では分岐側の管壁付近に逆流が，また外側の管壁付近に流れのはく離 (flow separation) が観察される (図 **6.6**)．

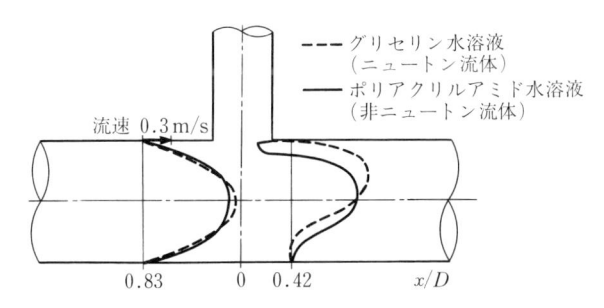

図 6.6 腎動脈分岐部ガラス管モデル内の流速分布
(定常流，母管の $Re=250$，流量分配比 1:1，x は分岐からの距離，D は母管の内径)[13]

さらに Ku ら[14]は，同じ剛体管モデルと2種類の流体を用いて拍動流実験を行い，レーザドップラー流速計で流速分布を測定するとともに，シート状のレーザ光を照射して流れの可視化観察を行っている．グリセリン水溶液 (ニュートン流体) の場合は，分岐部後方の流速分布も，はく離領域も，定常流の場合とほぼ同じであった (図 **6.7**(a))．しかしながら，非ニュートン流体の場合には，定常流に比べて外側管壁付近のはく離領域が小さくなるとともに，分岐側管壁付近の逆流が見られなかったと報告している (図 6.7(b))．

一方 Perktold ら[15]は，数値計算によって血管の曲がり部や分岐部，動脈瘤内などの流れの解析を行っている．例えば，頸動脈分岐部の3次元モデル内の生理的波形の拍動流で，流体の非ニュートン性の影響を計算で解析し，頸動脈洞 (carotid sinus) 内の2次流れの速度や逆流の速度が，ニュートン流体に

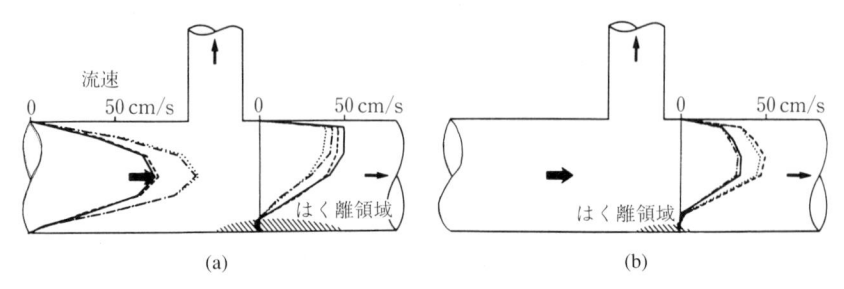

図 **6.7** 腎動脈分岐部剛体管モデル内の流速分布（正弦圧力波形拍動流，母管の平均 Re=250, a=2.3, (a)はグリセリン水溶液（ニュートン流体），(b)はポリアクリルアミド水溶液（非ニュートン流体））[14]

比べて数十パーセント低くなるとともに，この位置の1周期にわたる平均壁せん断応力がいくぶん高くなる結果を得ている[16]。

以上述べた研究では，動脈硬化などの血管病変にかかわりのある特定の部位の血管形状を近似したモデル管を対象としている。しかしながら，血管の幾何学的形状はこれらのように単純なものではなく，しかも後に述べるように局部的な流れの構造と状態が血管病変に密接に関係するが，これらは局部的な血管形状によって大きく左右される。このために，薬品で透明化した血管や，解剖時に作成した鋳型を使って作ったレプリカなど，実際の血管と同一形状のモデル管を使ったより精確な実験も行われている。

例えば，流体力学でよく研究されているのは，図5.9に示したような一つの面内にある単純な形状の曲がり管内の流れであるが，実際の大動脈弓は，下流に進むにつれて次第に面からずれていくような馬蹄形になっている[17]。

そこで，Yearwood ら[18),19)]は，解剖時に作成した鋳型をもとに大動脈弓の剛体管モデルを作り，これにグリセリン溶液の定常流と拍動流を流し，ホットフィルム法を用いて管軸方向，管半径方向および接線方向の速度プロファイルを五つの断面について計測している。定常流の場合は，図5.9に示したように，初めは内壁側で高かった管軸方向速度は次第に減少し，下行大動脈へ移行してからは外壁側の速度が高くなり，内壁付近には2次流れの生じることが定量的に示されている[18]。しかしながら，3方向の速度プロファイルは，単純

形状の曲がり管に比べてはるかに複雑になる。

　一方，生理的血液流れの波形に近い拍動流の場合には，加速期，すなわち収縮期では，定常流の場合と同様に，下行大動脈では内壁付近に強い2次流れが計測されるが，減速期，すなわち弛緩期に入るとこの2次流れは消散し，内壁近傍には大きな逆流が生じる[19]。また，流速プロファイルや速度の大きさは，単純形状の曲がり管とはかなり異なる。これらの鋳型モデルを用いて計測した速度プロファイルは，超音波パルスドップラー法を用いてイヌの大動脈で測定した結果に類似する。

　またFukushimaら[10]は，解剖時に摘出した頸動脈を生理的内圧のもとで灌流固定したのち，Karinoら[20]が開発した方法に従って，サリチル酸に浸漬して透明化し，これに拍動流を流して流れの可視化観察を行っている。この方法では，血管形状はそのまま保存できるが，化学処理によって血管弾性は失われる。

　一方，Friedmanら[21]は，実際の血管内腔形状を正確に再現するために，シリコンを用いてヒト大動脈分岐部の鋳型を取り，これから作製した透明樹脂製のモデル管を拍動流実験に利用している。得られた結果については後に詳しく述べるが，彼らはこの方法をさらに発展させて，弾性モデル管を作製し，動脈硬化の発生に及ぼす流体力学的因子の影響に関する一連の研究を行っている。

　これらの報告や，乱流発生の臨界レイノルズ数が定常流より拍動流の方が小さいという報告[22]や，拍動流のほうが流れのはく離が生じやすい傾向があるとする報告[23]があるものの，血液流れを対象として，剛体管モデルを使って流れを観察した実験では，定常流と拍動流の間には問題の本質にかかわるような大きな違いはないとされている[7]。

6.3.3　弾性管内拍動流

　管弾性が流れに及ぼす影響は2次的であって，弾性管を使用しても新しい重要な知見は得られないと信じられ，あるいはあえていうならばそのように願望して，弾性管内拍動流の研究はあまり行われてこなかった[7]。また，モデル弾

性管を作製するのが難しく、考慮すべき変数の数が多く、さらに計測、解析ともに容易でないこともその理由にあげられる。

心臓の拍動に伴う血圧変動によって動脈は絶えず変形しており、その径変化は、心臓を出たところの上行大動脈では±5％前後、肺動脈においては±10％にも及ぶ（表4.3）。したがって管弾性の無視は、第1次近似としては許されても、それ以上の詳しい解析にはそぐわない場合もある。ここでは、弾性管内拍動流の研究のうちのいくつかについて述べる。なお、血管壁は正確には粘弾性体であるが、管壁の粘性が圧力、流量波形に及ぼす影響はきわめて小さいとする数値計算結果[24]もあるので、ここでは血管壁粘性の影響については取り扱わないことにする。

後に述べるように、血管病変の発生には乱流や血管壁近傍における流れせん断応力が重要な役割を果たすが、これらは管弾性によって相当大きな影響を受けるものと考えられる。例えば、Matsunobu ら[25]は、2次元の拍動流中に置かれた平板が、拍動流に応じて流れに垂直な方向に運動する場合の壁近傍のせん断応力をナヴィア・ストークスの方程式から数値計算で求めている。そして、壁が最も軟らかいことに相当する条件下で壁せん断応力（wall shear stress）は最小となり、流れと壁運動の位相が偏移するにつれて、応力値は増大するという結果を得ている。

一方、Tarbell ら[26]は、弾性曲がり管内の振動流の数値シミュレーションを行い、壁の運動が大きくなるにつれて、曲率半径の大きい部位（曲がりの外側）では壁せん断応力が増加し、小さい部位（曲がりの内側）では減少すると報告している。彼らはまた、ホットフィルム流速計を用いた実験で、圧力と流量の位相差が70°を超えると壁せん断応力が急激に増大することを見いだし、弾性管の場合にはこの位相差が、したがって管壁の弾性が壁せん断応力に重要な役割を果たすとしている[27]。

また一般に、変形する壁に接する流れは乱流に遷移しにくいことが知られている[28]。Stein ら[29]は、生理食塩水を用いた定常流で、狭窄部後方の乱流強度をホットフィルム流速計で測定したところ、乱流強度は弾性管の方が剛体管に

比べて10～14％低下したと報告している（図**6.8**）。弾性管における乱流強度の低減は，乱流を引き起こす壁近傍のせん断層のエネルギーを弾性管壁が吸収するためとされている．ちなみに，イルカの軟らかい表皮は，体表での乱流遷移域の拡大を抑えて層流域を保持する効果をもち，彼らが水中を高速で泳ぐのに寄与しているとの報告[30]もある．

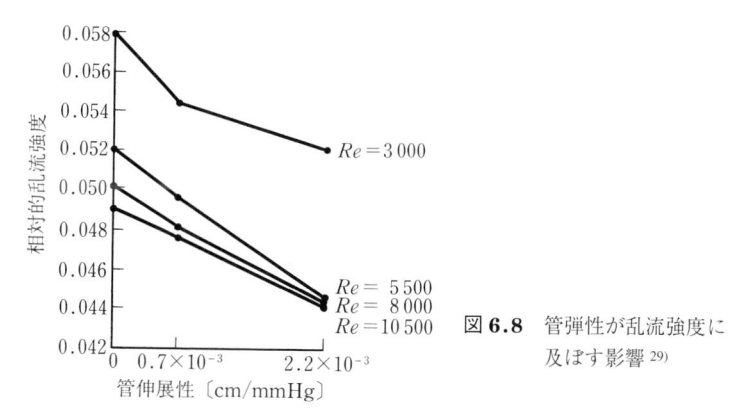

図**6.8** 管弾性が乱流強度に及ぼす影響[29]

Kuら[14]は，先に述べたものと同一形状，寸法のT字形分岐管をシリコンゴムで作製し，図6.7を得た実験と同じ方法で，分岐後方の速度分布を計測した．拍動流実験の間のこの弾性管の径変化は5％である．その結果，ニュートン流体の場合は，剛体管に比べて弾性管の方が流れのはく離領域が小さく，また分岐側への速度分布の偏位が少なくなる（図**6.9**(a)）．しかしながら，血液と同様な粘性特性を有する非ニュートン流体の場合には，流れのはく離領域がニュートン流体の場合とはまったく異なる場所（分岐側）に現れ，しかもこの場所にはかなり大きな逆流が生じる（図6.9(b)）．流速分布は，図6.6に示した定常流の場合に近い．

拍動流における管弾性の影響を詳しく調べるために，Matsumotoら[31]はポリウレタン製弾性直管内に，下行大動脈内の血液流れと同様な圧力と流量の波形をもつ拍動流（グリセリン水溶液，流量-0.5～20 l/min，内圧20～250 mmHg，1周期に占める収縮期間30％）を流して，流速分布と壁せん断速度（wall shear rate）を水素気泡法を用いて計測し，剛体管の結果と比較した．

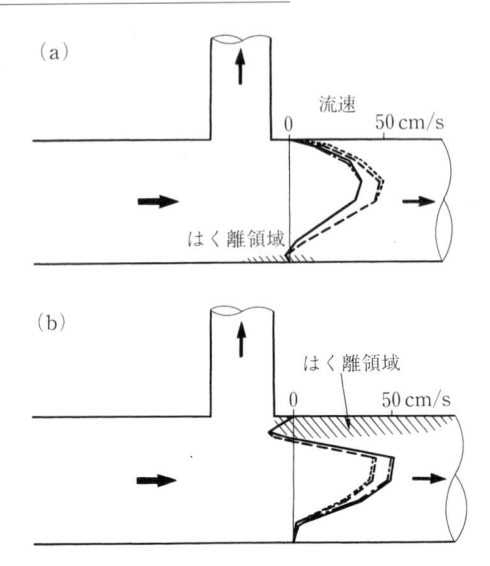

図 6.9 腎動脈分岐部弾性管モデル内の流速分布（拍動流，母管の平均 $Re=250$, $a=2.3$, (a)はグリセリン水溶液（ニュートン流体），(b)はポリアクリルアミド水溶液（非ニュートン流体））[14]

その結果，図 6.10 に示すように加速期の後半あたりで壁せん断速度は最大となり，その値は剛体管で最も高く，管が軟らかくなるにつれて減少する。これは，流量が最大に達してもなお管は膨張し続けており，壁が流れの中心から遠ざかるために生じる。したがって，このような結果だけでは，管弾性の影響を正確に読み取ることはできない。

そこで，各位相において弾性管で計測された壁せん断速度の剛体管に対する比をとり，その位相における壁の半径方向への移動速度と管径に対してプロットすると，この比は管径とは関係しないが，壁の移動速度とはよく相関する（図 6.11）。この結果は，壁近傍の流速と壁の半径方向への移動速度との間の位相関係に依存して，管の弾性は壁せん断速度を増加させることもあれば，減少させることもあることを示している。すなわち，壁近傍の流速が最大となるときになお管径が減少し続けていれば，壁せん断速度は剛体管に比べて大きくなり，膨張し続けていれば，壁せん断速度はより小さくなる。すでに述べたように，壁運動と流れの間の位相差は重要である。

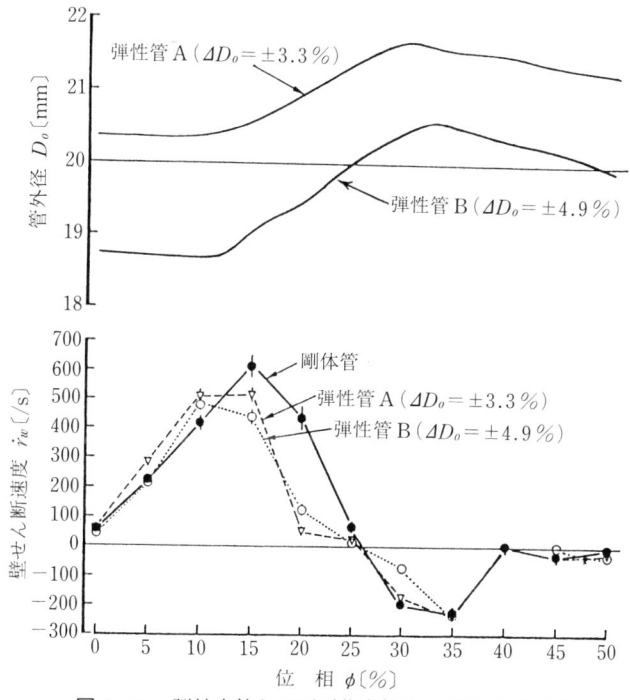

図 6.10 弾性直管および剛体直管内の拍動流で計測された壁せん断速度 [31]

内貴ら [32] は，同じポリウレタンを使って，図 6.4 と同じ形状と寸法の大動脈分岐部モデル弾性管を作製し，剛体管モデルで得られた結果と比較して，管弾性の影響を調べている．その結果，減速期で最大規模に達したときのはく離領域の長さと厚さは，剛体管モデルよりも弾性管モデルの方が有意に大きかった（図 6.12）．しかしながら，はく離領域内部と後方で観察される流れのじょう乱は，弾性管モデルの方が小さかった．

以上述べた実験では，分岐管であってもかなり単純化したモデルを使用している．しかしながら，すでに指摘したように，血管の幾何学的形状はこれらのように単純なものではない．そこで，解剖時に作成した鋳型を使って作ったモデル弾性管を使ったより精確な実験が行われている．

例えば Duncan ら [33] は，ヒト大動脈分岐部の鋳型を用いてシリコン製の剛体

154　6. 血液流れの解析と動脈硬化

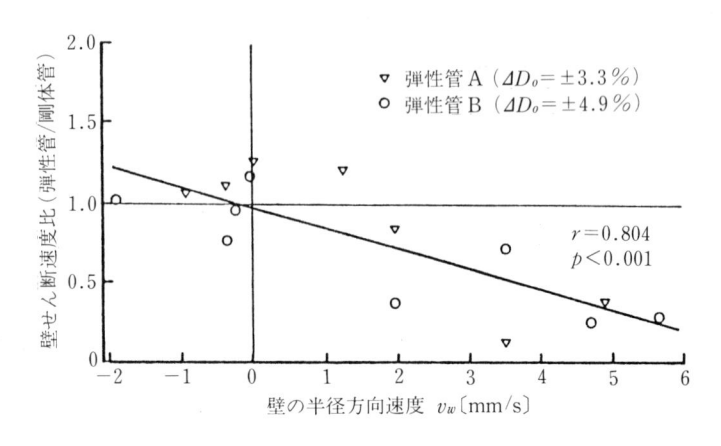

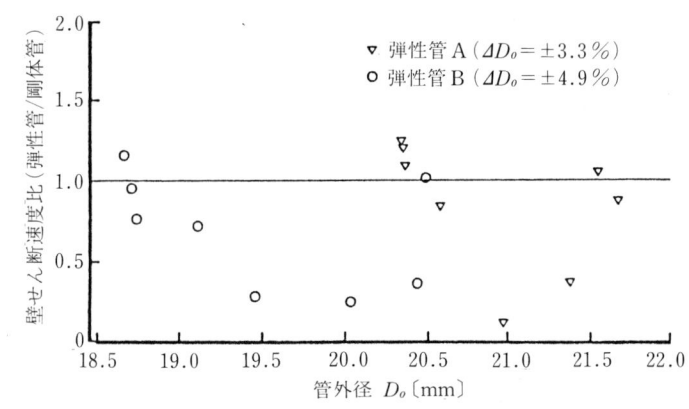

図6.11 弾性管の壁の運動が壁せん断速度に及ぼす影響 [31]

管と弾性管を作製し，生理的波形の拍動流を流し，レーザ流速計を用いて壁から 0.51，0.76，1.02 mm 離れた位置で流速を測定して，壁せん断速度を求めるとともに，管壁の運動をラインスキャンカメラを利用して測定した。そして **図6.13** に示すように，分岐内側 (flow divider 側, 高せん断速度領域) では，剛体管に比べて弾性管におけるほうが壁せん断速度が高く，分岐外側 (低せん断速度領域) では逆になるという結果を得ている。後に詳しく述べるように，壁せん断速度は動脈硬化発生と密接な関係にあることから，この研究が示すようにこれが管の弾性の影響を受けるならば，この種の研究では弾性管を用いなければならないことになる。

6.3 血液流れの解析

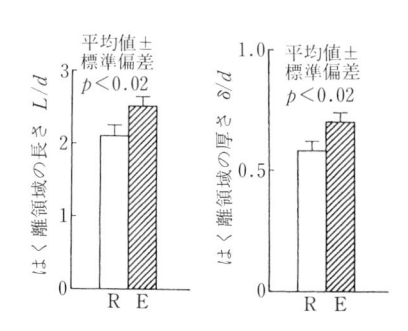

図 6.12 図 6.4 と同じ形状と寸法の大動脈分岐部モデル管の中の拍動流で,最大規模に達したときのはく離領域の大きさ（d は管内径,R は剛体管,E は弾性管）[32]

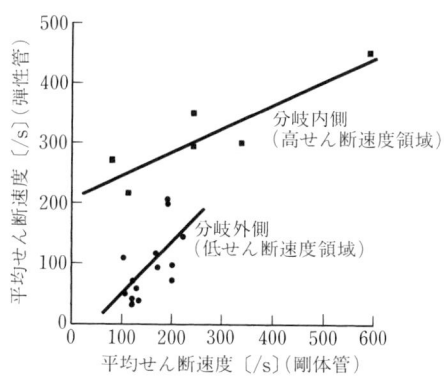

図 6.13 大動脈分岐部の鋳型から作製した弾性管と剛体管で測定した壁せん断速度の比較（水,平均 $Re=750$,$\alpha=11$）[33]

以上,弾性管内拍動流計測の例をいくつか紹介したが,大部分の研究では1次元的な流速の計測や,流れの可視化観察が行われているにすぎない。図 6.2 や図 6.5 でもわかるように,動脈硬化など血管病変と密接に関係する血管分岐部やわん曲部の流れは非常に複雑であるので,実際にできるだけ近いモデルを用いた3次元的な流速の計測や,壁せん断速度・応力の解析,管壁全面にわたるこれらの測定が必要である[34],[35]。

そこで Hayashi ら[36] は,剖検時に作製した室温硬化性シリコンゴム鋳型を用いて,血管と同じ弾性を有する大動脈分岐モデルをセグメント化ポリエーテルポリウレタンで作り,血液の非ニュートン粘弾性特性にきわめて近いキサンタンガムのグリセリン溶液[37] を,生体内とほぼ同じ流量・圧力波形の拍動流として流し,特徴的な部位の断面上で局所の流速ベクトルを3次元レーザドップラー流速計で測定した。これらは,幾何学的形状,流体の粘弾性,管弾性,流れのすべてにおいて,生体血管と血流を再現したモデルになっている。また,同時に同じ形状の剛体管とニュートン性のグリセリン水溶液を使った実験も行っている。

その結果,分岐部の流れは図 6.2 で示したような旋回流であるが,単純な平面内分岐とは違って管断面形状も一様でないために,速度ベクトル(図 **6.14**)は複雑であり,また弾性管では剛体管に比べて壁せん断応力がいくぶん低くなることがわかった(図 **6.15**)。また,後に述べるように,ニュートン流体に比べて非ニュートン流体の方が壁せん断応力はかなり高い(図 6.22 参照)。

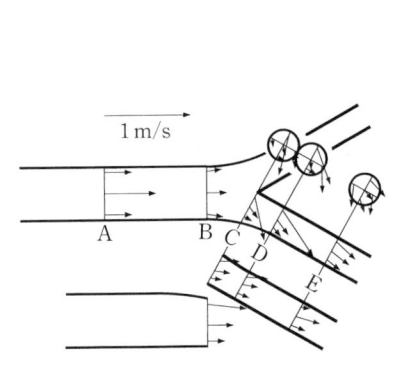

図 6.14 大動脈分岐部の鋳型から作製した弾性管で測定した速度ベクトル(非ニュートン流体,位相は 40 %)[36]

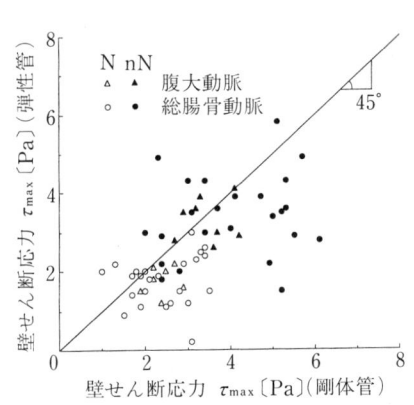

図 6.15 大動脈分岐部の鋳型モデルで計測した壁せん断応力に及ぼす管弾性の影響(N はニュートン流体,nN は非ニュートン流体)

数値計算によって弾性管内の拍動流を解析するのは非常に難しいが,Perktold ら[38]は,管壁が薄膜で微小応力増分に対して線形的に変形すると仮定し,しかも流体の非ニュートン性を考慮して,頸動脈分岐モデル内の流れ場の 3 次元解析に成功している。この研究では,生理的拍動流の条件で管壁の変形は 10 から 12 % に及ぶ。その結果,剛体管の場合に比べて弾性管では,管径が減少する収縮減速期では内頸動脈内の速度が増加し,外側の頸動脈洞内では流れのはく離と逆流速度が小さくなることがわかった(図 **6.16**)。また,管弾性は分岐部の壁せん断応力を減少させると報告しており(表 **6.1**),この結果は Hayashi ら[36]の実験結果(図 6.15)に一致する。

以上述べたことから,管弾性の影響はそれほど大きいものではないにしても,流れの拍動性との兼ね合いで,局部的な流れには微妙な影響を及ぼすこと

6.4 血管病変と血流-特に動脈硬化と流体力学的因子-　　**157**

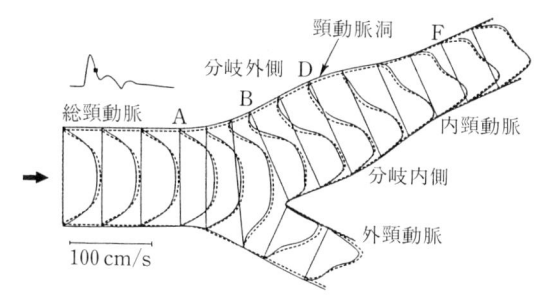

図 **6.16** 頸動脈分岐部モデル内の流速分布の数値計算結果（実線は弾性管，点線は剛体管）[38]

表 **6.1** 頸動脈分岐部の壁せん断応力の計算結果（弾性管と剛体管（括弧内）の比較，部位の記号は図6.16参照）[38]

部位		最大せん断応力	最小せん断応力	平均せん断応力
A	内側	4.15　(4.44)	0.33　　(0.37)	1.14　　(1.21)
	外側	3.23　(4.23)	−0.09　(−0.25)	0.80　　(0.86)
B	内側	10.0　(13.00)	3.58　　(4.16)	5.62　　(6.76)
	外側	1.23　(1.42)	−1.09　(−1.32)	−0.09　(−0.09)
D	内側	2.78　(2.83)	0.83　　(1.11)	1.53　　(1.72)
	外側	1.18　(1.51)	−1.24　(−1.59)	−0.07　(−0.09)
F	内側	5.67　(6.25)	0.52　　(0.81)	2.03　　(2.23)
	外側	5.52　(5.96)	0.36　　(0.41)	1.74　　(1.86)

（単位：Pa）

と，非ニュートン性は壁近傍の逆流やせん断応力にかなり大きな効果があることがわかる。しかしながら，弾性管内の非ニュートン流体の拍動流に関する定量的な研究はきわめて不十分であり，今後なおいっそうの精確な研究が待たれる。

6.4　血管病変と血流 —— 特に動脈硬化と流体力学的因子 ——

種々の血管病変の発症と進展には，血液の流体力学的因子が密接に関係する[39)-41)]。例えば，狭窄のある大動脈弁や動脈障害などの血管狭窄部の後方で

しばしば観察される動脈の拡張現象（poststenotic dilatation）には，乱流がもたらす血管壁の振動が関与するという報告[42]や，血流が狭窄部に作用する曲げモーメントが血管の拡張を促進しうるとする数値計算結果[43]がある。また，高齢の高血圧症の患者でしばしば観察される大動脈弓の拡大や大動脈の蛇行には，大動脈内の乱流が関与しているのではないかという仮説[44]も提案されている。

一方，乱流などによる局所的流れせん断応力の増加に伴う血球の損傷は，溶血（hemolysis，赤血球がなんらかのストレスによって破壊され，内容物であるヘモグロビンが血中に溶出する）[45]や血栓症（thrombosis）[46]，鎌状赤血球症（ヘモグロビンの異常により低酸素下で赤血球が鎌状に変形し，慢性溶血性貧血と血流障害を伴う遺伝的疾患）における鎌状赤血球（sickle cell）の増加[47]などを招くとする報告もある。

バイオメカニクスの立場から血管病変がよく研究されているのは動脈硬化（atherosclerosis）である。それは，動脈壁の退化，動脈硬化の前駆と見られる動脈硬化斑（atherosclerotic plaque）やアテローマ（atheroma，じゅく状硬化）が，冠動脈，頸動脈分岐部，大動脈分岐部，腎動脈分岐部，脳動脈など，血管のわん曲部や分岐部の入り口や出口など，血管形状が特異的に変化する部位に好発（図 **6.17**）するために，局部的な流体力学的因子が重要な役割を果たしている可能性が強いからである[48],[49]。

動脈硬化の初期には，このような部位で血液と血管壁の界面（血管内皮表面）や血管壁内膜内に，脂質が斑（plaque）状に沈着し，アテローマになる（図

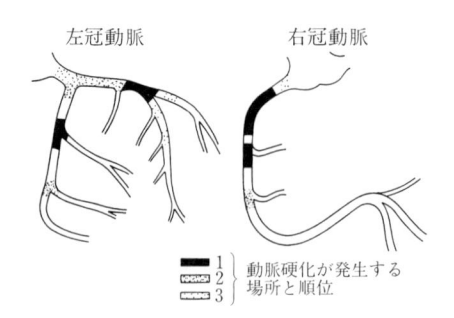

図 **6.17** 冠動脈における動脈硬化好発部位[48]

6.4 血管病変と血流－特に動脈硬化と流体力学的因子－

4.33)．これが次第に大きくなって血管内腔が狭くなると，血液が流れにくくなったり，血流が止まる．冠動脈でこのようなことが起こると，心臓壁への酸素の供給が低下したり，停止したりして心筋が壊死に陥り，心筋梗塞にいたる．また，動脈の内膜や中膜の巨食細胞 (macrophage) は，侵入した脂質などの物質を貪食して，最終的には死んで石灰化し，血管壁が硬化 (4.10節参照) する．

流体力学的因子を考慮した動脈硬化発生のメカニズムとしては，圧力説，乱流説，流れのはく離説，壁せん断応力説などが提案されてきたが，多くの研究の結果，現在では壁せん断応力説が最も妥当であると考えられている [39],[40]．これは，血流が動脈壁に及ぼす壁せん断応力 (wall shear stress) をアテローマ形成に結びつけようとする考え方であって，これには高せん断応力説と低せん断応力説という二つの説 (図 6.18) がある．

血管分岐部やわん曲部では流速プロファイルがシフトして，高いせん断応力が壁に作用する部位と，低いせん断応力が作用する部位があるものと考えられるが (図 6.19)，これらが近接することと，生体内でこれらの部位の特定がむずかしく，解剖学的に観察されるアテローマの位置との関係が確定できないために，いずれの考え方が妥当であるかについては議論の分かれるところ

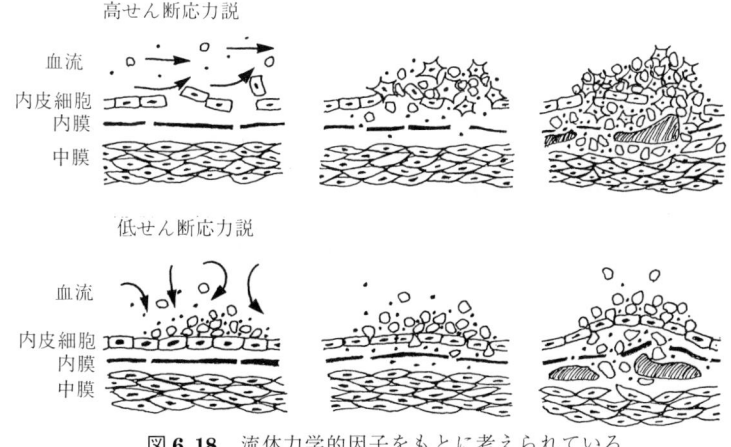

図 6.18 流体力学的因子をもとに考えられている動脈硬化発生の二つの仮説

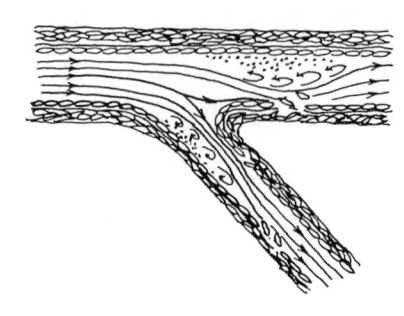

図 6.19 動脈分岐部における血流の様子

である。

Fry [50] が提案した高せん断応力説では，壁せん断応力が高い部位では血管内皮細胞に障害が生じて，脂質などの血液内の高分子物質の内膜透過性が高まり，壁内に浸入し，沈着するという考え方である。彼はイヌの大動脈を使った巧妙な実験で，380 dyn/cm^2 の壁せん断応力が加わると内皮細胞に障害が生じること，およびこの大きさ以下でも壁せん断応力が大きいほど壁透過性は高いことを示した。

一方 Caro ら[51] は，壁せん断応力が小さい領域では，低い血流速度や血流の停滞，よどみなどのために，壁面近傍の血液の洗い流しが十分には行われず，血管壁内膜と血液との間での脂質などの濃度勾配が小さくなり，このために壁から血液への物質輸送が減少し，その結果これらの物質が壁内に蓄積してアテロームが形成されると考えた。すなわち，壁近傍に脂質などを高濃度に含む薄い層（物質の境界層，mass boundary layer）が局部的に存在し，そこにアテロームが形成されると考えたのである。

これらの研究を端緒として，動脈硬化の局在性と局部の流体力学的因子の間の関係についての研究が盛んに行われてきた[49]。例えば Ku ら[52] は，ヒト頸動脈分岐部の2次元X線像から計測した形状と寸法に合わせて，アクリル樹脂製のモデル管（図 6.16 と同じ形状）を作製し，その中の拍動流をレーザドップラー流速計で観察した。そして，壁せん断応力がより小さい位置では，別に解剖学的に測定した内膜の厚さ（intimal thickness）がより大きいとする結果（図 6.20）を得た。内膜厚さはアテローマ性動脈硬化の指標であることから，動脈

6.4 血管病変と血流－特に動脈硬化と流体力学的因子－

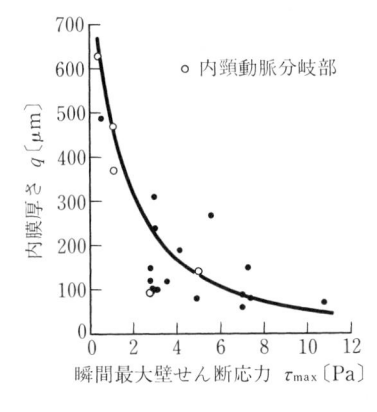

図 **6.20** 頸動脈分岐モデル管で測定した壁せん断応力と，同じ位置の内膜厚さの関係（文献 52)より作成）

硬化が壁せん断応力の低い場所で発生するとする考えを支持している。

Friedman ら[53)-55)]は，33歳から81歳までのヒトの大動脈分岐部（11例）と62歳の左冠動脈分岐部（1例）の鋳型から剛体管モデルを作製し，生理的波形の拍動流（ニュートン流体）を流し，いろいろな位置の壁近傍の流れの壁せん断速度（wall shear rate）を測定した。また，鋳型を取ったもとの動脈を用いて，壁せん断速度を計測した位置の内膜の厚さを計測した。

そして，実験誤差や個体差を除くために，同一鋳型について，すなわち個体ごとに各位置で計測した壁せん断速度の1拍動期間の瞬間最大値の平均をとり，これでその個体の各位置の壁せん断速度の瞬間最大値を除した正規化せん断速度（normalized shear rate，図 **6.21** の中の式の S_{max}）を求め，これを横軸にとり，上述の内膜厚さ（同じく q）を縦軸にとって各個体のデータをプロットした。この関係は，図 6.20 に相当するが，これを直線関係と見なしてその傾き（同じく m）を求め，これを個体ごとの内膜厚さの平均値（$\bar{q}$）に対してプロットし，図 6.21 の関係を得た。これには，上述の Ku らの結果[52)]も併せて示している。

この結果，Friedman ら[53)]は，高せん断速度にさらされている部位の内膜厚さははじめは急速に増加するが，その速度は急速に低下し，一方低せん断速度にさらされている部位の内膜厚さは比較的緩慢に増加するが，時を経て高せん断速度領域を超えて厚くなるとしている。そして図において，内膜厚さが大き

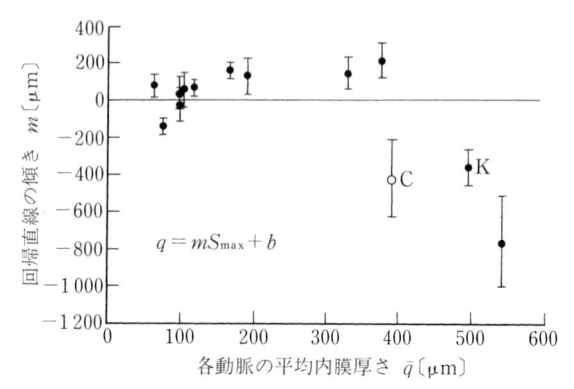

図 **6.21** 正規化した瞬間最大壁せん断速度 (S_{max}) に対する内膜厚さ (q) の回帰直線の傾き (m) と，平均内膜厚さ ($\bar{q}$) の関係 (C は冠動脈 [54]，K は頸動脈 [52]) [55])

い領域で傾きが負になっているデータが，50歳以上の比較的高年齢者から得られたことを考えて，彼らは，若年齢者では壁せん断速度の高い部位で次第に内膜が肥厚していき，高年齢者では壁せん断速度の低い部位で内膜が大きく肥厚すると推論している．

しかしながら，反対に Nazemi ら [56],[57] は，数値計算結果を解剖学的観察結果と照らし合わせ，低壁せん断応力は動脈硬化斑の形成開始に貢献するが，高壁せん断応力の領域でこれが成長するという結果を得ている．

Hayashi ら [36] は先に述べたように，生体動脈の壁弾性，血液粘性，拍動流波形を忠実に再現した実験で，壁近傍の3次元速度ベクトルを求めて，これより壁せん断応力を求めた．その結果によると，総腸骨動脈への分岐部にあたる部位 (図 6.14 で部位 C) では，壁せん断応力の低い位置の方が内膜が厚く，低せん断応力説に一致するが，すべての部位についてみると，壁せん断応力の高い位置の方が内膜が厚くなり，高せん断応力説に従う (**図 6.22**)．部位 C の結果は Ku ら [52] の内頸動脈分岐部の結果 (図 6.20) に同一であり，また他の部位の結果は，Friedman ら [55] が示した図 6.21 の傾きが正となる領域の結果に一致する．

6.4 血管病変と血流-特に動脈硬化と流体力学的因子- 163

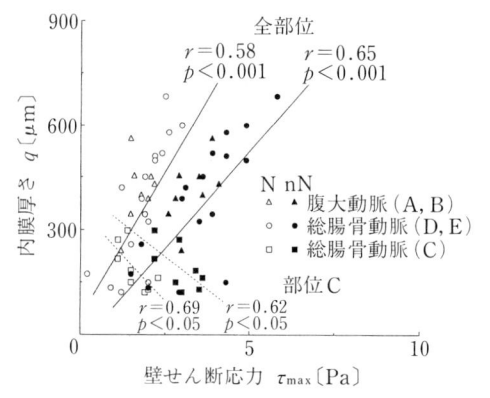

図 6.22 大動脈分岐部鋳型から作成したモデル管で測定した壁せん断応力と,同じ位置の内膜厚さの関係(Nはニュートン流体, nNは非ニュートン流体,部位A,Bなどは図6.14参照)[36]

Fry [50] と Caro ら[51] がそれぞれ高せん断応力説と低せん断応力説を提案して以来,きわめて多くの実験と解析が行われてきた。その結果,最近までは低せん断応力説を支持する研究結果が大半を占め,この問題に決着がついたように考えられた。しかしながら,実験と解析の技術が進歩し,精確な結果が得られるようになるにつれて,このような簡単なメカニズムでは説明できないことが明らかになってきた。また,血管内皮細胞に作用する力である壁せん断応力が問題なのか,物質透過性に関係する壁せん断速度が重要なのかについても十分な検討は加えられていない[49]。

繰り返し述べてきたように,アテローマ性動脈硬化が好発する血管分岐部やわん局部の壁近傍の流れは複雑であり,これをなおいっそう精確に解析するとともに,局部流れの特徴を表すより妥当なパラメータの選択などを行い,解剖学的観察結果を併せて,綿密なる再検討を行う必要がある。

参 考 文 献

1) Fung, Y.C.:"A First Course in Continuum Mechanics, 2nd Ed.", Prentice-Hall (1977)
2) Y.C.ファン (大橋義夫, 村上澄男, 神谷紀夫訳) : "連続体の力学入門 改訂版", 培風館 (1980)
3) Ling, S.C., Atabek, H.B., Letzing, W.G. and Patel, D.J., Nonlinear analysis of aortic flow in living dogs, Circ. Res., **33**, 198-212 (1973)
4) 岡小天 : "バイオレオロジー", 裳華房 (1984)
5) Hayashi, K. and Ishikawa, H. (Ed.) : "Computational Biomechanics", Springer-Verlag (1996)
6) 日本機械学会 (編) : "バイオメカニクス 数値シミュレーション", コロナ社 (1999)
7) Friedman, M.H.: Arteriosclerosis research using vascular flow models: From 2-D branches to compliant replicas, Trans. ASME, J. Biomech. Eng., **115**, 595-601 (1993)
8) Fukushima, T. and Azuma, T.: The horseshoe vortex: A secondary flow generated in arteries with stenosis, bifurcation, and branchings, Biorheology, **19**, 143-154 (1982)
9) Fukushima, T., Homma, T., Azuma, T. and Harakawa, K.: Characteristics of secondary flow in steady and pulsatile flows through a symmetrical bifurcation, Biorheology, **24**, 3-12 (1987)
10) Fukushima, T., Homma, T., Harakawa, K., Sakata, N. and Azuma, T.: Vortex generation in pulsatile flow through arterial bifurcation models including the human carotid artery, Trans. ASME, J. Biomech. Eng., **110**, 166-171 (1988)
11) Naiki, T., Hayashi, K. and Takemura, S.: An LDA and flow visualization study of pulsatile flow in an aortic bifurcation model, Biorheology, **32**, 43-59 (1995)
12) Siouffi, M., Pelissier, R., Farahifar, D. and Rieu, R.: The effect of unsteadiness on the flow through stenoses and bifurcations, J. Biomech., **17**, 299-315 (1984)
13) Liepsch, D.W.: Flow in tubes and arteries - A comparison, Biorheology, **23**, 395-433 (1986)
14) Ku, D.N. and Liepsch, D.: The effects of non-Newtonian viscoelasticity and wall elasticity on flow at a 90 bifurcation, Biorheology, **23**, 359-370 (1986)
15) Perktold, K. and Rappitsch, G.: Computer simulation of arterial blood flow, "Biological Flows" (Ed. Jaffrin, M.Y. and Caro, C.G.) , 83-136, Plenum Press (1995)
16) Perktold, K., Resch, M., and Florian, H.: Pulsatile non-Newtonian flow characteristics in a three-dimensional human carotid bifurcation model, Trans. ASME, J. Biomech. Eng., **113**, 464-475 (1991)

参 考 文 献

17) Chandran, K.B.: Flow dynamics in the human aorta, Trans. ASME, J. Biomech. Eng., **115**, 611-616 (1993)
18) Yearwood, T.L. and Chandran, K.B.: Experimental investigation of steady flow through a model of the human aortic arch, J. Biomech., **13**, 1075-1088 (1980)
19) Yearwood, T.L. and Chandran, K.B.: Physiological pulsatile flow experiments in a model of the human aortic arch, J. Biomech., **15**, 683-704 (1982)
20) Karino, T. and Motomiya, M.: Flow visualization in transparent blood vessels, Biorheology, **201**, 19-127 (1983)
21) Friedman, M.H., Hutchins, G.M., Bargeron, C.B., Deters, O.J. and Mark, F.F.: Correlation of human arterial morphology with hemodynamic measurements in arterial casts, Trans. ASME, J. Biomech. Eng., **103**, 204-207 (1981)
22) Roach, M.R., Scott, S. and Ferguson, G.G.: The hemodynamic importance of the geometry of bifurcations in the circle of Willis (Glass model studies), Stroke, **3**, 255-267 (1972)
23) Walburn, F.J. and Stein, P.D.: Flow in a symmetrically branched tube simulating the aortic bifurcation: The effects of unevenly distributed flow, Ann. Biomed. Eng., **8**, 159-173 (1980)
24) Saito, G.E. and Vander Werff, T.J.: The importance of viscoelasticity in arterial blood flow models, J. Biomech., **8**, 237-245 (1975)
25) Matsunobu, Y. and Takemitsu, N.: Wall-shear-stress relaxation due to the compliant motion of arterial walls, Biorheology, **19**, 155-163 (1982)
26) Tarbell, J.M. and Chang, L.J.: Numerical simulation of oscillatory flow in elastic curved tubes, Proc. 5th Int. Conf. Mechanics in Med. and Biol., 107-110 (1986)
27) Klanchar, M., Tarbell, J.M. and Wang, D.: In vitro study of the influence of radial wall motion on wall shear stress in an elastic tube model of the aorta, Circ. Res., **66**, 1624-1635 (1990)
28) Schlichting, H.: "Boundary Layer Theory" (Trans. Kestin, J.), 7th Ed., McGraw-Hill (1979)
29) Stein, P.D., Walburn, J.F. and Blick, E.F.: Damping effect of distensible tubes on turbulent flow: Implications in the cardiovascular system, Biorheology, **17**, 275-281 (1980)
30) Kramer, M.O.: The dolphins' secret, J. Am. Soc. Naval Eng., **73**, 103-107 (1961)
31) Matsumoto, T., Naiki, T. and Hayashi, K.: Flow visualization analysis of pulsatile flow in elastic straight tubes, Biorheology, **31**, 365-381 (1994)
32) 内貴猛，竹村真一，林紘三郎：大動脈分岐部拍動流に及ぼす血管弾性の影響 (モデル管内流れの可視化による検討)，日本機械学会論文集 (B編)，**60**, 3623-3629 (1994)
33) Duncan, D.D., Bargeron, C.B., Borchardt, S.E., Deters. O.J., Gearhart, S.A., Mark, F.F.

and Friedman, M.H.: The effect of compliance on wall shear in casts of a human aortic bifurcation, Trans. ASME, J. Biomech. Eng., **112**, 183-188 (1990)
34) 松本健郎，林紘三郎：バイオメカニクスにおける弾性管内流れの計測（1）－その意義と現状－，機械の研究，**41**, 887-892 (1989)
35) 松本健郎，林紘三郎：バイオメカニクスにおける弾性管内流れの計測（2）－その意義と現状－，機械の研究，**41**, 1019-1023 (1989)
36) Hayashi, K., Yanai, Y. and Naiki, T.: A 3D-LDA study of the relation between wall shear stress and intimal thickness in a human aortic bifurcation, Trans. ASME, J. Biomech. Eng., **118**, 273-279 (1996)
37) 内貴猛，箭内豊，林紘三郎：血液モデルとしての高分子溶液の評価－血流モデル実験のための基礎研究－，日本バイオレオロジー学会誌，**9**, 84-89 (1995)
38) Perktold, K. and Rappitsch, G.: Computer simulation of local blood flow and vessel mechanics in a compliant carotid artery bifurcation model, J. Biomech., **28**, 845-856 (1995)
39) 新見英幸，神谷瞭：血管病変の発生，"心臓血管系の力学と基礎計測"（沖野遙，菅原基晃，松尾裕英編），316-327，講談社 (1980)
40) 岡小天：臨床ヘモレオロジー，"バイオレオロジー"，251-270，裳華房 (1984)
41) Liepsch, D. (Ed.): "Blood Mechanics - Blood Flow in Large Vessels", Springer-Verlag (1990)
42) Roach, M.R.: Poststenotic dilatation in arteries, "Cardiovascular Fluid Dynamics, Vol. 2" (Ed. Bergel, D.H.), 111-140, Academic Press (1972)
43) Nakamura, M. and Sawada, T.: Model study on the strain and stress distributions in the vicinity of an arterial stenosis, Biorheology, **25**, 685-695 (1988)
44) 山口隆美，吉川昭：大動脈乱流の特性周波数と血圧，日本バイオレオロジー学会誌，**2**, 95-101 (1988)
45) Sallam, A.M. and Hwang, N.H.C.: Human blood cell hemolysis in a turbulent shear flow - Contribution of Reynolds shear stresses, Biorheology, **21**, 783-797 (1984)
46) Stein, P.D. and Sabbah, H.N.: Measured turbulence and its effects on thrombus formation, Circ. Res., **35**, 608-614 (1974)
47) Stein, P.D., Sabbah, H.N. and Mandal, A.K.: Augmentation of sickling process due to turbulent blood flow, J. Appl. Physiol., **40**, 60-66 (1976)
48) Nerem, R.M.: Arterial flow dynamics and interactions with the vessel walls, "Structure and Function of the Circulation, Vol. 2" (Ed. Schwartz, C.J. and Wolf, T.W.S.), 719-835, Plenum Press (1981)
49) Giddens, D.P., Zarins, C.K. and Glagov, S.: The role of fluid mechanics in the localization and detection of atherosclerosis, Trans. ASME, J. Biomech. Eng., **115**, 588-594 (1993)
50) Fry, D.L.: Acute vascular endothelial changes with increased blood velocity gradient, Circ. Res., **22**, 165-197 (1968)

51) Caro, C.G., Fitz-Gerald, J.M. and Schroter, R.C.: Atheroma and arterial wall shear - Observation, correlation and proposal of a shear dependent mass transfer mechanism for atherogenesis, Proc. Royal Soc. London (Biology), **177**, 109-159 (1971)
52) Ku, D.N., Giddens, D.P., Zarins, C.K. and Glagov, S.: Pulsatile flow and atherosclerosis in the human carotid bifurcation, Positive correlation between plaque location and low and oscillating shear stress, Arteriosclerosis, **5**, 293-302 (1985)
53) Friedman, M.H., Deters, O.J., Bargeron, C.B., Hutchins, G.M. and Mark, F.F.: Shear-dependent thickening of the human arterial intima, Atherosclerosis, **60**, 161-171 (1986)
54) Friedman, M.H., Bargeron, C.B., Deters, O.J., Hutchins, G.M. and Mark, F.F., Correlation between wall shear and intimal thickness at a coronary artery branch, Atherosclerosis, **68**, 27-33 (1987)
55) Friedman, M.H., Bargeron, C.B., Duncan, D.D., Hutchins, G.M. and Mark, F.F.: Effects of arterial compliance and non-Newtonian rheology on correlations between intimal thickness and wall shear, Trans. ASME, J. Biomech. Eng., **114**, 317-320 (1992)
56) Nazemi, M. and Kleinstreuer, C.: Analysis of particle trajectories in aortic artery bifurcations with stenosis, Trans. ASME, J. Biomech. Eng., **111**, 311-315 (1989)
57) Nazemi, M., Kleinstreuer, C., Archie, J.P. and Sorrell, F.Y.: Fluid flow and plaque formation in an aortic bifurcation, Trans. ASME, J. Biomech. Eng., **111**, 316-324 (1992)

7 骨格系のバイオメカニクス

7.1 はじめに

　ヒトの骨格は，200以上の骨と600以上の筋からなり，さらに骨と骨とを結合する靭帯，骨と筋をつなぐ腱などで構造体に作り上げている。筋は収縮と弛緩しか行えず，伸長することができない。そこで，関節を動かすために，目的とする運動を生じるための作動筋（agonist）と，その運動に対して反対側で調整する拮抗筋（antagonist）の二つの筋が備わっている[1]。そして，中枢からの指令によって筋が収縮し，発生する張力で関節が動き，上肢や下肢，そしてからだ全体の運動を行う。

　骨，筋および腱・靭帯の構造と基本的機能については第2章で述べたので，ここでは，生体にあって力学的にみて特徴的な構造と機能をもつ関節と脊椎を取り上げ，関節の摩擦と潤滑および脊椎の構造と機能，さらに疾患の力学解析の例を説明する。

7.2 関節の摩擦と潤滑

　関節構造には，必要に応じていくつかの型があり，例えば，股関節（hip joint）（図 7.1）は機械部品の球面軸受のように3次元的に回転するようになっている。また，膝関節（knee joint）（図 2.19）はおおむね平面内で回転する円柱すべり軸受のような構造になっているが，同時に前後方向のすべり運動

7.2 関節の摩擦と潤滑

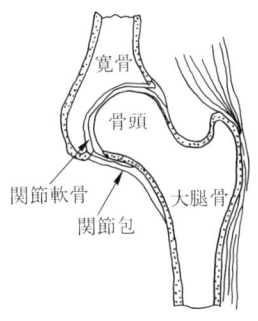

図 7.1 股関節の断面

を伴うので回転軸は移動する．後に述べるように，関節では骨と骨が接触して運動するのではなくて，骨が向かい合った面は関節軟骨で覆われ，全体が関節包で包まれており，その中は滑液と呼ばれる関節液で満たされている．このような構造のおかげで，関節の摩擦係数はきわめて低く，機械部品の軸受やわれわれが日常目にするいろいろなしゅう動部よりもはるかに優れたすべり機能を発揮する．

7.2.1 関節の材料と構造

関節は，骨から連続した結合織でできた関節包（joint capsule）で囲まれており，関節包の内側表面は滑膜（synovium）で被覆されている（図 2.19，図 7.1）．関節包で囲まれた関節内は滑液（synovia あるいは synovial fluid）で満たされており，関節の潤滑機能を発揮するのに大きな役割を果たしている．syn は "のように" という意味であり，ovial は "卵" の意味である．滑液が卵白によく似ていることからこの名前が付けられている．

関節内にある骨の末端は関節軟骨（articular cartilage）で覆われており，これと滑液が相互に作用して，機械などの軸受に比べてはるかに優れた潤滑性能を発揮する．関節軟骨は重量にして 10～20 ％のコラーゲン線維，5～10 ％のプロテオグリカン凝集体（proteoglycan aggregate），および他の糖タンパク質や脂質でできた複合有機体であり，これが種々の電解質を含む水分（68～85 ％）で膨潤した形態をとっている[2),3)]．プロテオグリカン凝集体（平均分子量 200 万）の構造を図 7.2 に示す．

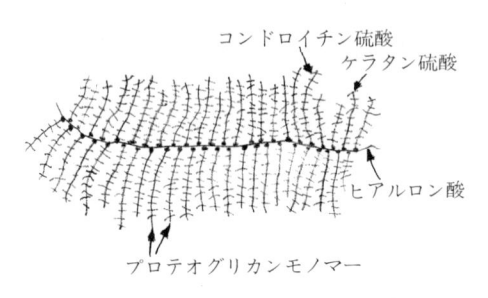

図 7.2　プロテオグリカン凝集体

関節軟骨の厚さは種や場所によって異なるが，おおむね 0.5 から 1.5 mm 程度である．そして，コラーゲンとプロテオグリカンの量と構造は深さとともに変化する．表層（厚さにして全体の 10～20 %）では，細いコラーゲン線維（collagen fibril）が豊富で，軟骨表面に平行に配列し，プロテオグリカンが少ない（図 7.3）[2)-4)]．また，軟骨細胞は数が少なく，偏平ないしは紡錘形で，その長軸は軟骨表面にほぼ平行である．中層（全体厚さの 40～60 %）では，プロテオグリカンの量が増加し，コラーゲン線維は太くなり，最表面でみられたような配向は見られなくなる．この層では細胞は円形ないしは紡錘形で，軟骨表面に対して直角に近い配列をとる．深層（全体厚さの約 30 %）では，線維は織られて太い線維束（fiber bundle）となり，細胞とともに表面に垂直に配向し，一方の端は石灰化軟骨に挿入され，骨へと移行する．

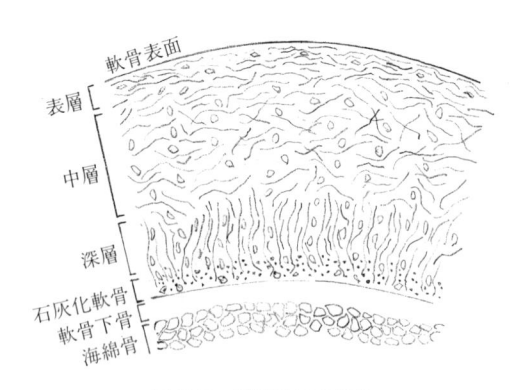

図 7.3　関節軟骨の構造

水分のうちの約30％は，コラーゲン線維とプロテオグリカン分子の間のすきまに入り込んでいる。このすきまの大きさは2～6.5 nmと小さい[5]ので，関節軟骨は"分子スポンジ（molecular sponge）"と呼ぶことができる[6]。関節軟骨内の間質液（interstitial fluid）は，拡散によって周囲の液と自由に入れ代わることができ，また軟骨に圧力勾配を作ったり，あるいは単にこれを圧縮したりするだけでも，組織から容易に浸出する[2],[3]。このように，関節軟骨では組織から液が容易に出たり入ったりするので，他の軟組織とは違って非圧縮性を示さず（図2.24），また引張特性にひずみ速度依存性が現れる（図2.25）。

間質液がコラーゲン-プロテオグリカン固相マトリックス（collagen-proteoglycan solid matrix）のすきまから流れ出るときに，大きな粘性摩擦力が固相マトリックスのすきまの壁に作用する。この力は，関節軟骨の圧縮挙動を支配し，エネルギー散逸の機構に密接に関係する[2],[3]。関節軟骨はこのように液相と固相からなる2相性の材料（biphasic material）であり，この構造があるために生体関節は準静的高荷重の状況においても高い潤滑性能を発揮する。

関節軟骨の表面はかなり粗く，例えばヒト関節の表面粗さは1から6 μmで，人工股関節の金属製骨頭の0.025 μmや工業用転がり軸受のボールの0.05 μmから0.12 μmなどとは大きく異なる[7]。例えば図7.4に示すように，家兎膝関節の脛骨側軟骨では，場所によっては高さ2 μmにも及ぶ隆起が観察される。

関節液（滑液）は，滑膜で分泌され，血漿にプロテオグリカンの一つであるヒアルロン酸（hyaluronic acid）と呼ばれるムコ多糖類が加わった組成に近いと

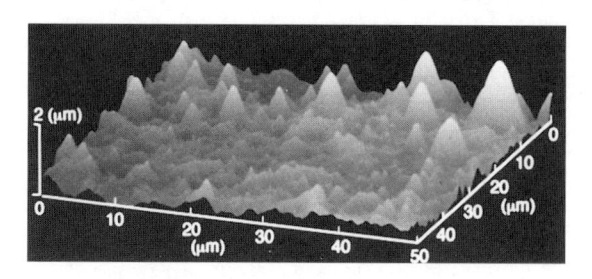

図7.4　家兎膝関節軟骨表面の凹凸（原子間力顕微鏡観察）

言われているが，正確にはタンパク質の量などが血漿とはかなり違う。関節液 1 dl 中には，アルブミン (albumin) や各種グロブリン (globulin) などのタンパク質が 1～3 g 含まれるのに対して，血漿に含まれるこれらタンパク質は 6～8 g とかなり多い[4]。また，関節液には 1 dl 当り 0.25～0.50 g のヒアルロン酸が含まれるが，血漿には含まれない。

平均分子量約 200 万という巨大分子のヒアルロン酸を含むために，関節液は著しい非ニュートン性を示す。例えばウシの膝関節では，せん断速度が 0.1 から 1000/s に増加すると，粘度は 10 から $0.02\,\mathrm{N\cdot s/m^2}$ まで非線形的に減少する[8]。また，ヒトの関節液の粘度は加齢によって変化し，17 歳から 19 歳では $2.81\,\mathrm{N\cdot s/m^2}$ であるのに対して，70 歳から 79 歳では $1.18\,\mathrm{N\cdot s/m^2}$ に減少する[4]。これは，タンパク質濃度やヒアルロン酸の分子量は変化しないが，ヒアルロン酸の濃度が減少するためである。

このように関節液の著しい非ニュートン性は，流れせん断に対する抵抗 (shear thinning effect)，せん断に伴って生じる流れに垂直方向の力 (normal stress effect)，およびせん断による固相への弾性変形エネルギーの蓄積 (elastic effect) を付与し，これらは後に述べるように，関節における潤滑に対して大きな役割を果たす[6]。

7.2.2 関節の運動と負荷

一般的に，関節の二つの面の間ではすべりと回転が同時に起こっており，両者の間の相対的な速度は，各瞬間の動きによって著しく異なる。例えば，普通の歩行中に，股関節の大腿骨頭 (femoral head) と寛骨臼 (acetabulum) の間に生じる相対速度は 0.03 m/s 程度であるが，170 km/h の速度でボールを投げるときの肩関節では 0.3 m/s にまでなる[6]。しかしながら，生体の関節ではこのような運動は定常的なものではなく，ほとんどの場合は 1 ないし 2 Hz の周波数で繰り返される。

負荷についてみると，歩行中に股関節や膝関節の関節面に加わる荷重は，体重よりかなり大きいことに注意しなければならない。これは，これらの関節

が，からだの重心を通る鉛直線（重心線）から離れた位置にあるので，関節を挟んで重心線とは反対側（外側）の筋肉に大きな力が発生し，これが関節に作用するためである．

正常な関節で，ヒトが歩行したり走行している間に，関節に作用する力を直接的に計測することはほとんど不可能である．そこで，運動中の下肢各部の変位と角度を計測し，リンクモデルにこれらのデータを入れて，各関節に作用する負荷やモーメントを計算する方法が取られている．従来は2次元のモデルが使われてきたが，Glitschら[9]は最近，47の筋肉を含む3次元の大規模下肢モデルを使って，股関節，膝関節，および足関節に作用する力を計算した．

その結果によれば，例えば股関節では，歩行中（速度1.5 m/s）に最大で体重の6倍程度の合力が，また走行中（速度5 m/s）には20倍近くの最大合力が作用する（図 **7.5**）．かなり直接的な計測例として，Bergmannら[10]はセンサを埋め込んだ人工股関節を移植した患者を歩行（0.83 m/s）させる実験を行い，最大合力は体重の約3倍であったと報告している．

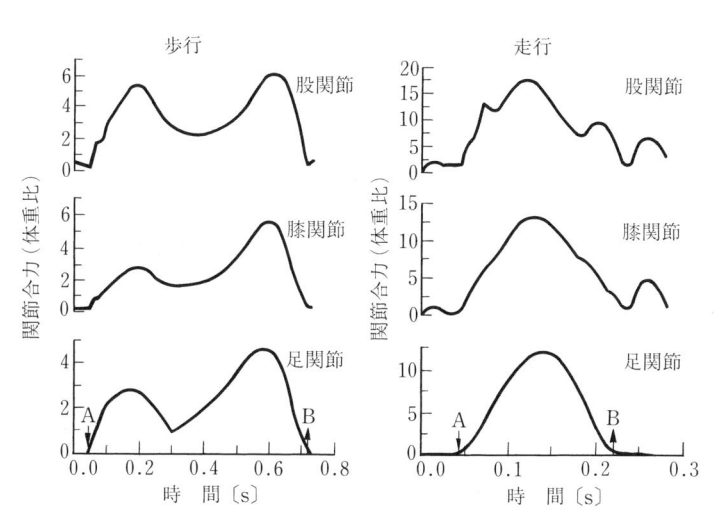

図 **7.5** 歩行中および走行中に関節に作用する力（Aは着地開始，Bは遊走開始，文献9)から抜粋）

7.2.3 関節の摩擦係数

摩擦は，接触する二つの面の間の相対的すべり運動の間に，なんらかの機構によってエネルギーが散逸（energy dissipation）することによって生じる。摩擦の評価には，二つの面を押し付ける垂直荷重に対する接線方向摩擦抵抗の比で定義される摩擦係数（coefficient of friction）を用いる。

関節の摩擦係数の測定には振子法[4]が用いられ，生きたままではからだ全体を，また死体では筋肉などの周囲組織を含む関節部を使い，関節部の一方を固定し，他方に振子運動を与える方法か，関節から関節軟骨付近の試験片を切り出して片方を固定し，もう一方を回転揺動させる方法（図 **7.6**）が取られる。いずれの場合でも，振子揺動振幅の減衰曲線から摩擦係数を求める。

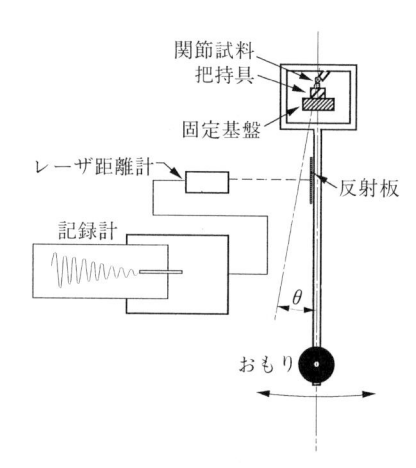

図 **7.6** 振子法による関節の摩擦係数の測定

先に述べたように，関節の場合には主として間質液あるいは関節液が多孔性の有機体マトリックスを通って移動するときに，液とマトリックスの間で生じる摩擦と，プロテオグリカン-コラーゲン複合有機体そのものの粘弾性が，全体の摩擦として現れる。すなわち関節の摩擦には，関節液のせん断，軟骨表面の凹凸の接触，マトリックス内の間質液の流動，有機体マトリックスのせん断変形などが関与する[6]。

生体関節の摩擦係数はおおむね 0.05 以下（表 7.1）で，人工関節を含めて他の材料の組合せ（表 7.2）よりもはるかに小さい。われわれの身近なものとして，氷と氷の摩擦は非常にすべりやすい印象であるが，生体関節の摩擦係数はこの組合せの摩擦係数よりも低く，生体が有するきわめて優れた性能に驚く。

表 7.1 生体関節の摩擦係数

種，部位	摩擦係数	研究者
ヒト，膝	0.005～0.02	Charnley[11]
ブタ，肩	0.02～0.35	McCutchen[5]
イヌ，足	0.005～0.01	Linn[12),13]
ヒト，股	0.01～0.04	Unsworthら[14]
ウシ，肩	0.002～0.03	Malcom[15]
イヌ，股	0.032±0.002*	笹田ら[4]

（＊：平均値±標準偏差）

表 7.2 人工関節[4]および各種材料組合せ[16]の摩擦係数

材　料	摩擦係数
人工股関節（ステンレス鋼/ポリエチレン）	0.087±0.038*
人工股関節（セラミックス/ポリエチレン）	0.096±0.017*
金/金	2.8
アルミニウム/アルミニウム	1.9
銀/銀	1.5
鋼/鋼	0.6～0.8
黄銅/鋼	0.35
ガラス/ガラス	0.9
木材/木材	0.25～0.5
ナイロン/ナイロン	0.2
グラファイト/鋼	0.1
氷/氷（0°C）	0.1

（＊：平均値±標準偏差）

図 7.7 は，ヒトの股関節に対して，潤滑液を補給しない状態のままで，大きさの異なる繰返し負荷を作用させながら振子法で求めた摩擦係数を示す。荷重の大きい方が，また負荷を繰り返す方が摩擦係数は低くなっており，軟骨自体に備わっている自因性の潤滑機構が働いていることをうかがわせる。また，無潤滑の場合と，関節液で潤滑した場合の摩擦係数の負荷に対する関係を示す

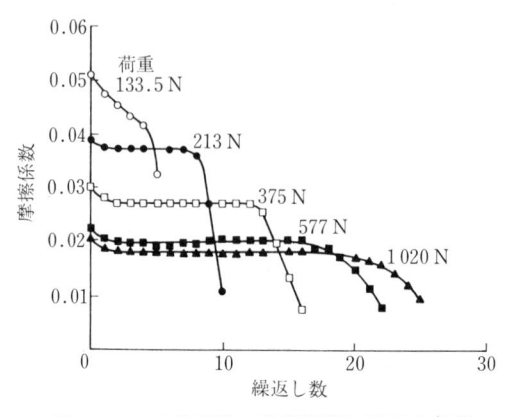

図 7.7 ヒト股関節の摩擦係数に及ぼす負荷の大きさと繰返しの影響[14]

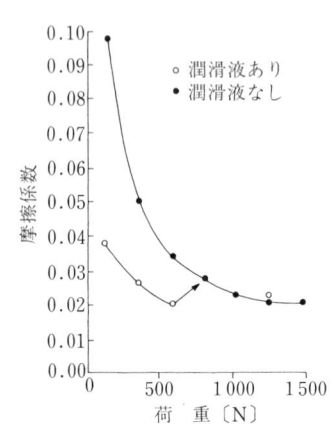

図 7.8 ヒト股関節の摩擦係数の負荷依存性と潤滑液の効果[14]

図 7.8 によると，荷重の小さい状態では，潤滑液の効果が現れているが，600 N 以上になると違いは見られなくなる[14]。この結果も，自己起因性の潤滑機構が機能していることを示す。

7.2.4 潤 滑 の 機 構

生体関節の潤滑については，19 世紀の後半から関心がもたれてきたようであるが，本格的な研究が始まったのは 1930 年代になってからである。関節の潤滑機構として，大きく分けて流体潤滑（fluid-film lubrication）と境界潤滑（boundary lubrication）が検討され，また両者を取り入れた混合潤滑（mixed lubrication）がある[4]。

流体潤滑は，荷重を摩擦面間に形成される流体膜（fluid film）の圧力で支えるとする潤滑である。2 面間が相対運動しているときに，流体の粘性によって流体が引き込まれてできる膜をくさび膜（wedge film，図 7.9(a)），2 面が近接するときに，流体の粘性のために逃げ遅れてできる膜をスクイーズ膜，あるいはしぼり膜（squeeze film，図 7.9(b)）と呼ぶ。これに対して境界潤滑は，界面に形成される潤滑剤の分子膜（lubrication monolayer）が荷重を支えるとす

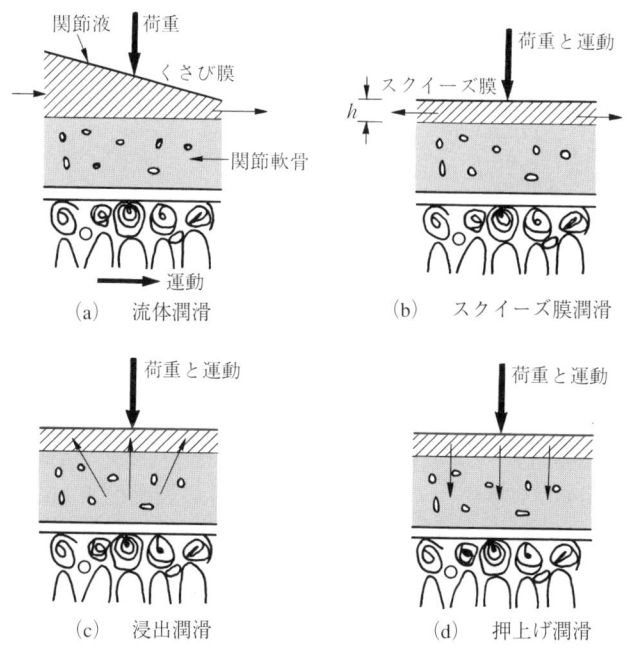

図 **7.9** 関節潤滑の機構 [17), 18)]

(a) 流体潤滑　(b) スクイーズ膜潤滑　(c) 浸出潤滑　(d) 押上げ潤滑

る考え方である。

　いずれの考え方にも得失があり，現象を完全に説明することはできない。このために最近は，これらを合わせた混合潤滑や生体関節の特性を加味した機構が検討されている。

　MacConaill [16)] は，関節面間の相対運動によって，粘性の高い関節液が両面の間の狭いくさび形のギャップに引き込まれ，このために関節液に流体圧が生じて両面が引き離されるとする流体潤滑（hydrodynamic lubrication）説（図 7.9 (a)）を提案した。しかしながら，この考えでは，両面間でつねに高速の相対運動が必要になり，実際の関節にあてはめるには無理がある。

　この考え方を検証する一つの方法として，関節面間の層の厚さを計算し，それと関節面表面の凹凸を比較するやり方がある [17), 18)]。膝関節のモデルとして，平面上に置いた円柱を考えると，最小の流体膜厚さ h は

$$\frac{h}{R} = \frac{4.9\eta ul}{W} \tag{7.1}$$

で与えられ[19]，また股関節のモデルとして平面と球を考えると

$$\frac{h}{R} = 113.7 \left(\frac{\eta uR}{W}\right)^2 \tag{7.2}$$

となる[20]。ここで，R は円柱または球の半径（膝関節で 1.0 m，股関節で 0.1 m），W は荷重，l は円柱の長さ（膝関節では $l/W = 2 \times 10^{-5}$ m/N），η は流体の粘度（10^{-2} N·s/m²），u は引き込まれる流体の速度で作用面の相対速度の 1/2（膝関節で 0.3 m/s，股関節で 0.1 m/s）であって，これらの数値はいずれも Mow ら[17]から引用している。

これらの式を使って計算した流体膜厚さ h は，膝関節では 0.029 μm，股関節では 0.020 μm となる[17]。これらは，関節軟骨の表面粗さ 1 μm から 6 μm（7.2.1 項参照）に比べて著しく小さく，したがって流体潤滑のみで生体関節の潤滑機構を説明することはできない。

流体潤滑説を修正するためにいくつかの考え方が提案されている。その一つが弾性流体潤滑（elastohydrodynamic lubrication）説[21]であって，関節軟骨の弾性変形が関節の荷重負荷面積を増やすとともに，両面間の速度勾配を減少させ，潤滑に寄与するとしている。この考え方で流体膜厚さを計算すると，股関節と膝関節に対してそれぞれ 1.3，1.25 μm が得られ[22]，これらは実際の関節表面粗さに近いので，関節潤滑の説明として受け入れられる[17],[18]。これに関連して Fein[23]は，局所的な変形によって形成されるくぼみに関節液が取り込まれてスクイーズ膜ができ，その粘性抵抗によって，たとえすべり運動がない場合でも圧力を支えるとするスクイーズ膜潤滑（squeeze-film lubrication）の考え（図 7.9 (b)）を提案している。

ところで，図 7.7 や図 7.8 でも示したように，関節では自己起因性の潤滑機構が機能しているので，これを説明する必要がある。そこで Lewis ら[24],[25]は，関節面が押し付けられるときに関節軟骨の中から液体が浸出し，潤滑機能を高めるとする浸出潤滑（weeping lubrication）説（図 7.9 (c)）を提案した。実際に関節軟骨を棒などで押し付けると，周囲の軟骨から液がしみ出す現象が観

7.2 関節の摩擦と潤滑

察されている。ただし,実際の関節では軟骨内部と関節間隙で圧力が等しいはずであるのに,なぜ液の流動が生じるのかについては説明されていない[4]。

一方 Maroudas [26] や Walker ら [27],[28] は,関節面間のすきまが小さくなると,面に平行な方向への関節液の流出が次第に抑制され,水分と電解質のみが関節軟骨(すきまの大きさは 2 から 7 nm)内に浸潤し,結果として高粘度のヒアルロン酸タンパク質(大きさ約 400 nm)が関節面間にゲル層を形成して残り,長時間の高荷重負荷に耐える機能が出現すると考える押上げ潤滑(boosted lubrication)の機構(図 7.9 (d))を提案した。

この考え方では液の関節軟骨内への浸入を,また先に述べた浸出潤滑説では軟骨からの液の浸出を想定しており,両者の機構は相反するものとなっているが,いずれが正しいのかはまだ実証されていない。Lai ら [29] は,分子の対流-拡散 1 次元モデルで,押上げ潤滑の機構で形成される最終的なゲル層厚さとして 6.4 μm を得ており,これが実際に近いことから,この機構は関節に適用できる考え方であるとしている。

Charnley [30],[31] は,関節の摩擦が速度に依存しないことから,上述の流体膜潤滑の考え方とは大きく異なる境界潤滑説を提案した。これは,軟骨表面に吸着した 1 分子厚さ(1 から 100 nm 厚さ)の潤滑液が荷重を支えるとする考えである(図 **7.10**)。この考え方では,関節液の特性や関節面の弾性は潤滑機能に影響を与えず,また自己起因性の潤滑特性を説明することはできない。

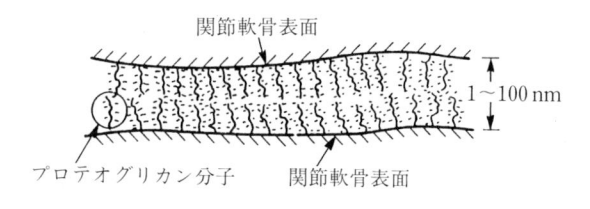

図 **7.10** 境 界 潤 滑 [17],[18]

Swann ら [32] は,この分子の分離に成功し,それはヒアルロン酸ではない糖類を含むポリペプタイド鎖であって,関節表面に対して著しく親和性のある物質であることを明らかにした。この考えに従うと,潤滑性能の低下は境界層に

ある物質の劣化のみで生じ，潤滑液の物性や関節面の弾性の変化にはよらないことになるが，実際にはそうではない。

現在のところ，生体内で生じる摩擦と潤滑の現象を単独で説明できる理論はない。おそらく以上述べた種々の機構が，運動の種類，荷重および材料特性に応じて機能するものと考えられ，Mow ら[2),3),6),17),18)] はつぎのような一連の機構を考えている。

すなわち，まず軽い負荷で高速運動の状況では，流体潤滑もしくは弾性流体潤滑が機能する。その結果形成される流体膜は，荷重モードが急に変わってスクイーズ膜潤滑の機能が現れた後もしばらくの間維持される。このスクイーズ膜は，押上げ潤滑と軟骨表面の変形によって強化される。荷重が増加し運動速度が減少すると，弾性流体潤滑が機能したような相対的に厚い膜では潤滑効果を維持することができなくなる。長時間起立するときのように静荷重が負荷されるときには，関節面が接触しようとするまでに流体膜は薄くなり，単分子層の境界潤滑の機能が発揮される。そしてこの機構は，濾過されて関節面の間に残された滑液のゲルによって強化される。

このように生体関節の潤滑は，関節液およびその高分子タンパク質成分，軟骨の有機体マトリックス，および間質水分の間で起こる一連の動的相互作用とみることができる。

7.3　脊椎のメカニクス

西側社会の人口のうち 80％がなんらかの程度で腰痛症（low back pain）を経験するといわれている。このために，脊柱，とりわけ腰椎には高い関心が寄せられており，しかもこの疾患には力学的な因子が密接に関係するので，バイオメカニクスの立場からの研究も多い。しかしながら，ヒトの脊椎の機能を直立姿勢と切り放して考えることはできず，したがって計測や解析に他の動物が使えないので，有限要素法などを用いたシミュレーションがよく利用される。

7.3.1 脊柱の構造と材料

脊柱（spine）はおもに24の脊椎（vertebra）と呼ばれる骨と，これらの間にある椎間板（intervertebral disc），および脊椎を連結する靱帯（ligament）から構成される（図 **7.11**）。上から七つの脊椎は頸部にあるので頸椎（cervical vertebrae），つぎの12個は胸部にあるので胸椎（thoracic vertebrae），下の五つは腰部にあるので腰椎（lumbar vertebrae）と呼ばれ，その下に仙骨（sacrum）と尾骨（coccyx）がつながっている[33],[34]。胸椎は，それぞれの後方にある関節を介して肋骨に連結している。

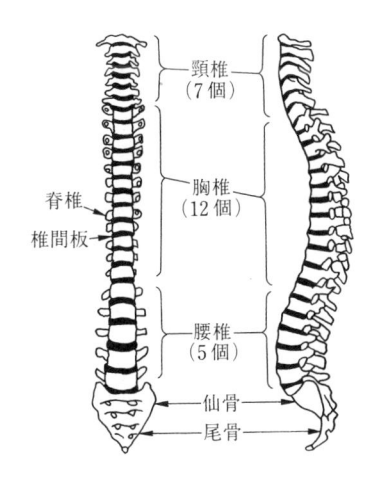

図 **7.11**　脊柱の構成（図には靱帯は示されていない）

部位によって形態は異なるが，上位二つの頸椎を除く各脊椎は，前方にあるほぼ円柱形状の椎体（vertebral body）と，後方にある複雑な形状をした関節突起（articular process）などを含む椎骨突起（vertebral process）からなっている（図 **7.12**）。

椎体の周囲は硬い皮質骨（平均0.35mm）で囲まれているが，内部は海面骨であり，また上下の皮質骨の端には骨性終板（vertebral end-plate）と繊維軟骨（cartilaginous end-plate）が配置されているためにかなり変形しやすい。腰椎の中央にある椎体の高さは約25mm，前後方向の径は約30mm，左右方向の径は約50mmである。

これらの脊椎は，前方は椎間板と靱帯で，後方は靱帯と関節突起間の脊椎関

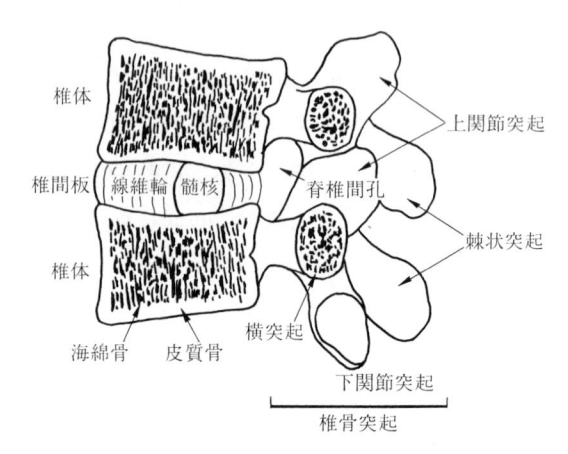

図 7.12 2組の脊椎から構成される脊椎運動セグメント

節（facet joint）などで連結されており，相対運動が抑制される構造になっている。しかしながら，個々の脊椎の運動は小さいが，頸椎から腰椎までの脊柱全体ではかなり大きく運動することができる。また，これらの軟組織と周囲にある筋肉によって，直立姿勢が保持される。

椎体間には椎間板があり（図 7.12），普通の成人脊柱の長さの1/4から1/3は椎間板で占められている[35]。各椎間板は，きわめて親水性に富むゲル状のプロテオグリカンを容れた髄核（nucleus pulposus）と，その周囲にあるコラーゲン線維でできた線維輪（annulus fibrosus）からなる。

線維輪は，15から26層に及ぶコラーゲンの層でできており（図 7.13），加齢とともに層は厚くなる[36]。コラーゲン線維の配向は層ごとに交互に変わり，またコラーゲンタイプの割合は内層に進むにつれて変化するので，各層の間では力学的性質も違う。

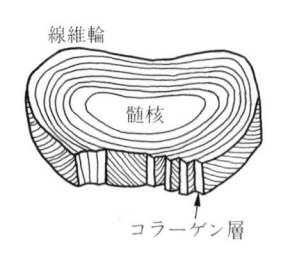

図 7.13 椎間板の構造

椎間板は，圧力を受けた液体を内部にもつ変形性の厚肉円筒と見なすことができる[37]。椎間板への負荷は，随核の圧力上昇を含むいくつかの機構で支えられる。定常状態では，随核内のプロテオグリカンによる浸透膨張圧は負荷と平衡しているが，負荷が増加すると，新しい定常状態に達するまで椎間板から水分が駆出される。負荷が減少すると逆の現象が起こる。圧縮の負荷のもとでは，随核は時間とともに水分を失う[38]。例えば，1日中立っていると脊柱の高さが1cm近くも減少するという報告[39]がある。

7.3.2 脊椎の力学的特性

ヒト椎体の圧縮強度は，上から3番目の頸椎（C-3）で1.5 kN，胸椎では1番目（T-1）で2.0 kN，8番目（T-8）で2.5 kN，12番目（T-12）で3.7 kN，最下段の腰椎（L-5）で5.7 kNと，下方に進むにつれて増加する[40]。圧縮強度の個体差は非常に大きく，腰椎では0.8 kNから15.6 kNにわたるという報告[41]もある。椎体の圧縮強度のほとんどは海綿骨の強度であって，周囲の皮質骨をすべて取り除いても10％しか強度は低下しない[42]。したがって，海綿骨の密度が低下する骨粗しょう症では，しばしば脊椎全体に破損が生じる。

Lindahl[43]は，14歳から89歳までのヒトの腰椎の圧縮試験を行い，20歳未満では圧縮強度が7 MPa程度であったのが，年齢にほぼ比例して減少し，80歳以上では約1.5 MPaにまで低下すると報告している。これらの値と年齢に伴う変化の様子は，同時に行った脛骨骨端部の強度とほぼ同じになっている。Swartzら[44]は，仔ウシの腰椎から小さい円柱試料を切り出して圧縮試験を行い，その強度は6 MPa前後であったと報告している。

脊柱および脊椎の荷重-変位挙動の知識は，機能解析のうえで非常に重要である。多くは脊椎運動セグメント（spine motion segment）あるいは脊椎機能単位（spine functional unit）と呼ばれる，図7.12に示すような隣接する二つの脊椎とその間にある椎間板，およびこれらをつなぐ靭帯から構成される要素，あるいはこれを複数個積み重ねた試料を用いて調べられている。

摘出した成人の胸椎全体（T1-T12）の剛性（stiffness）は，横方向せん断で

100 N/mm，前方あるいは後方せん断で 900 N/mm，圧縮で 1 250 N/mm，回転剛性は 2 から 3 N・m/deg と報告[45]されている．また，腰椎全体（L1 - L5）では，前方，後方，あるいは横方向せん断で 100 から 200 N/mm，圧縮で 600 から 700 N/mm，回転で 6.8 N・m/deg 程度[46], [47]であるから，胸椎の方がせん断や圧縮剛性は高く，回転剛性は低いようである．

椎間板については，17 N・m のねじりの負荷で線維輪には 9 ％の引張ひずみが生じる[48]が，1 000 N の圧縮荷重でも椎間板は 1 mm しか膨出しない[49]．

7.3.3 有限要素法による力学解析

すでに述べたように，脊柱の場合には，動物を使って力学実験を行ってもその結果をヒトに適用することはできない．このために，死体を使った計測が行われているが，筋肉による力の発生などの効果が現れないので実際の生体内の状況が得られるとはいえない．

そこで，ヒトについて X 線 CT 像（X-ray computed tomography）や磁気共鳴描画（MRI: magnetic resonance imaging）を解析して形態や変形などを求め，この結果を用いて有限要素法（FEM: finite element method）による力学的解析を行う研究が多く進められてきた．この方法によれば，生体外で計測される情報から，生体内の現象を推定することが可能になる．

（1） 脊柱の形態と側弯症　　正常な脊柱は，前額面（体の正面像）では真っすぐであるが，矢状面（からだの側面像）ではわん曲している（図 7.11）．すなわち，側方からみると脊柱は四つの曲線を示しており，頸椎と腰椎では前方に凸状で，胸椎と仙骨では後方に凸状になっている．頸椎，胸椎，腰椎の傾斜角度はそれぞれ 10 度，40 度，55 度前後であり，これらには男女間で差はない．

側弯症（scoliosis）は，側方への病的なわん曲すなわち側弯変形を示すとともに，上記の矢状面の生理的わん曲が減少し，椎体の回旋を伴う疾患で，思春期女子に多発する特発性側弯症（idiopathic scoliosis）がその大半を占める．側弯症が進行すると，腰背部痛や神経合併症，胸郭の変形による呼吸器・循環器障害などが出現したり，外観上の問題が生じる．

7.3 脊椎のメカニクス

側弯症の発生には，姿勢の動的制御機構の障害，静的な脊柱支持機構の障害や成長過程の環境因子，さらには脊柱の生体力学的因子などが関与するとされている[50]。そのために，その進行メカニズムについてバイオメカニクスの立場からの研究も行われている。

但野ら[51],[52]はまず，側弯症脊柱の形態を正確に記述する必要があると考えて，3次元モデルの開発を行い，これから得られる形態評価パラメータの有用性について検討している。すなわち，臨床診断のときに撮影される正面および側面脊柱X線写真で，各椎体の中心を決め，それらを連ねる3次元曲線を定式化し，これをもとに3次元わん曲の程度を正確に表すパラメータの提案を行っている。

図 7.14 は結果の一例[51],[52]であって，仙骨上端の中心を起点（各図の原点）として，下から第5腰椎に始まり，最上位の第1胸椎までの前額面形状と矢状面形状，および椎体の回旋角の分布を示している。前額面形状，矢状面形状とも観察結果をよく表す。

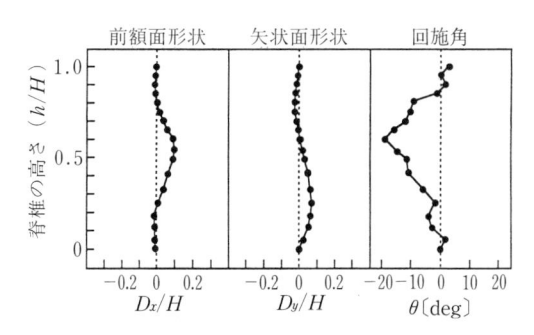

図 7.14 側弯症脊柱の形態表示（H は仙骨上端から第1胸椎上面までの高さ，D_x と D_y は脊柱中心線からの離脱量，θ は脊椎軸まわりの回旋角）[51)-53)]

次いで彼ら[50),52),53)]は，すべての胸椎と腰椎および仙骨，尾骨，椎間板，12対の肋骨および胸骨と肋軟骨から構成される有限要素モデル（図 7.15）を構築した。このモデルではさらに，椎体を皮質骨と海綿骨に，椎間板を線維輪と随核に分けている。ある一つの椎体に生じた不一様な成長力分布（図 7.16，最

186 7. 骨格系のバイオメカニクス

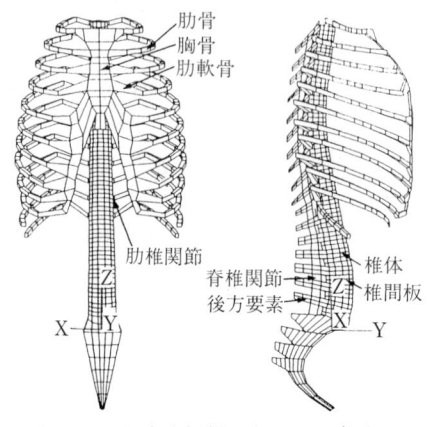

図 7.15 側弯症解析のための 3 次元有限要素モデル [52), 53)]

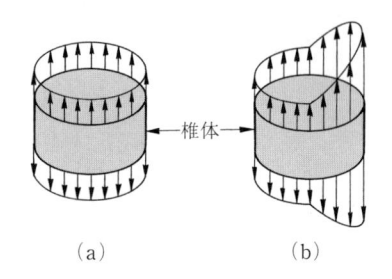

図 7.16 正常椎体の一様な成長応力分布(a)と，側弯症の場合の不一様な成長応力分布(b) [50), 52), 53)]

大荷重を正常の 2 倍に設定）が，脊柱全体の 3 次元形態に影響を与えると仮定し，仙骨上面を完全固定する条件で，第 1 胸椎上面を完全固定した場合と軸方向自由の場合について解析を行っている．

得られた結果（**図 7.17**）は，図 7.14 に示した観察結果をよく表している．この場合の脊柱の形態は**図 7.18** のようになる．

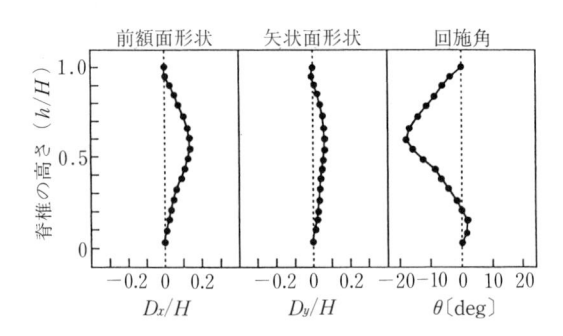

図 7.17 側弯症の脊柱形態の解析結果（H などについては図 7.14 参照）[50), 52), 53)]

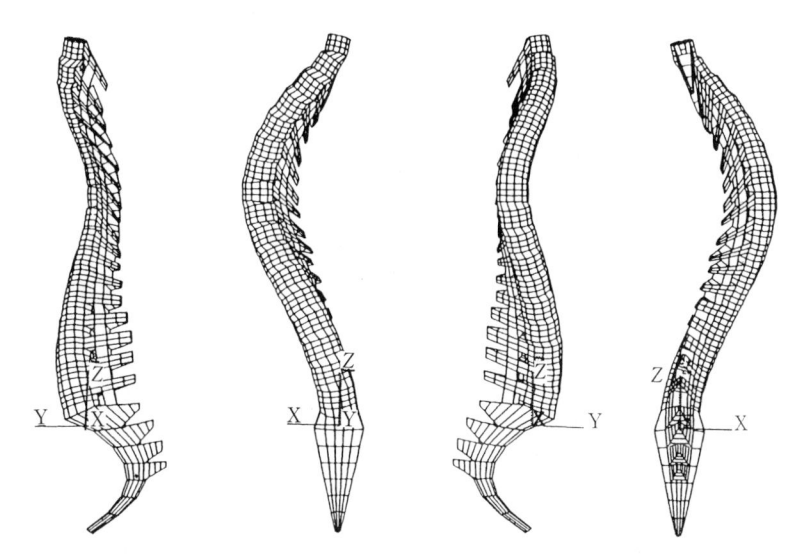

図 **7.18**　図 7.17 の側弯症の脊柱の様子 [52]

（2） 脊椎分離症の解析　成長期に過度のスポーツ活動をした人や，重量物を持ち上げる仕事に携わる人などでは，腰椎の上関節突起と下関節突起（図7.12）とが接合する付近の骨が二つに分離する脊椎分離症（spondylolysis）がしばしば発生する．この症例は，そのうち約 80％ が第 5 腰椎に，20％ が第 4 腰椎に発生し，下位腰椎に多い．この原因を解明するためには力学的解析が必要であり，有限要素法を利用した研究が行われている．

力学解析にあたっては，負荷の見積もりが重要である．Schultz ら [54] の簡単なモデル（図 **7.19**）を用いると

$$F_z = W_a + W_h + W_t + Q \tag{7.3}$$
$$-M_y = x_a W_a + x_h W_h + x_t W_t + x_q Q \tag{7.4}$$

ここで，W_a, W_h, W_t, Q はそれぞれ腕，頭，胴体，おもりの重量で，それぞれの重心（第 3 腰椎中心からの距離をそれぞれ x_a, x_h, x_t, x_q）に集中荷重が作用すると考えている．また，F_z と M_y はそれぞれ合力と合モーメントであって，これらは背筋力 E と第 3 腰椎椎体下面に働く垂直荷重 C と釣り合うので

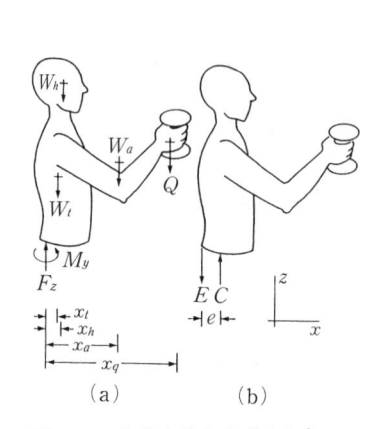

図 **7.19** 物体を持ち上げたときの力とモーメント[54]

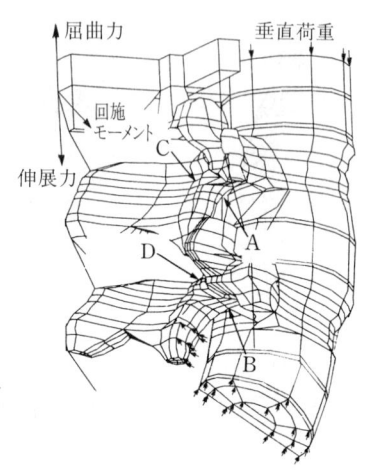

図 **7.20** 第3腰椎から第5腰椎を含む脊椎運動セグメントの有限要素モデル（A，B，C，Dは応力集中部位）[55]

$$F_z = C - E \tag{7.5}$$

$$-M_y = -eE \tag{7.6}$$

これらの式を用いて体重 700 N の場合について計算すると，単純な立位 ($Q = 0$) では約 500 N の垂直荷重が第3腰椎椎体上面に作用し，腕に 40 N のおもりを持たせた場合 ($Q = 40$ N) には，約 1000 N の荷重が作用することになる[55]。

これらを考慮して田中ら[55]は，第3から第5までの腰椎から構成される脊椎運動セグメントの有限要素モデル（図 **7.20**）を作成し，仙骨の椎体上部と上関節面を完全拘束する条件で，第3腰椎椎体上面に作用する垂直荷重を 500 N から 2000 N の範囲で変化させ，第4腰椎と第5腰椎に生じる応力を計算した。また，実際に生じる伸展，屈曲，回旋運動を引き起こす程度の伸展力，屈曲力，回旋モーメントを与えた場合の解析も行っている。

このモデルでは，実際の状態をできるだけ忠実に再現させるために，椎体部分を皮質骨と海綿骨などに，また椎間板を線維輪と髄核に分けるとともに，前

7.3 脊椎のメカニクス

表 7.3 腰椎の有限要素モデルに使用した要素と材料定数[55]

要 素		弾 性 係 数	ポアソン比
椎 体	皮質骨	$E_x = E_y = 700$ MPa, $E_z = 1\,000$ MPa $G_{xy} = G_{xz} = G_{yz} = 241$ MPa	$\nu_{xy} = 0.45$, $\nu_{xz} = \nu_{yz} = 0.315$
	海綿骨	$E_x = E_y = 140$ MPa, $E_z = 200$ MPa $G_{xy} = G_{xz} = G_{yz} = 48.3$ MPa	$\nu_{xy} = 0.45$, $\nu_{xz} = \nu_{yz} = 0.315$
	骨前方要素	$E = 1\,000$ MPa	$\nu = 0.45$
	骨性終板	$E = 500$ MPa	$\nu = 0.4$
	線維軟骨	$E = 24$ MPa	$\nu = 0.4$
椎間板	線維輪（内側）	$E = 0.2$ MPa	$\nu = 0.4$
	線維輪（外側）	$E = 13.3$ MPa	$\nu = 0.4$
	髄核	$E = 0.013$ MPa	$\nu = 0.49999$
靱 帯	前・後縦靱帯	$E = 20$ MPa	$\nu = 0.4$
	腸腰靱帯	$E = 5 \sim 30$ MPa	$\nu = 0.3$
	その他の靱帯	$E = 0 \sim 25$ MPa	$\nu = 0.3$
椎間関節間要素		$E = 0 \sim 25$ MPa	$\nu = 0.4$

縦靱帯，後縦靱帯などおもな靱帯も考慮されている（**表 7.3**）。

まず，第 3 腰椎椎体上面に垂直荷重のみが作用する場合について計算すると，第 4 腰椎および第 5 腰椎の関節突起間部の内側（図 7.20 の A および B）に応力の集中が観察された。そして，これら応力集中部の最大引張主応力は，第 5 腰椎の方が第 4 腰椎より大きく，両者の間の差は荷重の増加とともに広がる（**図 7.21**）。この結果は，脊椎分離症の頻度が第 5 腰椎の方が第 4 腰椎より多いことによく対応している。また，重量物を持ち上げると，第 4 腰椎に比べて第 5 腰椎にかかる負担が増大することになる。

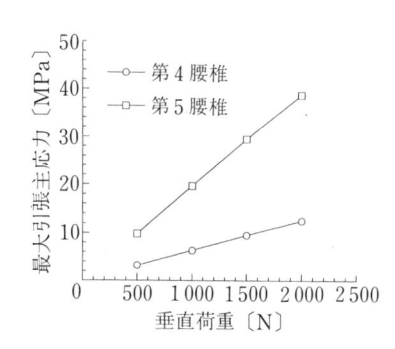

図 7.21 垂直荷重のみを作用させた場合の，荷重と腰椎関節突起間部内側に生じる最大引張主応力の関係[55]

伸展運動では，垂直荷重のみが作用する場合と同様に，第4，第5腰椎の関節突起間部の内側に応力集中がみられたが，屈曲運動では両腰椎の関節突起間部の背部（図7.20のC，D）に，回旋運動では関節突起間部の内側（A，B）ならびに背部（C，D）に応力集中が観察される。そして，いずれの運動でも第5腰椎の応力値は，第4腰椎の値とほぼ同じかかなり高い結果が出ており，脊椎分離症が第5腰椎に頻発する傾向と一致する。

参 考 文 献

1) 佐藤武，山崎信寿：生体の機械力学，"生体力学"（日本機械学会編），247-289，オーム社（1991）
2) Mow, V.C., Zhu, W. and Ratcliffe, A.: Structure and function of articular cartilage and meniscus,"Basic Orthopaedic Biomechanics"（Ed. Mow, V.C. and Hayes, W.C.）, 143-198, Raven Press（1991）
3) Mow, V.C. and Ratcliffe, A.: Structure and function of articular cartilage and meniscus, "Basic Orthopaedic Biomechanics, 2nd Ed."（Ed. Mow, V.C. and Hayes, W.C.）, 113-177, Raven Press（1997）
4) 笹田直，塚本行男，馬淵清資："バイオトライボロジー－関節の摩擦と潤滑－"，産業図書（1988）
5) McCutchen, C.W.: The frictional properties of animal joints, Wear, **5**, 1-17（1962）
6) Mow, V.C. and Mak, A.F.: Lubrication of diarthroidal joints,"Handbook of Bioengineering"（Ed. Skalak, R. and Chien, S.）, Chap. 5, 5.1-5.34, McGraw-Hill（1987）
7) Dowson, D.: Basic tribology, "Introduction to the Biomechanics of Joints and Joint Replacement"（Ed. Dowson, D. and Wright, V.）, 49-60, Mech. Eng. Pub.（1981）
8) King, R.G.: A rheological meausrement of three synovial fluids, Rheological Acta., **5**, 41（1966）
9) Glitsch, U. and Baumann, W.: The three-dimensional determination of internal loads in the lower extremity, J. Biomech., **30**, 1123-1131（1997）
10) Bergmann, G., Kniggendorf, H., Rohlmann, A., Graichen, F. and Jendrzynski, H.: Influence of shoes and heel strike on the loading of the hip joint, J. Biomech., **28**, 817-827（1995）
11) Charnley, J.: The lubrication of animal joints in relation to surgical reconstruction by arthroplasty, Ann. Rheum. Dis., **19**, 10-19（1960）
12) Linn, F.C.: Lubrication of animal joints: I. The arthrotripsometer, J. Bone Joint Surg.,

49A, 1079-1098 (1967)
13) Linn, F.C.: Lubrication of animal joints: II. The mechanism, J. Biomech. **1**, 193-205 (1968)
14) Unsworth, A., Dowson, D. and Wright, V.: The frictional behavior of human synovial joints: I. Natural joints, Trans. ASME, J. Lubr. Tech., **97**, 369-376 (1975)
15) Malcom, L.L.: An experimemntal investigation of the frictional and deformational response of articular cartilage interfaces to static and dynamic loading, Ph.D. Thesis, Univ. California, San Diego (1976)
16) MacConaill, M.A.: The function of intra-articular fibrocartilages, with special refernces to the knee and inferior radio-ulnar joints, J. Anatomy, **66**, 210-227 (1932)
17) Mow, V.C. and Soslowsky, L.J.: Friction, lubrication, and wear of diarthroidal joints, "Basic Orthopaedic Biomechanics" (Ed. Mow, V.C. and Hayes, W.C.), 245-292, Raven Press (1991)
18) Mow, V.C. and Ateshian, G.A.: Lubrication and wear of diarthroidal joints, "Basic Orthopaedic Biomechanics, 2nd Ed." (Ed. Mow, V.C. and Hayes, W.C.), 275-315, Raven Press (1997)
19) Martin, H.M.: Lubrication of gear teeth, Eng., **102**, 199 (1916)
20) Kapitza, P.L.: Hydrodynamic theory of lubrication during rolling, Zh. Tekh. Fiz., **25**, 747-762 (1955)
21) Dintenfass, L.: Lubrication in synovial joints, Nature (London), **197**, 496-497 (1963)
22) Hamrock, B.J. and Dowson, D.: Elastohydrodynamic lubrication of elliptical contacts for materials of low elastic modulus: I. Fully flooded conjunction, J. Lubr. Tech., **100**, 236-245 (1978)
23) Fein, R.S.: Are synovial joints squeeze film lubricated?, Proc. Inst. Mech. Eng. (London), **181**, 125-128 (1967)
24) Lewis, P.R. and McCutchen, C.W.: Experimental evidence for weeping lubrication in mammalian joints, Nature (London), **184**, 1284-1285 (1959)
25) Lewis, P.R. and McCutchen, C.W.: Lubrication of mammalian joints, Nature (London), **185**, 920-921 (1960)
26) Maroudas, A.: Hyaluronic acid films, Proc. Inst. Mech. Eng. (London), **181**, 122-124 (1967)
27) Walker, P.S., Dowson, D., Longfield, M.D. and Wright, V.: "Boosted lubrication" in synovial joints by fluid entrapment and enrichment, Ann. Rheum. Dis., **27**, 512-520 (1968)
28) Walker, P.S., Unsworth, A., Dowson, D., Sikorski, J. and Wright, V.: Mode of aggregation of hyaluronic acid protein complex on the surface of articular cartilage, Ann. Rheum. Dis., **29**, 591-602 (1970)

29) Lai, W.M. and Mow, V.C.: Ultrafiltration of synovial fluid by cartilage, Trans. ASCE, J. Eng. Mech. Div., **104**, 79-96 (1978)
30) Charnley, J.: The lubrication of animal joints, "Symposium on Biomechanics", Inst. Mech. Eng. (London), 12-22 (1959)
31) Cahrnley, J.: How our joints are lubricated, Triangle, **4**, 175 (1960)
32) Swann, D.A. and Radin, E.L.: The molecular basis of articular lubrication: I. Purification and properties of a lubricating fraction from bovine synovial fluid, J. Biol. Chem., **247**, 8069-8073 (1972)
33) Schultz, A.B. and Ashton-Miller, J.A.: Biomechanics of the human spine, "Basic Orthopaedic Biomechanics" (Ed. V. C. Mow and W. C., Hayes), 337-374, Raven Press (1991)
34) Ashton-Miller, J.A. and Schultz, A.B.: Biomechanics of the human spine, "Basic Orthopaedic Biomechanics, 2nd Ed." (Ed. Mow, V.C. and Hayes, W.C.), 353-393, Raven Press (1997)
35) Schultz, A.B.: Biomechanics of the human spine and trunk, "Handbook of Bioengineering" (Ed. Skalak, R. and Chien, S.), Chap. 41, 41.1-41.20., McGraw-Hill (1987)
36) Marchand, F. and Ahmed, A.M.: Investigation of the laminate structure of the lumbar disc anulus, Spine, **15**, 402-410 (1990)
37) Hukins, D.W.: A simple model for the function of proteoglycans and collagen in the response to compression of the intervertebral disc, Proc. Royal Soc. London (Biology), **249**, 281-285 (1992)
38) Adams, M.A. and Hutton, W.C.: The effect of posture on the fluid content of lumbar intervertebral disks, Spine, **8**, 665-671 (1983)
39) Ecklund, J.A.E. and Corlett, E.N.: Shrinkage as a measure of the effect of load on the spine, Spine, **9**, 189-194 (1984)
40) White, A.A. and Panjabi, M.M.: "Clinical Biomechanics of the Spine", 22, J.B. Lippincott (1978)
41) Hutton, W.C., Cyron, B.M. and Stott, J.R.R.: The compressive strength of lumbar vertebrae, J. Anatomy, **129**, 753-758 (1979)
42) McBroom, R.J., Hayes, W.C., Edwards, W.T., Goldberg, R.P. and White, A.A.: Prediction of vertebral body compressive fracture using quantitative computed tomography, J. Bone Joint Surg., **67A**, 1206-1213 (1985)
43) Lindahl, O.: Mechanical properties of dried defatted spongy bone, Acta Orthop. Scand., **47**, 11-19 (1976)
44) Swartz, D.E., Wittenberg, R.H., Shea, M., White III, A.A. and Hayes, W.C.: Physical and mechanical properties of calf lumbosacral trabecular bone, J. Biomech., **24**, 1059-1068 (1991)

45) Panjabi, M.M., Brand, R.A. and White, A.A.: Mechanical properties of the human thoracic spine, J. Bone Joint Surg., **58A**, 642-652 (1976)
46) Schultz, A.B., Warwick, D.N., Berkson, M.H. and Nachemson, A.L.: Mechanical properties of human lumbar spine motion segments - Part I: Responses in flexion, extension, lateral bending, and torsion, Trans. ASME, J. Biomech. Eng., **101**, 46-52 (1979)
47) Berkson, M.H., Nachemson, A.L., and Schultz, A.B.: Mechanical properties of human lumbar spine motion segments - Part II: Responses in compression and shear; influence of gross morphology, Trans. ASME, J. Biomech. Eng., **101**, 53-57 (1979)
48) Stokes, I.A.F. and Greenapple, D.G.: Surface strain on lumbar discs, Trans. Orthop. Res. Soc., **9**, 253 (1984)
49) Reuber, M., Schultz, A., Denis, F. and Spencer, D.: Bulging of lumbar trunk intervertebral disks, Trans. ASME, J. Biomech. Eng., **104**, 187-192 (1982)
50) 但野茂, 鵜飼隆好, 金山雅弘, 金田清志：局部不均衡成長力を仮定した特発性側弯症の計算機シミュレーション, 日本臨床バイオメカニクス学会誌, **16**, 287-290 (1995)
51) 但野茂, 金山雅弘, 鵜飼隆好, 金田清志：側弯症せき椎の三次元形態モデリング, 日本機械学会論文集 (A編), **61**, 1682-1688 (1995)
52) Tadano, S., Kanayama, M., Ukai, T. and Kaneda, K.: Morphological modeling and growth simulation of idiopathic scoliosis, "Computational Biomechanics" (Ed. Hayashi, K. and Ishikawa, H.), 67-88, Springer-Verlag (1996)
53) Tadano, S., Kanayama, M., Ukai, T.: Computer simulation of idiopathic scoliosis initiated by local asymmetric growth force in a vertebral body, "Computer Simulation in Biomedicine" (Ed. Power, H. and Hart, R.T.), 369-376, WIT Press (1995)
54) Schultz, A.B. and Anderson, G.B.J.: Analysis of loads on the lumbar spine, Spine, **6**, 76-82 (1981)
55) 田中英一, 百鳥誠, 今木圭, 井上英則, 大森和夫：日本機械学会論文集 (A編), **62**, 1944-1950 (1996)

8 機能的適応と再構築

8.1 はじめに

　生体は合目的的に最適設計（optimal design）されているといわれており，これを示す例は生体内の随所に見られる．また，血管壁，心室壁，靭帯などの力学的性質や血液の粘性などを詳しく調べてみると，これらに負荷される応力が，生体が有する機能の維持と制御，生体組織の成長と分化，老化と病態などと密接に関係することがわかる．生体はある程度の範囲の環境の変化に対しては，ホメオスタシス（恒常性，homeostasis）を保ちつつ，組織を再構築（remodeling）し，機能的に適応（functional adaptation）する．これは，生体の自己修復機能の現れであり，非生命体にはない際だった特徴といえる．

　このような現象は，負荷条件の変化に応じて骨が再構築することを示唆するウルフ（Wolff）の法則[1]によって古くから知られているが，その理解は長い間定性的な範囲にとどまっていた．また，心筋や血管壁，腱や靭帯などの生体軟組織におけるこのような現象に対しては，ごく最近まであまり注目されず，そのような現象が生じることさえ十分には認識されていなかった．したがって，定量的な取扱いなども行われていない．

　しかしながら，これからのバイオメカニクスの分野で最も重要な領域の一つが，生体組織，器官の力学的適応と再構築であると認識されるようになってきており[2]，最近ではこの方面の研究が活発に行われている[3],[4]．ここでは，まず生体に見られる最適設計の例を簡単に述べたのち，作用する負荷の

変化に応じて，生体がきわめて巧妙に反応し，形態や性質を変化させる現象について説明する．

8.2 生体組織の最適設計

　イルカの体形とその軟らかい表皮は，体表で乱流遷移域の拡大を抑えて層流域を確保する効果をもち，海水中を高速で遊泳するのに大きく寄与しているといわれている．またすでに述べたように，関節軟骨はコラーゲン線維と分子量のきわめて大きいプロテオグリカン凝集体からなり，これらの間に多くのすきまがあるミクロな分子スポンジ状の構造をとっている．そのおかげで，関節の摩擦係数は非常に低く，機械部品の軸受などに比べてはるかに優れた潤滑性能を発揮している．このように，生体が合理的に設計されていることを示す例は多い．

8.2.1　最適設計されている骨

　骨の代表例である長骨は，均質一体の構造ではなく，表層は緻密な組織の皮質骨でできているが，骨幹部の内側はほとんど空洞になっている（図 2.1, 2.2）．材料力学が教えるように，梁(はり)では中立軸に近い部分では材料を少なくしてできるだけ外側にもっていき，各部の応力が一様になるようにしたほうが，材料を少なくすることができ経済的である．このために I 形や H 形，T 形の断面の梁が利用される．骨はまさにこの設計を取り入れており，最小重量・最大強度の考え方で設計されている[5]-[8]．また，骨頭部の内側には，振動や衝撃を緩和するために網目状の海綿骨があり，その骨梁の方向は主応力線の方向に一致する[5]．

8.2.2　残　留　応　力

　生体の最適設計に関係して興味深いのが，生体組織の残留応力（residual stress）である．血管をイカリングのように切り出し，水に浮かべたままその一

か所を切断すると直ちにばねのように開く（図 **8.1**, 図 **8.2**）。リング状の血管には重力を除いて外力は作用していないので，これが開くのは内部に応力が存在していたことを示す。すなわち，残留応力があったことになる[9)-12)]。残留応力は機械部品ではきわめて大事なものであり，これをわざわざ作って強度を上げる。

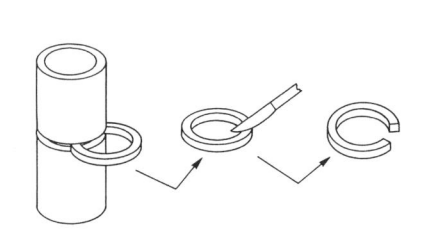

図 **8.1** 血管をリング状に切り出し，その1か所を切断すると開く様子

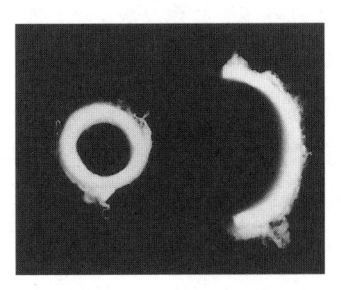

図 **8.2** 家兎大動脈リング試料の開き現象[9)]

残留応力がない条件，すなわち無負荷の状態では無応力であるという前提で血管壁断面上の応力分布を計算すると，図 3.11 や図 **8.3**(a)に示すように，通常の生理的血圧下であっても内壁側には大きな応力集中が出てくる。

Takamizawa ら[11)]は，合目的的に設計されている生体で，このような不合理なことは起こりえないと考えた。血管は形成されたのちつねに血圧という負荷

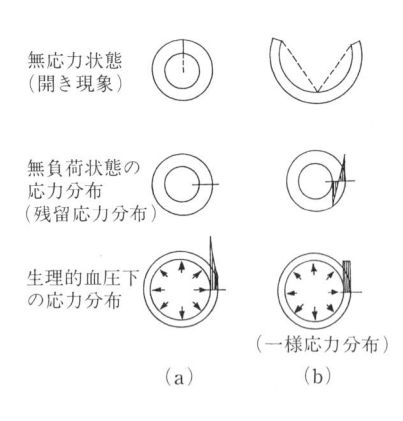

図 **8.3** 残留応力がないと仮定した場合(a)と一様応力分布（あるいは一様ひずみ分布）を仮定した場合(b)の，無応力状態にした血管の開き，円周方向残留応力分布，および生理的血圧下での円周方向応力分布の間の関係（文献 12）を参考に作成）

を受けており，無負荷の状態を経験しない．いつもさらされている環境において，最適な状態になっているものと考えるのが自然であることから，通常の血圧のときに，血管壁の断面上の応力あるいはひずみの分布は一様になっているものと考え，一様応力（あるいは一様ひずみ）の仮説（図 8.3 (b)）を初めて提案した．断面上で応力の傾斜や応力集中のない方が安全で，経済的，合理的であるからである[6]．そうすると，血圧などの負荷を取り除くと残留応力が生じる．

彼らはこのような仮定に基づいて，式 (3.55) と式 (3.56) を用いて無負荷状態の応力分布を計算し，円周方向では内壁側に圧縮の，外壁側に引張りの残留応力を得ている（図 **8.4**）．このような残留応力分布があれば，リング状の血管を切断すると図 8.1 や図 8.2 のように開く．

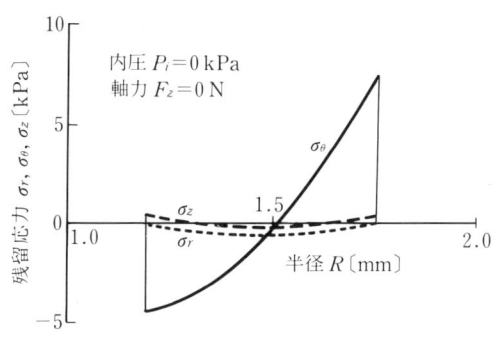

図 **8.4** 血管壁の残留応力分布の例（図 3.11 に対応，σ_r, σ_θ, σ_z はそれぞれ半径方向，円周方向，軸方向応力）[11]

このような生体における残留応力の存在は，心臓壁[12],[13] や骨[14]，その他の組織でも確認されており，いずれも一様ひずみ，あるいは一様応力の考え方で説明できるようである．

8.2.3 運動時のエネルギー

すでに述べたように，筋は収縮と弛緩しか行えず，伸長することができない．そこで関節を動かすために，目的とする運動を生じるための作動筋（agonist）と，その運動に対して反対側で調整する拮抗筋（antagonist）の二つの筋が備わっている．筋で消費される生理的エネルギーを求めると，自然な運動では，筋力によって直接費やされる仕事が最小であるのみならず，筋および関節軟部組織の粘性抵抗によるエネルギー損失も最小にしている．すなわち，運動時には時々刻々の総エネルギーが最小になっている[15]．

8.2.4 生体組織の安全係数

生体が最適に設計されていることは以上の例からもわかるが，それではどの程度の安全係数（safety factor）になっているのであろうか．この点を検討するために，生体組織の最大強度（材料破断強度あるいは構造破断荷重）と，日常的な動作で生体内で当該組織に作用する応力あるいは負荷の比を求めてみる．

通常歩行中の成熟家兎の膝蓋腱（patellar tendon）に作用する負荷のピーク値は約 80 N である[16]のに対して，引張試験で求めた破断荷重は約 800 N である[17]ことから，両者の比は約 10 となる．この場合，負荷のピーク値に対する体重の比は約 2.4 である．また，仔ウシ大動脈（aorta）の円周方向の引張強度が約 2 MPa である[18]のに対して，血圧と血管寸法からこの方向の生体内負荷応力を計算すると約 0.2 MPa であることから，両者の比は約 10 となり，家兎膝蓋腱における比と同じ値になる．

日常生活では，通常の行動よりかなり激しい運動を行うことも多く，また血圧が通常の 2 倍以上になることもあるので，その場合，これらの比は半分あるいはそれよりいくぶん低めになる可能性は十分にある．この点を考慮しても，生体組織は機械部品に比べてそれほど低い安全係数では設計されていない．逆にいえば，生体はかなりのゆとりをもって安全に設計されているといえる．

8.3 生体組織の機能的適応と再構築

生体の各部，組織，細胞などには，重力のほかにも必ずなんらかの負荷が作用しており，上述のようにこれに見合うように設計されている．しかも，負荷

が変化すると迅速に反応して形態や性質を変える。例えば，宇宙飛行士が無重力状態の宇宙空間に長期間滞在すると，骨カルシウム量が著しく減少し，地上に帰還したのちの行動に支障をきたすことはよく知られている[19]。これは，体重支持が不必要になった結果生じる一種の適応反応である。

8.3.1 負荷の変化に対する膝蓋腱の反応

家兎膝蓋腱に平行するように，膝蓋骨 (patella) に刺入したピンと脛骨 (tibia) に挿入したねじの間に，ステンレス鋼ワイヤや高分子ストランドを取り付け，これらを引張った状態で固定すると，腱に作用する負荷を取り除いたり，軽減させることができる (図 **8.5**)[20]。下肢は，ピンとねじを介して関節まわりで円滑に回転できるので，日常動作には支障を生じることなく，膝蓋腱に作用する負荷のみを任意に調節できるモデルになっている[21]。

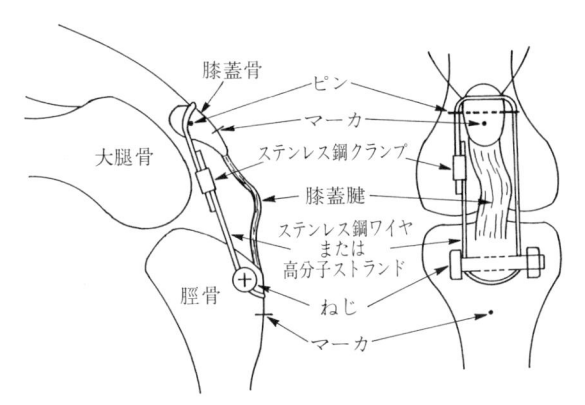

図 **8.5** 膝蓋腱の負荷を減少させるストレスシールドの方法[20]

図 **8.6** に示すように，この手術操作を行うだけで除荷や負荷軽減の措置を取らなかった場合 (Sham) には，全実験期間を通して，なんの操作も加えなかった膝蓋腱 (対照) と比べて引張強度には変化が見られない。しかしながら，負荷を完全に取り除く (CSS) と，1週間でもとの約 50 % に，2 週間で約 10 % に強度が減少し，著しく迅速に，しかもきわめて大きな変化を見せる[22]。宇

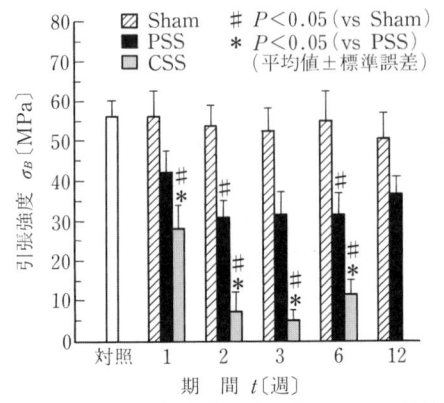

図 8.6 負荷を正常の約 30 % に軽減 (PSS), あるいは完全に除荷 (CSS) した家兎膝蓋腱, および手術操作のみを施した膝蓋腱 (Sham) の引張強度の変化 [22), 23)]

宙空間における骨のように, 荷重を支持する必要性がなくなったために強度が激減したように見える. 生体内のピーク張力を正常の約 30 % に軽減した場合 (PSS) も強度低下が生じるが, その程度は除荷の場合に比べてかなり小さい [23)].

このような強度減少を補償するかのように, 膝蓋腱の断面積は大きく増加 (図 8.7) し, その結果, 構造的強度, すなわち最大荷重 (=引張強度×断面積) は, 材料的強度である引張強度よりも変化は小さくなる (図 8.8). それでも, 除荷 (CSS) の場合には, 2 週間で約 25 % まで低下する. これに比べて注目されるのは負荷軽減 (PSS) の結果であって, 最大荷重はほとんど低下しないで, もとのままである. すなわち, 生体内ピーク張力の 30 % さえ作用させてやれば, 機能 (この場合は安全性) が保たれることになる.

除荷したのち, もとの張力を再負荷するとどのような現象を示すのであろうか. これを調べるために, 図 8.5 の方法で所定の期間除荷したのち, 除荷に使った金属ワイヤを切断し, 正常な負荷を再び作用させる実験が行われている. そうすると, 引張強度は再負荷後次第に増加するが, その変化はきわめて緩慢

8.3 生体組織の機能的適応と再構築

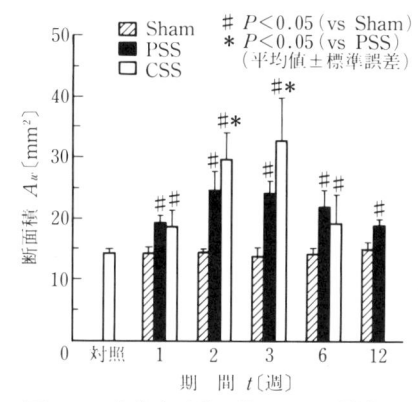

図 8.7 負荷を正常の約 30 %に軽減(PSS),あるいは完全に除荷(CSS)した家兎膝蓋腱,および手術操作のみを施した膝蓋腱(Sham)の断面積の変化 [22),23)]

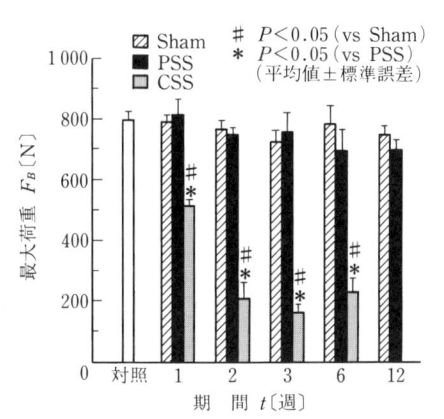

図 8.8 負荷を正常の約 30 %に軽減(PSS),あるいは完全に除荷(CSS)した家兎膝蓋腱,および手術操作のみを施した膝蓋腱(Sham)の最大荷重の変化 [22),23)]

で,1週間除荷後,6週間再負荷してももとの約 55 %に,2週間除荷・12週間再負荷では約 60 %に,また 3 週間除荷・6 週間再負荷では約 37 %にしか強度は回復しない[24)]。

除荷や負荷軽減の場合と同様に,引張強度の変化とはミラーイメージ的に断面積も変化するので,構造的強度を表す最大荷重は,1週間除荷・6週間再負荷でもとの約 81 %に,2週間除荷・12週間再負荷では約 84 %に,3週間除荷・6週間再負荷で約 67 %に回復する(図 8.9)。

生体が有する冗長性のために,正常状態の±20 %の範囲に入るとすでに正常状態にあると生体は判定するようであるので,前 2 者の場合はこれ以上の変化は生じないと予想され,すでに機能的には適応したものと判断される[21)]。

一方,過負荷に対する反応を調べるために,膝蓋腱の両側を切除して幅にして 3/4,あるいは 1/2 を残す実験が行われている[25)]。このような操作を施しても,負荷には変化がないことが確かめられているので,膝蓋腱にはそれぞれ正常負荷応力の約 133 %,あるいは 200 %の応力が負荷される。

その結果,前者の場合には,引張強度は 3 週でいったん低下するものの,そ

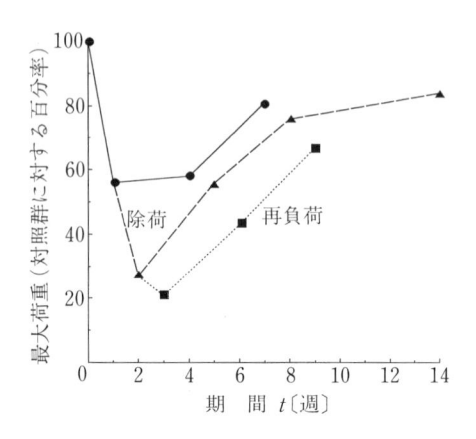

図 8.9 所定の期間除荷後，正常負荷を作用させた家兎膝蓋腱の最大荷重の変化（文献 24)より作成）

の後は次第に増加してもとの強度に回復する（**図 8.10**）。後者の場合は，約半数の膝蓋腱（図 8.10 で N 群）では素早くもとの強度に戻るが，残りの半数（D 群）では強度低下が生じ，12 週ののちにはもとの 50 % 以下になる。過負荷の場合には，正常応力の約 2 倍の応力が適応反応を生じさせる限界に近いことを示している。

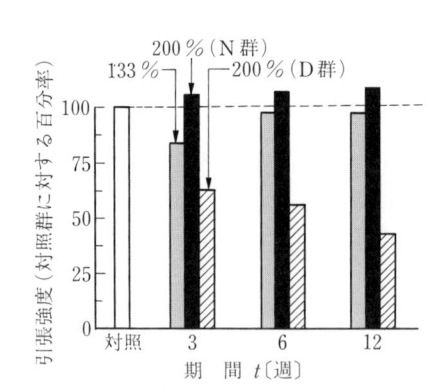

図 8.10 過負荷を作用させた家兎膝蓋腱の引張強度の変化[21]

8.3.2 切断組織の治癒に及ぼす負荷の効果

家兎膝蓋腱の中央で，長軸に対して直角方向にメスで切断したのち，切断部

8.3 生体組織の機能的適応と再構築

に形成される治癒組織の力学的性質に及ぼす負荷の影響が調べられている[26]。このために，図 8.5 に示した方法を用いて，切断端がほぼ接触する程度に金属ワイヤを引張った状態（治癒組織は無負荷状態）で固定し（SS），所定の期間経たのちこのワイヤを切断して通常の負荷を作用させる実験（NL）と，両側を切除して幅 3/4 を残して正常応力の 133％の過負荷を作用させる実験（ES）が行われている（図 **8.11**）。

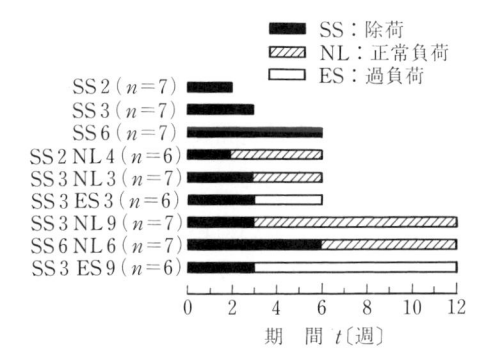

図 **8.11** 切断した家兎膝蓋腱に形成される治癒組織の強度に及ぼす負荷応力の効果を調べるための実験群（n は試料数）[26]

切断 2 週後では負荷の効果が見られない（図 **8.12** の SS2NL4）が，3 週後では正常応力，あるいは過応力を作用させると引張強度の回復が促進される（SS3NL3，SS3ES3）。しかしながら，6 週後に負荷を作用させても効果がない

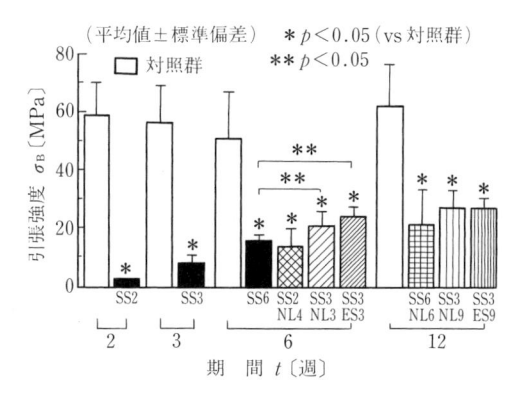

図 **8.12** 切断した家兎膝蓋腱に形成される治癒組織の強度に及ぼす負荷応力の効果（実験群の記号については図 8.11 参照）[26]

(SS6NL6)．これらの結果は，創傷治癒には負荷が重要な役割を果たし，初期の適当な時期に負荷を作用させると治癒促進に有効であることを示している．

8.3.3 運動負荷停止に伴う骨の応答

骨が力学的に最適設計されており，負荷の変化に応じて再構築する現象は，Wolffの研究[1]をはじめとして非常に古くから知られている[27]．しかしながら，長期間にわたる運動負荷や運動負荷停止の効果，骨構造変化などを含む詳細な実験研究は十分に行われているとはいいがたい．

そこでHayashiら[28]は，性的には成熟しているがまだ成長期にある9週齢のラットに，15週間の運動負荷（速度1.6 km/h，時間1 h/day，頻度6 day/wk）を与えたのち，これを停止してその後の脛骨（tibia）の強度などを調べている．材料の強度である圧縮強度やマイクロビッカース硬さは，15週間の運動で対照群より有意に高くなる．その後運動を停止すると，1週間後には運動負荷を与えない対照群との間になお有意差が認められるものの，3週間の後には有意差は消失する（図8.13）．

これに対して，構造的な強度を表す圧縮破断荷重（ここでは成長に伴う体重

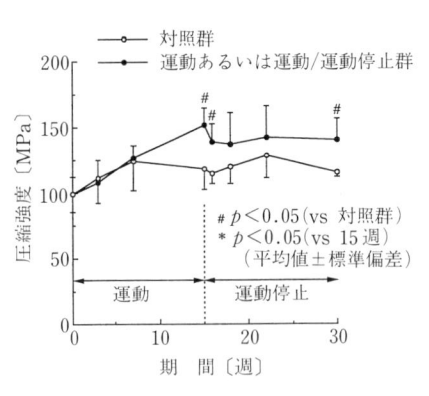

図8.13 運動およびその後の運動停止に伴うラット脛骨の圧縮強度の変化[28]

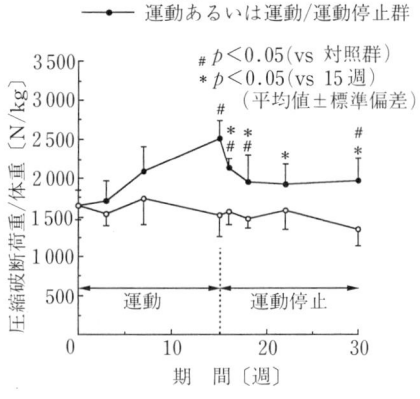

図8.14 運動およびその後の運動停止に伴うラット脛骨の圧縮破断荷重の変化[28]

増加の影響を除くために体重との比で表している)は,運動停止後3週ではまだ対照群との間に有意差が見られ,7週になってはじめて有意差が消失する(図 **8.14**)。

これらの結果は,運動停止に対して,まず材料の性質が迅速に反応して変化を起こし,いくぶん遅れて形態(断面積)が変化することを示しており,つぎに述べる動脈壁の反応とは逆の現象になっている。

8.3.4 血圧変化に対する動脈壁の適応

ラットの一方の腎動脈にクリップをかけて血流を大きく減少させると,比較的容易に高血圧にすることができる。Matsumotoら[29)-32)]は,この方法で高血圧にしたのち,胸大動脈(thoracic aorta)を摘出し,その形態,寸法と力学的性質を詳細に調べている。そして,血圧(屠殺直前の収縮期血圧),血管壁の厚さ,および内径から式(4.14)を用いて求めた円周方向応力は,すでに2週にして血圧に依存しなくなり,その応力値は正常血圧の場合にほぼ一致する結果を得ている(図 **8.15**)。この傾向は,実験を行った16週まで観察される。す

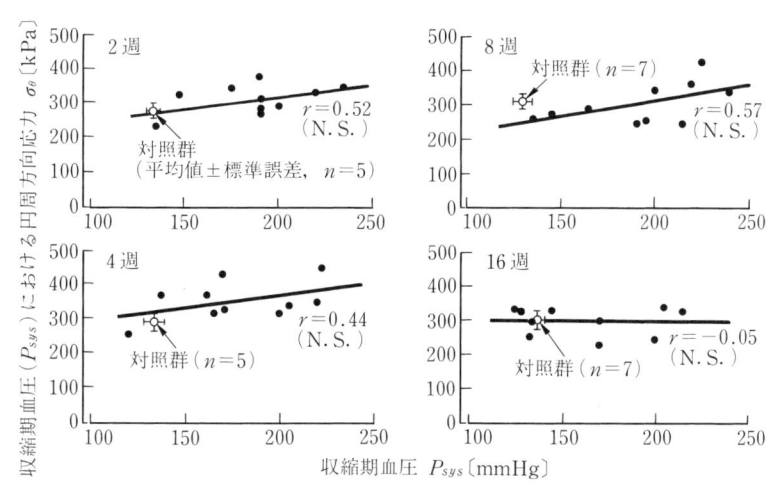

図 **8.15** 血圧と大動脈壁円周方向応力の関係(n は試料数,N.S.は有意な相関ではないことを意味する)[29)]

(a) P_{sys} = 145 mmHg　　(b) P_{sys} = 200 mmHg　　(c) P_{sys} = 240 mmHg

図 **8.16**　正常血圧ラット (a) と高血圧ラット (b), (c) の大動脈壁の縦断面組織（生体内負荷条件で固定, P_{sys} は屠殺直前の収縮期血圧, いずれの写真も左側が血管内腔, 黒線の長さは 50 μm, Azan 染色）[31]

なわち, 高血圧になると血管壁は素早く厚くなる（図 **8.16**）が, この肥厚は壁円周応力をつねに正常値に維持するように起こる。

なお図 8.16 でわかるように, 血管壁はいくつかの層 (lamella) から構成され

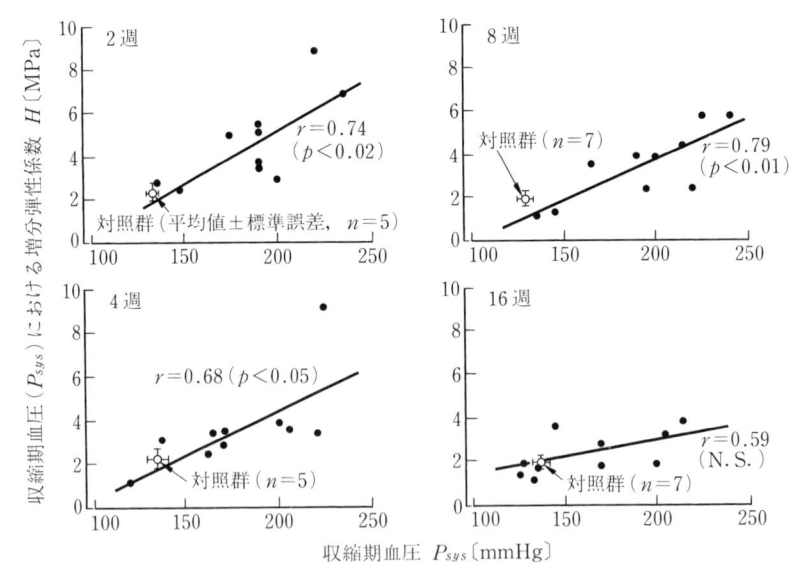

図 **8.17**　血圧と大動脈壁円周方向増分弾性係数の関係（n は試料数, N.S. は有意な相関ではないことを意味する）[29]

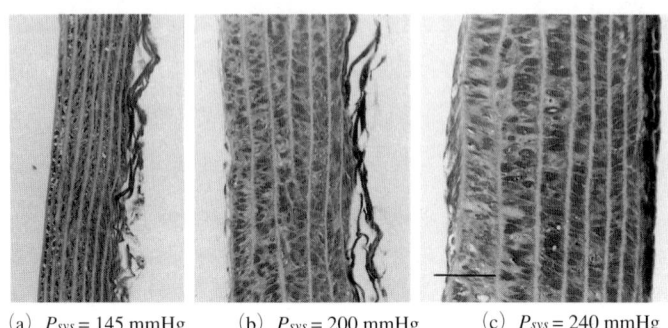

ており,高血圧の血管(図の(b), (c))では,壁の内側の層の方が外側の層よりはるかに厚くなっている。血圧が上昇すると壁内側の応力が増加するが,これに適応するようにこの部分の層が肥厚するようである。

一方,血管壁の弾性係数(ここでは非線形であるために屠殺直前の収縮期血圧における増分弾性係数,式(4.9)参照)は,8週までは血圧に対して正の相関性が認められたが,16週になると血圧に依存しなくなり,その値も正常血圧の場合にほぼ一致する(図 **8.17**)。

すなわち,高血圧という負荷の変化に反応して,血管壁は円周応力を正常値に保つようにその形態(厚さ)を迅速に変化させ,いくぶん遅れてその機能(弾性係数)を正常値に回復させるような再構築と機能的適応の現象を生じる。

8.3.5 血流変化に対する血管の適応

Kamiya ら[33]は,イヌの総頸動脈(common carotid artery)と外頸静脈(external jugular vein)とを吻合してつなぎ合わせ(arteriovenous shunt),その上流側の総頸動脈の血流を大きく増加させる実験を行い,血流と内径を測定し,この操作を施さなかった反対側の測定結果と比較した。

その結果,3日間では内径に変化はみられなかったが,1週後で高血流にさ

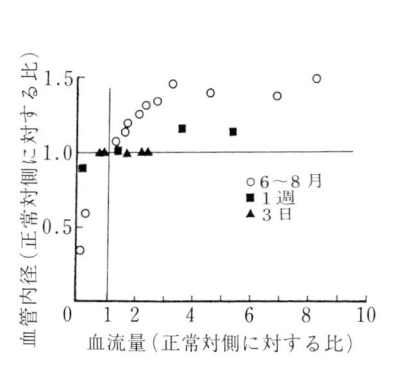

図 **8.18** 血流変化に伴う血管内径の変化 [33]

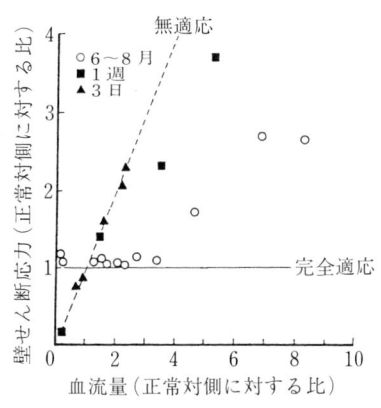

図 **8.19** 血流量と血管壁せん断応力の関係 [33]

らされたかなりの動脈の内径に変化が現れ始め，6〜8か月後では高血流による内径増加が明瞭に観察された（図 **8.18**）。そこで，ポアズイユ流れ（第6章参照）を仮定して，血管内径と流量から壁せん断応力を求めたところ，血流増加が4倍以内であった6〜8か月の血管の壁せん断応力は，血流量に依存せず正常値に保たれていた（図 **8.19**）。

すなわち，血流量の変化に反応して血管径が変化し，血管壁で重要な機能を果たす血管内皮細胞に作用する応力（壁せん断応力）をつねに正常値に保つように再構築する。この現象は，その後多数の研究者によって確認されている。

8.3.6 心室壁の力学的反応

心臓の疾患では，心臓の内圧が異常に上昇したり，心臓の径が非常に大きくなったりすることがある。図 **8.20** では，心臓の左心室の出口で，しかもからだ全体に血液を送る上行大動脈（ascending aorta，図 4.1）の入り口にある大動脈弁（aortic valve，図 5.3）の閉鎖が完全に行われないために，心臓の内容積が異常に増加した場合（大動脈弁閉鎖不全），およびこの弁が狭くなって，心臓の内圧が異常に高くなった場合（大動脈弁狭窄）の，左心室内の収縮期血圧，左心室径，左心室壁に作用する最大応力，およびその厚さを正常な場合と比較

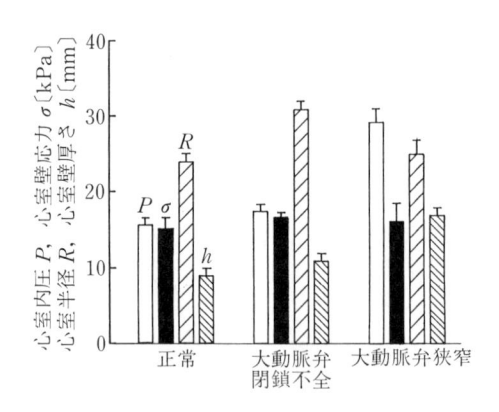

図 **8.20** 大動脈弁不全症の心室内圧と寸法，および心室壁応力（文献 35)を参考に作成)[34]

している[34]。

前者の場合には内半径が，また後者の場合には内圧が，正常な場合に比べて増大しているのがわかる。しかしながら，心室の壁に作用している応力を計算してみると，いずれの場合も，正常な心臓の場合の応力にほぼ等しくなっている。このような疾患の場合でも，あまり急激な異常や過度な症状の場合を除いては，一種の生理的な適応反応が生じることになる。このような現象は，上に述べた高血圧に対する血管壁の反応と同様である。

8.4 細胞やコラーゲン線維の負荷に対する反応

8.4.1 細胞の形態や機能に及ぼす負荷の影響

種々の負荷やひずみに対して，細胞は敏感に反応してその形態や機能を変化させることが次第に明らかになってきている[3),4)]。これらの反応は，各種病因の解明に重要であり，また生体組織の機能的適応や再構築のメカニズムに密接に関係することから，詳細な研究が期待されている。

この方面で最も盛んに研究が行われてきたのは，流れせん断応力に対する血管内皮細胞（vascular endothelial cell）の反応である[36),37)]。例えば図 2.31 に示したように，流れせん断応力が増加すると内皮細胞は硬くなる。これは，すでに述べたように細胞の内部構造の変化を反映している[38)]。さらに Kamiya ら[37),39)]は，流れせん断応力の刺激が，内皮細胞内のカルシウムイオン濃度を一過的に増加させることを明らかにしている。カルシウムイオンは細胞の収縮に密接に関係するので，応力刺激が細胞機能に影響を与えることを示唆する。

8.4.2 コラーゲン線維の負荷に対する反応

先に述べたように，腱や靭帯は負荷に対して敏感に反応し，その大きさや力学的性質を大きく変える。それではこのような生体内で生じる反応が，生体外培養下でも観察されるであろうか。もしそうであれば，実験条件の設定がきわめて容易になるので，生体組織の機能的適応，再構築現象のメカニズムの解明

に利用することができる。

そこで Yamamoto ら[40),41)] は，家兎膝蓋腱から摘出した直径 200〜300 μm のコラーゲン線維束（collagen fascicle）を，線維芽細胞を生かしたまま培養しながら，大きさの異なる負荷を作用させて，負荷応力が力学的性質に及ぼす効果を調べている。

無負荷状態で培養すると，培養の期間によらず引張強度はもとの約 1/2 に低下するが，静的に一定の負荷を作用させると，負荷応力の増加に応じて引張強度は次第に高くなり，最高値を取ったのち，徐々に減少する傾向を示す（図 8.21）。最大引張強度はもとの強度にほぼ等しく，またこのときの負荷応力は約 1.3 MPa であって，生体内で 1 本のコラーゲン線維束に作用する応力の約 1/2 に等しい[40)]。すなわち，この大きさの応力を負荷させれば，コラーゲン線維束はもとの強度を維持し，負荷を作用させなければ強度を失うことになる。

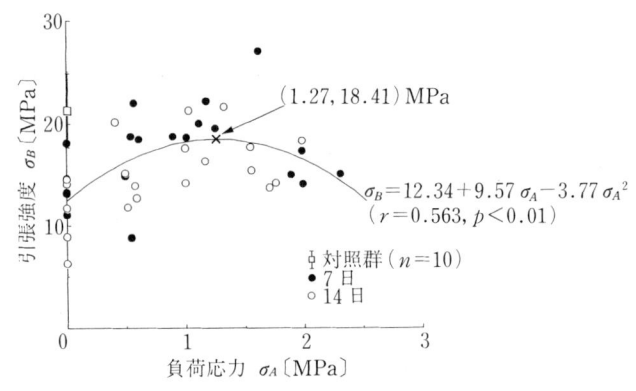

図中:
$(1.27, 18.41)$ MPa
$\sigma_B = 12.34 + 9.57\,\sigma_A - 3.77\,\sigma_A^2$
$(r = 0.563,\ p < 0.01)$
対照群 ($n = 10$)
● 7 日
○ 14 日

図 8.21 培養コラーゲン線維束の引張強度に及ぼす静的負荷の影響（n は試料数）

生体内ではこのような静的な負荷が常時作用することはなく，繰返し応力が負荷される。家兎由来のコラーゲン線維束を培養しながら，家兎が走行する際に膝蓋腱に生じる張力の周波数に等しい 4 Hz の繰返し応力を 1 日に 1 時間作用させ，1〜2 週間培養した場合でも，ピーク応力に対して上述の静的応力負荷の場合とほぼ同様な結果が得られている[41)]。

参 考 文 献

1) Wolff, J.: "The Law of Bone Remodeling" (Tran. Maquet, P. and Furlong, R.), Springer-Verlag (1986)
2) 佐藤正明：バイオメカニクス―この1年の進歩，人工臓器，**27**, 811-812 (1998)
3) Hayashi, K., Kamiya, A. and Ono, K. (Ed.): "Biomechanics - Functional Adaptation and Remodeling", Springer-Verlag (1996)
4) 日本エム・イー学会（編）："生体細胞・組織のリモデリングのバイオメカニクス"，コロナ社 (2001)
5) Kummer, B.K.F.: Biomechanics of bone: Mechanical properties, functional structure, functional adaptation, "Biomechanics - Its Foundations and Objectives" (Ed. Fung, Y.C., Perrone, N. and Anliker, M.), 237-271, Prentice-Hall (1972)
6) Fung, Y.C.: Biomechanical aspects of growth and tissue engineering, "Biomechanics - Motion, Flow, Stress, and Growth", Chap. 13, 499-546, Springer-Verlag (1990)
7) 立石哲也：骨・関節の材料力学，"生体力学"（日本機械学会編），72-99，オーム社 (1991)
8) Fung, Y.C.: Bone and cartilage, "Biomechanics - Mechanical Properties of Living Tissues", 2nd Ed., Chap. 12, 500-544, Springer-Verlag (1993)
9) 林紘三郎：生体と機械工学，"生体機械工学"（日本機械学会編），4-13，日本機械学会 (1997)
10) Chuong, C.J. and Fung, Y.C.: On residual stresses in arteries, Trans. ASME, J. Biomech. Eng., **108**, 189-192 (1986)
11) Takamizawa, K. and Hayashi, K.: Strain energy density function and uniform strain hypothesis, J. Biomech., **20**, 7-17 (1987)
12) Fung, Y.C.: Stress, strain, and stability of organs, "Biomechanics - Motion, Flow, Stress, and Growth", Chap. 11, 382-451, Springer-Verlag (1990)
13) 阿部博之，佐藤智，木村光男，櫛引英嗣，荒井茂：残留応力を考慮した左心室の力学モデルの構築，日本機械学会論文集（A編），**60**, 2452-2458 (1994)
14) Adachi, T., Tanaka, M. and Tomita, Y.: Uniform stree state in bone structure with residual stress, Trans. ASME, J. Biomech. Eng., **120**, 342-347 (1998)
15) 佐藤武，山崎信寿：生体の機械力学，"生体力学"（日本機械学会編），247-289，オーム社 (1991)
16) 山本憲隆，林紘三郎，林文弘：家兎膝蓋腱に作用する張力の in vivo 計測，日本機械学会論文集（A編），**58**, 1142-1147 (1992)
17) 山本憲隆，村上健，林紘三郎：成長過程にある家兎膝蓋腱に作用する生体内張力と力学的性質，日本機械学会論文集（C編），**63**, 810-815 (1997)
18) Hayashi, K., Washizu, T., Tsushima, N., Kiraly, R.J. and Nose, Y.: Mechanical prop-

erties of aortas and pulmonary arteries of calves implanted with cardiac prostheses, J. Biomech., **14**, 173-182 (1981)

19) R.J. ホワイト（水野康訳）：宇宙は人間のからだをどう変えるか, 日経サイエンス, **28**, 12, 60-67 (1998)

20) Majima, T., Yasuda, K., Yamamoto, N., Kaneda, K. and Hayashi, K.: Deterioration of mechanical properties of the autograft in controlled stress-shielded augmentation procedures - An experimental study with rabbit patellar tendon, Am. J. Sports Med., **22**, 821-829 (1994)

21) Hayashi, K., Yamamoto, N. and Yasuda, K.: Response of knee joint tendons and ligaments to mechanical stress, "Biomechanics - Functional Adaptation and Remodeling" (Ed. Hayashi, K., Kamiya, A. and Ono, K.), 185-212, Springer-Verlag (1996)

22) Yamamoto, N., Ohno, K., Hayashi, K., Kuriyama, H., Yasuda, K. and Kaneda, K.: Effects of stress shielding on the mechanical properties of rabbit patellar tendon, Trans. ASME, J. Biomech. Eng. **115**, 23-28 (1993)

23) Majima, T., Yasuda, K., Fujii, T., Yamamoto, N., Hayashi, K. and Kaneda, K.: Biomechanical effects of stress shielding of the rabbit patellar tendon depend on the degree of stress reduction, J. Orthop. Res., **14**, 377-383 (1996)

24) Yamamoto, N., Hayashi, K., Kuriyama, H., Ohno, K., Yasuda, K. and Kaneda, K., Effects of restressing on the mechanical properties of stress-shielded patellar tendons in the rabbit, Trans. ASME, J. Biomech. Eng., **118**, 216-220 (1996)

25) Yamamoto, N., Hayashi, K., Hayashi, F., Yasuda, K. and Kaneda, K.: Biomechanical studies of the rabbit patellar tendon after removal of its one-fourth or a half, Trans. ASME, J. Biomech. Eng., **121**, 323-329 (1999)

26) Hayashi, K., Jiao, D-B. and Yamamoto, N.: Effects of stress on the healing of patellar tendons in the rabbit, Proc. 1997 Bioeng. Conf. (Ed. Chandran, K.B., Vanderby, Jr., R. and Hefzy, M.S.), 271-272, ASME (1997)

27) Meade, J.B.: The adaptation of bone to mechanical stress: Experimentation and current concepts, "Bone Mechanics" (Ed. Cowin, S.C.), Chap. 10, 211-251, CRC Press (1989)

28) Hayashi, K., Miyagaki, J., Fujie, H., Terrier, A., Rakotomanana, L. and Leyvraz, P-F.: Biomechanical response of bone to activity change from running to sedentary state in the rat, Proc. 1999 Bioeng. Conf. (Ed. Goel, V.K., Spilker, R.L., Ateshian, G.A. and Soslowsky, L.J.), 259-260, ASME (1999)

29) Matsumoto, T. and Hayashi, K.: Mechanical and dimensional adaptation of rat aorta to hypertension, Trans. ASME, J. Biomech. Eng., **116**, 278-283 (1994)

30) Hayashi, K. and Matsumoto, T.: Biomechanical response of aortic wall to hypertension in the rat, "Clinical Biomechanics and Related Research" (Ed. Hirasawa, Y., Sledge, C.B. and Woo, S.L-Y.), 231-240, Springer-Verlag (1994)

31) Matsumoto, T. and Hayashi, K.: Stress and strain distribution in hypertensive and nor-

motensive rat aorta considering residual strain, Trans. ASME, J. Biomech. Eng., **118**, 62-73 (1996)

32) Matsumoto, T. and Hayashi, K.: Response of arterial wall to hypertension and residual stress, "Biomechanics - Functional Adaptation and Remodeling" (Ed. Hayashi, K., Kamiya, A. and Ono, K.), 93-119, Springer-Verlag (1996)

33) Kamiya, A. and Togawa, T.: Adaptive regulation of wall shear to flow change in the canine carotid artery, Am. J. Physiol., **239**, H14-H21 (1980)

34) 林紘三郎：ホメオスタシスとバイオメカニクス，材料，**34**, 884-885 (1985)

35) Grossman, W., Jones, D. and McLaurin, L.P.: Wall stress and patterns of hypertrophy, J. Clin. Invest., **56**, 56-64 (1975)

36) Sato, M., Kataoka, N. and Ohshima, N.: Response of vascular endothelial cells to flow shear stress: Phenomenological aspect, "Biomechanics - Functional Adaptation and Remodeling" (Ed. Hayashi, K., Kamiya, A. and Ono, K.), 3-27, Springer-Verlag (1996)

37) Kamiya, A. and Ando, J.: Response of vascular endothelial cells to fluid shear stress: Mechanism, "Biomechanics - Functional Adaptation and Remodeling" (Ed. Hayashi, K., Kamiya, A. and Ono, K.), 29-56, Springer-Verlag (1996)

38) Sato, M., Levesque, M.J. and Nerem, R.M.: Micropipette aspiration of cultured bovine aortic endothelial cells exposed to shear stress, Arteriosclerosis, **7**, 276-286 (1987)

39) Ando, J., Ohtsuka, A., Korenaga, R. and Kamiya, A.: Effects of extracellular ATP level on flow-induced Ca^{++} response in cultured vascular endothelial cells, Biochem. Biophys. Res. Commun., **179**, 1192-1199 (1991)

40) Yamamoto, E., Iwanaga, W., Miyazaki, H., Fujie, H. and Hayashi, K.: Effects of mechanical stress on the tensile properties of cultured collagen fascicles, Proc. 1997 Bioeng. Conf. (Ed. Chandran, K.B., Vanderby, Jr., R. and Hefzy, M.S.), 475-476, ASME (1997)

41) Yamamoto, E., Tokura, S., Miyazaki, H. and Hayashi, K.: Effects of cyclic stress on the tensile properties of cultured collagen fascicles, Proc. 1999 Bioeng. Conf. (Ed. Goel, V.K., Spilker, R.L., Ateshian, G.A. and Soslowsky, L.J.), 693-694, ASME (1999)

あ と が き

　バイオメカニクス研究を始めてほぼ30年になる．今でこそこの分野はよく知られているが，研究開始のころは，わが国はおろか米国でもまだ啓蒙期にあった．著者が京都大学大学院博士課程の学生であったときに，米国ワシントン大学の A.S. Kobayashi 先生が京都と東京で行われた講演を聞いて，このような興味深い分野があることを初めて知った．これとほぼ時を同じくして，土屋喜一先生（早稲田大学），梅谷陽二先生（当時東京工業大学），および棚沢一郎先生（当時東京大学）が世話をされていた日本機械学会の「生物機械工学研究会」（第1章）に加えていただき，バイオメカニクスについて多くのことを学んだ．

　バイオメカニクスを今後の研究分野にしたいと希望していたとき，願ってもない共同研究の機会を与えてくださったのが半田肇先生（当時京都大学医学部）である．脳神経外科の同世代の森竹浩三先生（現島根医科大学），奥村厚先生（現京都市立病院），長沢史朗先生（現大阪医科大学）らに，工学部から新見英幸先生（現国立循環器病センター）や佐藤正明先生（現東北大学）らが加わって研究グループを作り，毎週の研究会で活発に議論し，しばしば医学部の実験室で徹夜で実験を行った．半田先生は，脳神経外科の教授として教室の運営や診療などにお忙しいなかで，血管バイオメカニクス，特に脳血管のバイオメカニクスで国際的に評価される多くの研究成果（第4章）があげられるように指導してくださった．しかしながら，この間の工学部での評価は惨たんたるもので，研究費はおろか，実験する場所もなく，非常に困難な時期が続いた．

　1976年から約2年間，能勢之彦先生（現ベイラー医科大学）が主宰しておられた米国クリーブランドクリニック研究所の人工臓器部門で研究する機会に恵まれた．当時のこの研究室の主たる課題は人工心臓の開発であり，幸運にも滞在中に，人工心臓移植仔牛の世界最長生存期間（145日間）を達成することが

できた．著者に課せられた仕事は，人工心臓の設計と製作，品質管理であったが，午後5時以後で研究室にだれも居なくなったあとは血管などのバイオメカニクスの実験（第3章）を行い，バイオメカニクスの研究を続けた．

　帰国後しばらくして国立循環器病センター研究所に籍を移し，初めて自分の研究室をもつことができた．とはいっても，米国での経験もあり，当時の同研究所では大々的に人工心臓の開発を始める時期でもあったので，人工心臓の動物実験とこれに使う高分子材料の力学特性の評価に多くの時間が取られた．しかしながら，高見沢計一先生という良き共同研究者に恵まれ，その後国際的に高い評価を得ることになる血管残留応力と構成法則に関する研究成果（第3章，第8章）をあげることができた．

　1987年に北海道大学に移ってすぐに，医学部整形外科の金田清志先生から共同研究の申し出があり，初めて整形外科バイオメカニクスの領域に足を踏み入れることになった．損傷した腱・靭帯に代えて同じ体内の他の腱を移植する場合に，どれだけの負荷を作用させてやればよいかを見極めることが研究課題であった．このために，安田和則先生のアイデアの移植腱モデルについて大野和則先生（現渓仁会手稲病院）と実験を開始した．

　そのときに研究室からこの共同研究に参加したのが赴任間もなくの山本憲隆先生（現立命館大学）で，移植腱モデルの比較対照として，正常な腱の負荷に対する反応を研究（第8章）した．これらの腱・靭帯のリモデリングの研究には，その後眞島任史先生（現カルガリー大学），計良基治先生（現けいら整形外科病院），遠山晴一先生，土田隆政先生，石田博英先生（現八雲総合病院）らに生体工学専攻の大学院学生が加わった．

　これらの研究と平行して，著者が長い間行ってきた血管のバイオメカニクスにも力を入れ，着任早々の松本健郎先生（現東北大学）が，高血圧という負荷の増加に対して動脈は迅速に反応して，リモデリングすることを定量的に示し，注目を集めた（第8章）．

　1993年に大阪大学に移ってからも，血管や腱・靭帯のバイオメカニクスの研究を続けているが，興味は次第に細胞や線維などのミクロな領域，すなわち

216 あ と が き

マイクロバイオメカニクスに移っている。宮崎浩先生や山本衛先生（現近畿大学）が，腱・靱帯から切り出した直径約 200μm のコラーゲン線維束や，さらにこれから得られる直径約 1μm のコラーゲン線維，直径約 20μm の種々の細胞の引張試験（第 2 章）に成功し，あわせてこれらの形態や性質に及ぼす負荷の影響（第 8 章）を培養実験で調べつつある。これらの研究と平行して，スイス連邦工科大学生体医工学研究所の J-J. Meister 先生の研究室と密接な共同研究体制をとり，同研究室の N. Stergiopulos 先生とは血圧変化に対する動脈壁の反応に関する研究を，L. Rakotomanana 先生とは新たに骨のリモデリングの研究（第 8 章）を進めている。

最近では，細胞や線維から，血管，腱・靱帯，骨にいたるまで，研究対象は広範にわたっているが，これらに共通する関心事は，生体特有の機能的適応と再構築の現象である。すなわち，これらの細胞や組織にとって応力はどのような意味をもち，負荷が変化するとどのように機能と形態を変えて適応するのかを調べ，すべてに共通するようなリモデリングの法則を知りたいと考えている。

以上，ながながと研究の経緯を書いたのは，時々に応じて研究に参加していただいた方々のお名前を記して感謝するためである。また，言うまでもないが，これまでに行ってきた研究の多くは研究室の学生，技官，秘書諸君の協力に負うところが大きく，彼らにも心から感謝したい。

さらに，畏友の松崎雄嗣先生（名古屋大学）と立石哲也先生（産業技術融合領域研究所），および Y.C. Fung 先生（カリフォルニア大学サンディエゴ）にはバイオメカニクス研究を始めたころから今日まで，福田國彌先生（当時京都大学，現大阪電気通信大学）と本田和男先生（当時岡山大学，現岡山県立大学），および友人の幡中憲治先生（当時京都大学，現山口大学）には研究当初の困難な時期に，また石川博將先生（北海道大学）には北海道大学に移って以来，いろいろな面でご支援やご助言をいただいた。

また，海外の多くの友人たち，特に S.L-Y. Woo 先生（ピッツバーグ大学），V.C. Mow 先生（コロンビア大学），R.M. Nerem 先生（ジョージア工科大学）との

交流は，国際的レベルの研究を進めるために大きな力となった．以上の先生方にも，この機会を借りて心から謝意を表したい．

引用図の掲載許可について

　図 2.5, 2.17, 2.26, 5.2, 8.18, 8.19 は The American Physiological Society, 図 2.9, 2.25, 2.30, 4.30 〜 4.32, 5.10, 6.13, 6.14, 6.21, 6.22, 7.7, 7.8, 8.13 〜 8.17 は The American Society of Mechanical Engineers, 図 2.18, 2.23, 2.24, 2.34, 2.35, 3.6, 3.9, 3.10, 3.11, 4.13, 4.19, 4.26, 4.28, 4.35 〜 4.39, 6.16, 7.5, 8.4 は Elsevier Science, 図 2.28 は Swets & Zeitlinger, 図 2.29, 5.6 は Cambridge University Press, 図 2.31, 4.5, 4.29, 5.8, 5.12, 7.9, 7.10, 7.19 は Lippincott Williams & Wilkins, 図 2.36 は Kluwer Academic Publishers, 図 4.14 〜 4.17, 4.27, 6.2 〜 6.11 は IOS Press, 図 4.24, 4.25 は学会出版センター, 図 5.7 は Academic Press, 図 7.14 〜 7.17 は WIT Press, 図 8.5 は The American Orthopaedic Society for Sports Medicine の許可を得て掲載されている．また，他の引用図の掲載については，文献に記載の著者，出版社，あるいは編集者の許可を得ている．

索　引

【あ】

アクチンフィラメント　39
圧力-ひずみ弾性係数　76
アテローマ　107, 158
アパタイト結晶　16
安全係数　198

【い】

鋳型モデル　149
一様応力　197
一様ひずみ　197
異方性　26

【う】

ウォマスレイパラメータ
　　　　　　　　　120
ウルフの法則　194

【え】

エラスチン　25, 73

【お】

オイラーの運動方程式　141
横断面等方性　21
横紋筋　38
応　力　51
押上げ潤滑　179
オステオン　17

【か】

外弾性板　73
外　膜　73
海綿骨　16
核　41

滑　液　169
滑　膜　169
カフ形血圧計　133
壁せん断応力　150, 159, 208
壁せん断速度　151, 161
鎌状赤血球症　158
間質液　171
間質物質　25
関節突起　181
関節軟骨　36, 169
関節の潤滑　176
関節包　169
冠動脈　74, 96

【き】

拮抗筋　168
機能的適応　198
境界潤滑　176, 179
境界層　120
胸　椎　181

【く】

くさび膜　176
屈曲点　78, 83
クモ膜下出血　87, 93
クリープ　58
クリープ関数　59
クリープ試験　29
クリンプパターン　35
クロネッカーのデルタ　55

【け】

計算バイオメカニクス　143
頸　椎　181
頸動脈洞　147

頸動脈分岐　147, 156
径変化率　84
血管コンプライアンス　76
血管滝現象　133
血管平滑筋細胞　73
血管攣縮　87, 92
血　漿　120
血小板　120
腱　34
原子間力顕微鏡　42

【こ】

高血圧　205
構成法則　15, 31, 50
構成方程式　50
高せん断応力説　159
硬組織　15
股関節　168
骨粗しょう症　25
コラーゲン　25, 44, 73
コラーゲン線維　16, 35, 46
コラーゲン線維束　45, 210
コラプシブルチューブ　131
コロトコフ音　133
混合潤滑　176
コンプライアンスマトリックス　21

【さ】

再構築　194, 198
最小重量・最大強度　195
細静脈　129
最適設計　194
細動脈　129
細　胞　25, 41

細胞間物質	25	
細胞骨格	41	
作動筋	168	
残留応力	195	

【し】

膝蓋腱	35, 199	
しぼり膜	176	
冗長性	201	
小胞体	41	
静脈	131	
自励振動	132	
人工股関節	171	
心室壁の構成法則	67	
浸出潤滑	178	
靭帯	34	
伸長比	27	
振動境界層	120	
腎動脈分岐	146	
心のう膜	56	

【す】

髄核	182	
スクイーズ膜	176	
スクイーズ膜潤滑	178	
スタート流れ	126	
スティープニング	128	
スティフネスパラメータ	76	
スティフネスマトリックス	20	
ストークスの式	138	
ストップ流れ	126	

【せ】

生理学	2	
脊柱	181	
脊椎	181	
脊椎運動セグメント	183	
脊椎関節	181	
脊椎機能単位	183	

脊椎分離症	187	
赤血球	120	
赤血球の弾性	61	
セロトニン	84, 93	
線維芽細胞	44	
線維輪	182	
仙骨	181	

【そ】

層状骨	16, 17	
増分弾性係数	78	
総和規約	54	
側弯症	184	

【た】

大動脈弓	148	
大動脈分岐	144, 155	
大変形理論	15, 52	
弾性流体潤滑	178	

【ち】

力の平衡方程式	53	
緻密骨	16	
柱状骨	16	
中膜	73	
治癒組織	203	
超音波法	20	
超弾性体	57	
直交異方性	20	

【つ】

椎間板	181, 182	
椎骨突起	181	
椎体	181	

【て】

低せん断応力説	159	

【と】

等圧性収縮	86	

等尺性収縮	38, 85	
等張性収縮	38	
動粘性係数	119	
動脈硬化	42, 98, 158	
動脈硬化斑	106, 158	
動脈の拡張現象	158	
動脈の軸方向係留	74	
動脈のスティフネス	75	
動脈の動的弾性係数	81	
動脈壁	73	
動脈壁の構成法則	64	
動脈瘤	87	

【な】

内弾性板	73	
内皮細胞	42, 43, 73, 209	
内膜	73	
内膜肥厚	104	
流れのはく離	147	
ナヴィア・ストークスの方程式	142	
軟骨細胞	170	
軟組織	15	

【に】

乳頭筋	38, 67	
ニュートン性	121	
ニュートン流体	121, 138, 141	

【ね】

粘性係数	119	
粘弾性	29, 58	

【の】

脳硬膜	56	
脳動脈	87	
ノルエピネフリン	76	

索引

【は】

バイオニクス	2
バイオミメティクス	7
バイオレオロジー	2
肺実質	33
ハヴァース骨	16, 17
ハーゲン・ポアズイユの法則	138
白血球	120
バルサルバ洞	125

【ひ】

非圧縮性	27
ヒアルロン酸	171, 179
ピーキング	128
尾骨	181
膝関節	168
皮質骨	16
ヒステリシス	58, 83
微小循環	129
ひずみ	54
ひずみエネルギー密度関数	57
非線形	26
引張試験	29
非ニュートン性	121, 147
皮膚	33
皮膚の構成法則	63
疲労寿命	25

【ふ】

フォーレウス効果	122
フォーレウス・リンドクビスト効果	121
不均質性	25
フックの法則	11
物質導関数	139
振子法	174
プロテオグリカン	36, 170
プロテオグリカン凝集体	169
分子スポンジ	171

【へ】

平滑筋	25
ヘマトクリット	120
ベルヌーイの定理	141

【ほ】

ポアズイユの法則	12, 138
ホットフィルム流速計	123
ホメオスタシス	194

【ま】

マイクロピペット	42
摩擦係数	174

【み】

ミオシンフィラメント	39
ミトコンドリア	41
脈波伝ぱ速度	76

【も】

毛細血管	129

【ゆ】

有限変形理論	15, 52

【よ】

溶血	158
腰椎	181

【ら】

乱流	128

【り】

流体潤滑	176
流体膜	176
リラクセーション	58
リラクセーション関数	59
リラクセーション試験	29

【れ】

レイノルズ数	119
レオロジー	2
レーザ流速計	144
連銭	121
連続体力学	50
連続の式	139

Almansi のひずみ	55	Green のひずみ	55	Laplace の式	90
Cauchy の応力	53	Kirchhoff の応力	53	Maxwell モデル	59
Cauchy の微小ひずみ	55	Lagrange の応力	53		
Fung	8	Lamé の式	79		

—— 著者略歴 ——

1970年　京都大学大学院工学研究科（機械工学専攻）博士課程修了，工学博士
1976年　米国クリーブランドクリニック研究所研究員（人工臓器部門）
1982年　国立循環器病センター研究所部長（生体工学部）
1987年　北海道大学応用電気研究所教授（生体制御部門）
1993年　大阪大学基礎工学部教授（機械工学科）
2005年　大阪大学名誉教授，岡山理科大学技術科学研究所教授
2007年　岡山理科大学工学部教授（生体医工学科）
2010年　岡山理科大学工学部長・工学研究科長
2014年　台湾国立成功大学特別招聘教授（生物医学工程系）
2015年　台湾国立成功大学客員講座教授（先進医用機器開発センター）
2018年　京都大学ウイルス・再生医科学研究所共同研究員（バイオメカニクス研究室）
2022年　逝去

バイオメカニクス
Biomechanics

© Kozaburo Hayashi　2000

2000年5月10日　初版第1刷発行
2023年1月20日　初版第8刷発行

検印省略

著　者　　林　　紘三郎
発行者　　株式会社　コロナ社
　　　　　代表者　牛来真也
印刷所　　壮光舎印刷株式会社
製本所　　牧製本印刷株式会社

112-0011　東京都文京区千石4-46-10
発行所　株式会社　コロナ社
CORONA PUBLISHING CO., LTD.
Tokyo Japan
振替00140-8-14844・電話(03)3941-3131(代)
ホームページ　https://www.coronasha.co.jp

ISBN 978-4-339-04348-8　C3053　Printed in Japan　　　　（青田）

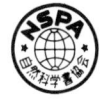

JCOPY　<出版者著作権管理機構 委託出版物>

本書の無断複製は著作権法上での例外を除き禁じられています。複製される場合は，そのつど事前に，出版者著作権管理機構（電話 03-5244-5088, FAX 03-5244-5089, e-mail: info@jcopy.or.jp）の許諾を得てください。

本書のコピー，スキャン，デジタル化等の無断複製・転載は著作権法上での例外を除き禁じられています。
購入者以外の第三者による本書の電子データ化及び電子書籍化は，いかなる場合も認めていません。
落丁・乱丁はお取替えいたします。

機械系コアテキストシリーズ

(各巻A5判)

■編集委員長　金子 成彦
■編集委員　大森 浩充・鹿園 直毅・渋谷 陽二・新野 秀憲・村上 存（五十音順）

材料と構造分野

配本順				頁	本体
A-1（第1回）	材　料　力　学	渋谷 陽二／中谷 彰宏 共著		348	3900円

運動と振動分野

B-1	機　械　力　学	吉村 卓也／松村 雄一 共著	
B-2	振　動　波　動　学	金子 成彦／姫野 武洋 共著	

エネルギーと流れ分野

C-1（第2回）	熱　　力　　学	片岡 勲／吉田 憲司 共著		180	2300円
C-2（第4回）	流　体　力　学	鈴木 康方／関谷 直樹／彭 國義／松島 均／沖田 浩平 共著		222	2900円
C-3（第6回）	エネルギー変換工学	鹿園 直毅 著		近刊	

情報と計測・制御分野

D-1	メカトロニクスのための計測システム	中澤 和夫 著	
D-2	ダイナミカルシステムのモデリングと制御	髙橋 正樹 著	

設計と生産・管理分野

E-1（第3回）	機 械 加 工 学 基 礎	松笹 村原 隆之 共著		168	2200円
E-2（第5回）	機　械　設　計　工　学	村上 存／柳澤 秀吉 共著		166	2200円

定価は本体価格＋税です。
定価は変更されることがありますのでご了承下さい。

図書目録進呈◆

ロボティクスシリーズ

(各巻A5判，欠番は品切です)

- ■編集委員長　有本　卓
- ■幹　　　事　川村貞夫
- ■編集委員　石井　明・手嶋教之・渡部　透

配本順				頁	本体
1. (5回)	ロボティクス概論	有本	卓編著	176	2300円
2. (13回)	電気電子回路 ―アナログ・ディジタル回路―	杉田山中小西	進彦克聡共著	192	2400円
3. (17回)	メカトロニクス計測の基礎（改訂版）―新SI対応―	石井木股金子	明雅章透共著	160	2200円
4. (6回)	信号処理論	牧川方	昭著	142	1900円
5. (11回)	応用センサ工学	川村貞	夫編著	150	2000円
6. (4回)	知能科学 ―ロボットの"知"と"巧みさ"―	有本	卓著	200	2500円
7. (18回)	モデリングと制御	平井慎一坪内孝司秋下貞夫	共著	214	2900円
8. (14回)	ロボット機構学	永井土橋	清宏規共著	140	1900円
9.	ロボット制御システム	野田哲	男編著		
10. (15回)	ロボットと解析力学	有本田原	卓健二共著	204	2700円
11. (1回)	オートメーション工学	渡部	透著	184	2300円
12. (9回)	基礎福祉工学	手嶋教之米本川良谷相佐相貞糟	之清訓朗紀共著	176	2300円
13. (3回)	制御用アクチュエータの基礎	川村誠野方論所川弘早浦裕松	夫恭貞共著	144	1900円
15. (7回)	マシンビジョン	石井斉藤	明文彦共著	160	2000円
16. (10回)	感覚生理工学	飯田健	夫著	158	2400円
17. (8回)	運動のバイオメカニクス ―運動メカニズムのハードウェアとソフトウェア―	牧川吉田方正昭樹	共著	206	2700円
18. (16回)	身体運動とロボティクス	川村貞	夫編著	144	2200円

定価は本体価格+税です。
定価は変更されることがありますのでご了承下さい。

図書目録進呈◆

メカトロニクス教科書シリーズ

（各巻A5判，欠番は品切です）

■編集委員長　安田仁彦
■編集委員　末松良一・妹尾允史・高木章二
　　　　　　藤本英雄・武藤高義

配本順		書名	著者	頁	本体
1.	(18回)	新版 メカトロニクスのための 電子回路基礎	西堀賢司著	220	3000円
2.	(3回)	メカトロニクスのための 制御工学	高木章二著	252	3000円
3.	(13回)	アクチュエータの駆動と制御（増補）	武藤高義著	200	2400円
4.	(2回)	センシング工学	新美智秀著	180	2200円
6.	(5回)	コンピュータ統合生産システム	藤本英雄著	228	2800円
7.	(16回)	材料デバイス工学	妹尾允史・伊藤智徳共著	196	2800円
8.	(6回)	ロボット工学	遠山茂樹著	168	2400円
9.	(17回)	画像処理工学（改訂版）	末松良一・山田宏尚共著	238	3000円
10.	(9回)	超精密加工学	丸井悦男著	230	3000円
11.	(8回)	計測と信号処理	鳥居孝夫著	186	2300円
13.	(14回)	光工学	羽根一博著	218	2900円
14.	(10回)	動的システム論	鈴木正之他著	208	2700円
15.	(15回)	メカトロニクスのための トライボロジー入門	田中勝之・川久保洋共著	240	3000円

定価は本体価格+税です。
定価は変更されることがありますのでご了承下さい。

図書目録進呈◆

臨床工学シリーズ

(各巻A5判，欠番は品切または未発行です)

- ■監　　　修　日本生体医工学会
- ■編集委員代表　金井　寛
- ■編集委員　伊藤寛志・太田和夫・小野哲章・斎藤正男・都築正和

配本順				頁	本体
1.(10回)	医学概論（改訂版）	江部　充他著		220	2800円
5.(1回)	応用数学	西村千秋著		238	2700円
6.(14回)	医用工学概論	嶋津秀昭他著		240	3000円
7.(6回)	情報工学	鈴木良次他著		268	3200円
8.(2回)	医用電気工学	金井　寛他著		254	2800円
9.(11回)	改訂医用電子工学	松尾正之他著		288	3300円
11.(13回)	医用機械工学	馬渕清資著		152	2200円
12.(12回)	医用材料工学	堀内孝・村林俊共著		192	2500円
13.(15回)	生体計測学	金井　寛他著		268	3500円
20.(9回)	電気・電子工学実習	南谷晴之著		180	2400円

ヘルスプロフェッショナルのためのテクニカルサポートシリーズ

(各巻B5判，欠番は未発行です)

- ■編集委員長　星宮　望
- ■編集委員　髙橋　誠・德永恵子

配本順			頁	本体
3.(3回)	在宅療養のQOLとサポートシステム	德永恵子編著	164	2600円
4.(1回)	医用機器Ⅰ	田村俊世・山越憲一・村上肇共著	176	2700円
5.(2回)	医用機器Ⅱ	山形仁編著	176	2700円

定価は本体価格+税です。
定価は変更されることがありますのでご了承下さい。

図書目録進呈◆

ME教科書シリーズ

(各巻B5判，欠番は品切または未発行です)

■日本生体医工学会編
■編纂委員長　佐藤俊輔
■編纂委員　稲田　紘・金井　寛・神谷　瞭・北畠　顕・楠岡英雄
　　　　　　戸川達男・鳥脇純一郎・野瀬善明・半田康延

	配本順			頁	本体
A-1	(2回)	生体用センサと計測装置	山越・戸川共著	256	4000円
B-1	(3回)	心臓力学とエナジェティクス	菅・高木・後藤・砂川編著	216	3500円
B-2	(4回)	呼吸と代謝	小野功一著	134	2300円
B-4	(11回)	身体運動のバイオメカニクス	石田・廣川・宮崎・阿江・林 共著	218	3400円
B-5	(12回)	心不全のバイオメカニクス	北畠・堀編著	184	2900円
B-6	(13回)	生体細胞・組織のリモデリングのバイオメカニクス	林・安達・宮崎共著	210	3500円
B-7	(14回)	血液のレオロジーと血流	菅原・前田共著	150	2500円
B-8	(20回)	循環系のバイオメカニクス	神谷　瞭編著	204	3500円
C-3	(18回)	生体リズムとゆらぎ　―モデルが明らかにするもの―	中尾・山本共著	180	3000円
D-1	(6回)	核医学イメージング	楠岡・西村監修　藤林・田口・天野共著	182	2800円
D-2	(8回)	X線イメージング	飯沼・舘野編著	244	3800円
D-3	(9回)	超音波	千原國宏著	174	2700円
D-4	(19回)	画像情報処理(Ⅰ)　―解析・認識編―	鳥脇純一郎編著　長谷川・清水・平野共著	150	2600円
D-5	(22回)	画像情報処理(Ⅱ)　―表示・グラフィックス編―	鳥脇純一郎編著　平野・森共著	160	3000円
E-1	(1回)	バイオマテリアル	中林・石原・岩崎共著	192	2900円
E-3	(15回)	人工臓器(Ⅱ)　―代謝系人工臓器―	酒井清孝編著	200	3200円
F-2	(21回)	臨床工学(CE)とME機器・システムの安全	渡辺　敏編著	240	3900円

定価は本体価格+税です。
定価は変更されることがありますのでご了承下さい。

図書目録進呈◆

組織工学ライブラリ
― マイクロロボティクスとバイオの融合 ―

(各巻B5判)

■編集委員　新井健生・新井史人・大和雅之

配本順			頁	本体
1. (3回)	細胞の特性計測・操作と応用	新井史人編著	270	4700円
2. (1回)	3次元細胞システム設計論	新井健生編著	228	3800円
3. (2回)	細胞社会学	大和雅之編著	196	3300円

再生医療の基礎シリーズ
― 生医学と工学の接点 ―

(各巻B5判)

コロナ社創立80周年記念出版
〔創立1927年〕

■編集幹事　赤池敏宏・浅島　誠
■編集委員　関口清俊・田畑泰彦・仲野　徹

配本順			頁	本体
1. (2回)	再生医療のための発生生物学	浅島　誠編著	280	4300円
2. (4回)	再生医療のための細胞生物学	関口清俊編著	228	3600円
3. (1回)	再生医療のための分子生物学	仲野　徹編	270	4000円
4. (5回)	再生医療のためのバイオエンジニアリング	赤池敏宏編著	244	3900円
5. (3回)	再生医療のためのバイオマテリアル	田畑泰彦編著	272	4200円

バイオマテリアルシリーズ

(各巻A5判)

			頁	本体
1.	金属バイオマテリアル	塙　山　隆夫隆之共著	168	2400円
2.	ポリマーバイオマテリアル ―先端医療のための分子設計―	石原一彦著	154	2400円
3.	セラミックバイオマテリアル	岡崎正之山下仁大編著	210	3200円
	尾坂明義・石川邦夫・大槻主税　井奥洪二・中村美穂・上高原理暢 共著			

定価は本体価格+税です。
定価は変更されることがありますのでご了承下さい。

図書目録進呈◆

コロナ社創立80周年記念出版
〔創立1927年〕

内容見本進呈

再生医療の基礎シリーズ
―生医学と工学の接点―

(各巻B5判)

■編集幹事　赤池敏宏・浅島　誠
■編集委員　関口清俊・田畑泰彦・仲野　徹

再生医療という前人未踏の学際領域を発展させるためには，いろいろな学問の体系的交流が必要である。こうした背景から，本シリーズは生医学（生物学・医学）と工学の接点を追求し，生医学側から工学側へ語りかけ，そして工学側から生医学側への語りかけを行うことが再生医療の堅実なる発展に寄付すると考え，コロナ社創立80周年記念出版として企画された。

シリーズ構成

配本順		編著者	頁	本体
1.（2回）	再生医療のための**発生生物学**	浅島　誠 編著	280	4300円
2.（4回）	再生医療のための**細胞生物学**	関口清俊 編著	228	3600円
3.（1回）	再生医療のための**分子生物学**	仲野　徹 編	270	4000円
4.（5回）	再生医療のための**バイオエンジニアリング**	赤池敏宏 編著	244	3900円
5.（3回）	再生医療のための**バイオマテリアル**	田畑泰彦 編著	272	4200円

定価は本体価格+税です。
定価は変更されることがありますのでご了承下さい。

◆図書目録進呈◆